医学沟通技能教与学

Teaching and Learning Communication Skills in Medicine

Second Edition

原　著　Suzanne Kurtz　Jonathan Silverman　Juliet Draper

主　译　王锦帆

副主译　郑爱明

译　者　（以姓氏笔画为序）

王锦帆（南京医科大学医患沟通研究中心）
朱　亚（南京医科大学医政学院）
郑爱明（南京医科大学人文社会科学学院）
何　源（南京医科大学人文社会科学学院）
郭玉宇（南京医科大学人文社会科学学院）
张之薇（南京医科大学外国语学院）
陆　方（南京医科大学医政学院）
曹永科（南京医科大学外国语学院）
曹　茹（南京医科大学第四临床医学院）
管园园（南京医科大学护理学院）

人民卫生出版社

Teaching and Learning Communication Skills in Medicine, Second Edition / by Suzanne Kurtz, Jonathan Silverman, and Juliet Draper
ISBN: 978-1-85775-658-6

图字：01-2017-0394

图书在版编目（CIP）数据

医学沟通技能教与学 /（加）苏珊•库尔茨（Suzanne Kurtz）原著；王锦帆译. —北京：人民卫生出版社，2018
ISBN 978-7-117-27751-8

Ⅰ. ①医… Ⅱ. ①苏… ②王… Ⅲ. ①医药卫生人员—人际关系学 Ⅳ. ①R192

中国版本图书馆 CIP 数据核字（2018）第 262336 号

人卫智网	**www.ipmph.com**	**医学教育、学术、考试、健康，购书智慧智能综合服务平台**
人卫官网	**www.pmph.com**	**人卫官方资讯发布平台**

医学沟通技能教与学

主　　译：王锦帆
出版发行：人民卫生出版社（中继线 010-59780011）
地　　址：北京市朝阳区潘家园南里 19 号
邮　　编：100021
E - mail：pmph @ pmph.com
购书热线：010-59787592　010-59787584　010-65264830
印　　刷：北京京华虎彩印刷有限公司
经　　销：新华书店
开　　本：787 × 1092　1/16　　**印张**：18
字　　数：438 千字
版　　次：2018 年 12 月第 1 版　2018 年 12 月第 1 版第 1 次印刷
标准书号：ISBN 978-7-117-27751-8
定　　价：79.00 元
打击盗版举报电话：010-59787491　E-mail：WQ @ pmph.com
（凡属印装质量问题请与本社市场营销中心联系退换）

译者前言

我是怎样想要翻译该书的?

21世纪初，我在南京医科大学教务处分管临床教学工作，中国普遍的医患关系紧张状况直接影响着临床教学，实习生的学习热情被严重挫伤，临床教学质量不断滑坡。2002年4月初，我思虑解决之策时，偶有“医患沟通”一念出现，即查询百度，未见任何相关信息，由于当时学术浅薄，遗憾没有查询中外文献，自以为没有人关注这个问题。

2002年10月，校长要求教务处编写医患沟通教材并开设课程，由于我已经有了一些思考和材料上的准备，就主动接了任务，好在人民卫生出版社特别支持我校这个计划。2003年9月，中国第一部高等医药院校教材《医患沟通学》出版，至今已经有4版纸质教材出版发行，共有5位时任国家卫生部、教育部及全国高等医学教育学会的领导，通过教材作序来推介中国的医患沟通教育和实践。15年来，南京医科大学在临床医学、口腔医学及护理学等专业中开设了必修课《医患沟通学》，并通过持续的教材建设、课程设计、师资培养、教学改革、技能考核、标准化病人训练等做了大量探索，取得了良好成效。遗憾的是，这期间我不知哪天形成了一个观念:“西方国家医患关系和医患沟通因为国情和文化等因素与中国完全不同”，所以我一直不太关注外国医患沟通的教育和学术状况，延迟了全面学习国外先进的医患沟通的时间。

直至2014年5月，我在英国探望女儿期间，在书店浏览中发现了几本医患沟通类书籍，翻阅目录并随意看了几页后便欲罢不能，特别是这本《医学沟通技能教与学》令我震动，书中内容很熟悉，不少就是我做过的，或是我想总结的东西。我一下明白了，之前那个对西方国家医患沟通的观念是不够客观和全面的，医患沟通自身有着客观规律。经反复查阅国外相关文献，决定翻译这本国际影响力更大的医患沟通专业书籍。

该书什么地方吸引了我?

阅读过全书，吸引我的地方很多，归纳一下有: **序言和前言部分的许多至理妙语、3位作者的身份和经历、书中众多学者专家们的引言(统计为699个)、13个章节的逻辑结构和相关内容、书后6个附录等**。这几乎就是全书了，容我分别细说。

“**不会沟通，知识便一无是处**。20世纪70年代以来，人们认识到医患沟通或者卫生从业人员之间的沟通，**会影响整个卫生质量;沟通技能是基于实证的医学技能**。作者意识到世界朝夕而变，我们看病方式已大异于6年前，教育方式更是如此。”**Jan van Dalen教授**(荷兰马斯特里赫特大学技能实验室)在序言中这样说。

Frederic W.Platt教授(美国科罗拉多大学卫生科学中心医学系)序言说:“我的老师们很少考虑过程中患者的感受，除了一连串封闭式问题，也没有其他技能可言，他们坚持认为只有通过审问式对话才能将信息阐述清楚;好的医患沟通教材不但要教予人，也应该是信予人;沟通技能的学习，单纯经验是不够的，仅仅会加重坏习惯养成;**观察和反馈是最有效**

的技能教学手段，技能培训永远都是有必要的，风险也更低，甚至会带来态度的变化。”

本书的3位作者 Suzanne Kurtz、Jonathan Silverman 及 Juliet Draper 在前言中强调：“如果教师想在经验教学中使学习效果最大化，有关沟通技能和例证应用的深厚知识是必不可少的；学习者会在整个课程中取得最佳学习效果、提高自身参与度，明白观察和演练的价值，做出有关反馈，有利于教学相长风气的形成；学生不但可以帮助同伴，也可成为下一代医生的教师，不管正式的还是非正式，哪怕是仅仅扮演部分角色。所有医生都应该负有该责任。**沟通是一种临床核心技能，对临床能力至关重要。沟通是一种需要教学才能学会的技能**。沟通教学的基本原则与核心沟通技能是相同的——所谓各专科之间的差异，仅限于内容，而非沟通技能。文化差异的确会影响到医患关系以及教师与学习者的关系，也是沟通过程中必须要考虑的因素。但经验告诉我们，**在所有国家，沟通技能及沟通技能的教学中的共性远胜于差异。”**

“尽管认知性的或态度性的工作，在某种程度上有助于学习者理解为什么要沟通，但只有技能教学法才能为学习者提供把动机和态度转化为行动的技能。我们更重视核心技能的教学，而不是具体技能的教学，比如愤怒、沉溺、伦理、多元化或性别问题。**核心技能是最根本的，一旦被掌握，上述具体的沟通问题则可迎刃而解。”**

Suzanne M Kurtz 博士，加拿大卡尔加里大学教育与医学学院沟通学教授。长期从事沟通与教育实践、沟通课程开发、临床技能评估。多年主持卡尔加里大学医学院本科生沟通课程，并为国内国际各级医学教育提供沟通课程制定，是具有国际影响力的医患沟通专职教师；Jonathan Silverman 博士，剑桥大学医学院沟通研究主任、临床副院长，全科医师。曾任剑桥大学本科生沟通学课程负责人，并担任研究生全科医师沟通技能教师多年；Juliet Draper 博士，英国 Eastern Deanery 地区性沟通技能教学工程负责人，从事全科教学工作多年，致力于教师培训，评估、协助沟通欠缺的医生群体，热心探讨沟通与治疗之间的关系。

该书3位作者的背景有着显著的共有特征，第一，**都在教育机构工作**，长期发自内心的重视沟通技能课程教育和医师培训；第二，**有一定的医学背景，都不是临床专科医师，平时以医患沟通教学工作为主**；第三，**他们都很特别关注对全科和专科医师的沟通技能教育**。这样，他们才有较多的时间和精力探索、研究并开发沟通技能的教学，才能将本书编写出来并有第2版的成果即本书。关于作者的一个信息还有必要说明，**3位作者，2位是女性**。

全书中，作者引用了大量学者的研究成果和观点，**引言总数达699条**，其中，20世纪中，50年代的引用数目为7条，60年代为13条，70年代为66条，80年代为144条，90年代为322条，21世纪的2000—2004年引用数目为147条。这个数据清晰的说明，西方国家医学教育开展医患沟通研究和教学起始于20世纪50年代，到80年代兴起，90年代至今处于不断上升的高峰期。**该书的引言情况，可以显示它的历史性、科学性、权威性及发展趋势**。在本人主编的《医患沟通》教材（人民卫生出版社 2018年7月）中，关于国内外医患沟通学术概要数据也证明，**西方国家对医患沟通的探索比我国早了50年！21世纪初以来，我国医学院校和医院的医患沟通工作成效显著，在加速缩小与西方国家的差距**。

该书分为3篇13章，从第一章到第十三章，是十分严谨的逻辑结构：**“为什么”：沟通技能教与学的基本原理→“是什么”：理清所教与所学→“怎么办”：沟通技能教与学的原则→选用恰当的教学方法→在经验教学阶段进行医学会话分析与反馈→促进不同学习语境下的技能教学→最大程度促进参与和学习的手段→引入研究和理论；拓展与强化→沟通技能课**

程的设置原则→学习者沟通技能评价→加强沟通技能教学队伍建设→构建课程：在更宽广的语境中。无疑，展现在我们面前的是一个完整的复杂系统，具有医学学科特点，并尊重现代教育理念的优秀医学教科书。之所以这样评价它，是因为我在16年的医患沟通课程教研实践中，一直面临上述这些问题的挑战与困扰，本书相当好地从理论、经验及实践回答了我。

此外，作为该书应用性很强的部分，是书后的6个附录：沟通课程范例，卡尔加里-剑桥指南的双导模式，模拟患者案例的书写规范，OSCE评分样表，医学技能评价，卡尔加里-剑桥指南使用注意事项。非常感谢3位作者细致入微的精神和风格，**这些附件不仅是本书的重要组成部分，更是开展医患沟通课程及技能培训的极好工具性帮手**，对我们的教学和学习真如“久旱逢甘雨”，太及时了。

本书的学术价值在哪里？

大学教育中的任何学术著作，都有两种学术属性和价值，即专业学术价值和教学学术价值。医患沟通是生物医学与人文社会结合的交叉新专业，**医患沟通技能则是这个新专业应用性知识的组成部分**。**该书第一部分核心学术内容（第二章）是**：专业学术——**即改进版卡尔加里-剑桥指南**（Kurtz et al. 2003）。**今天有着71个单项沟通技能组合而成的卡尔加里-剑桥指南，经历了从1976年至2003年28年的实践与研究过程**，现在美国、加拿大、英国、阿根廷、澳大利亚、加拿大、意大利、印度等国家和地区的研究机构使用该指南作为主要的教学资源、评估工具或者研究手段。本书的沟通技能专业，就是这个不断改进后条目式的文字，看似简单明了，但其实，**每句文字的内涵以及每句文字之间的关系，既是专业学术内容，又是教学学术内容的基础，反映了西方医学严谨、细微及实证的风格和特征。对我国医学与人文结合的临床应用，其价值毋容置疑**。

人的身心结构与功能的极度复杂性，决定了医疗专业和医学教育的极度复杂性。本书的**第二部分核心学术内容是：教学学术——即多方法、多工具、系统性的学习和教学体系**。沟通技能教学和学习和其他课程不同。首先，内容和方法具有独特性，它是医学知识、人文社会知识以及相关的技能组合，与患者交流是特殊的技能，需要认知、思考、经验，特别需要反复的人际互动，强化而成特定的社会交往行为方式。这样的内容，**如果教师单纯用课堂说教或案例讨论，学生单纯学习理论知识，能够学会这么复杂的技能吗？**其次，因为课程内容的特点，教学中教师和学习者及配合者（标准化患者）的自我意识、自我尊重、自我情感和个人风格差别很大，加上每个人在人际沟通上都有自己特有的经验和知识，教学中极易碰撞，这一点会对三方人产生压力。

本书特别采用基于技能的教学法，而非基于态度的教学法。**大量采用感受式、体验式、参与式及经验式等实验性的技能教学方法，以将理解知识和态度转化为技能行动的有效途径**。在第四章到第七章的4个章节中，分别阐述了多手段多媒介的教学方法、经验与案例教学、与模拟和真实患者的沟通方法及不同场景下的教学与学习等。总之，这个以核心技能教学的体系，**就是要发挥教师、学生、配合者及患者各自的能动性和自主性，调动其合作的积极性**，既有总原则的标准，又有个性化的策略和方法，最终实现共同的教学和学习目标。

此外，我发现本书的作者们在刻意**回避医学知识、专科背景、社会文化及医疗体制等因素的影响，专心致志于单纯医患沟通技能的教学与学习**，这是本书的另一学术特色。

我们怎样学习和应用该书?

如果你是课程专业教师，**建议将本书多次认真研读，并长期放在身边随时翻阅学习**，学习的重点前面已经点出。**特别是在课程设计和教学改革中，本书的指导作用会很好的显现。学习它的重要性怎么表达都不过分。**

如果你是临床兼职教师和医护和医院管理人员，**建议学习的重点应是第二章和第四章到第七章的5个章节及6个附录内容的掌握**。因为医患沟通的重要性是临床医务人员感受颇深的，我们缺乏的医患沟通技能和教学培训的方法，尽管这个医学新技能具有多知识性、主观能动性及不精确性，也很容易使我们产生挫败感，但是只要想想，**我们学习这个技能的目的不仅仅是教育训练医学生和年轻医生，还有自己每天沟通患者和教育患者的刚性需求吧。**

若你是各层级在校医护学生，在初次学习医患沟通课程之前来阅读学习本书肯定感到太难了，**学习它最好的时机，是有一定医患沟通的知识和医疗感受之后**，那时你就会觉得其中的道理非常重要，学习动力明显增强。至于阅读重点哪些章节，就凭自己的兴趣和需要吧。

应该说，**标准化病人在医患沟通教学中的作用几乎等同于临床教师**，学习该书的重点也相同于临床教师，但是，这取决于标准化病人的兴趣、知识及动力。患者或社会人士一样，是否学习，怎样学习，学习多少，悉听尊便。

翻译本书的相关说明

我要衷心感谢参与本书翻译的各位同仁，他们给予了我很大的支持。尽管我有十多年的医患沟通学术经历，但翻译这样一本新兴的探索性专业著作，仍感到非常吃力，译文中尚有语句不敢确定是否精准，读者若发现错误或不当之处，敬请反馈于我，不胜感激，一定会在新版翻译中校正。近几年来，医学人文的火种在我国政府和医疗卫生行业的播撒下，方兴未艾的燎原展开，希望本书能够化作一缕春风，推进中国医患沟通的普及和提高。

王锦帆

2018年8月19日

原著序言(一)

“不会沟通，知识便一无是处。”

初听这句良言是在1982年，由Chris Gardner告之于我。这句话总结了卫生职业教育中教学、测试和沟通技能的重要性。20世纪70年代以来，人们认识到医患沟通或者卫生从业人员之间的沟通，会影响整个卫生质量。80年代，有关的教学活动初现雏形，而沟通技能尚不为人所知，至少在医学界是这样的。很多教学活动出于自觉，方法也就各式各样、不一而足。

随后几十年中，各种研究硕果累累，这为沟通技能的教学、测试和学习奠定了坚实基础。我们现在很清楚该用哪些技能，以及为什么和如何帮助学生去理解这些技能。这为卫生职业人员培养过程中的沟通技能教学，提供了良好前提。

1998年《医患沟通技能》和《医学沟通技能的教与学》的首版是里程碑式的。两书以卡尔加里 - 剑桥指南为基础，全面回顾了沟通领域研究和教学成果。像我这样的沟通技能课程负责人或研究者，一下子有了基于实证的指导。两本书迅速风靡全球，而我也荣幸地将其翻译成荷兰语。

有好几个原因可以将这两部书列为沟通学之准则。其一，注重实证。早些时候，医学沟通主要依据理念和信仰。所以，不必惊讶于这门学科有时候显得如此荒谬(我们极少开展理性辩论)。然而，时代变了，而我们这一批人也与时俱进：沟通技能是基于实证的医学技能。

另外一个值得称赞的地方是，两本书的编写语言清晰可读。正如丘吉尔所言，编者来自于“被同一语言隔开的两个国家”。但是，文化隔阂已经被克服，至少得到了承认：作者的倡导正在被实践。

更深层次的原因，是作者把医患沟通和师生沟通做了对位比较。简单说来，卡尔加里 - 剑桥指南同时作为医患沟通和师生沟通的基本原则，其适用性在书里得以展示。因为这种一致性，两部书可以绝对信赖。

现在两书有第2版了，仅仅其文献的更新也足以让其值得一看。但作者的研究更加深入，同时，作者意识到世界朝夕而变，我们看病方式已大异于六年前，教育方式更是如此。新书更新了沟通内容、沟通过程和测评方式，让我们所从事的这个领域更加清晰。只有通过更好的阐述和操作，我们才能将这些重要知识进一步应用到卫生事业。就成本来说，书是小小的投资，收获却是潜力无限。

我诚恳地希望作者继续写下去，期待第3版的快点面世。

Jan van Dalen

荷兰马斯特里赫特大学技能实验室

2004年9月

原著序言(二)

我的医学生涯始于 1959 年，那时，我的老师们算是传承了这门有着几百年历史的医学对话艺术。面对着一群聚精会神的学生，上了年纪的老师示范着种种询问技能，一板一眼，简单明了，我们跟在后面模仿。他们展示的是一整套询问系统，并相信这有助于临床医生获取信息，而这些信息又可用于解决患者带来的诊断困惑。他们很少考虑过程中患者的感受，除了一连串封闭式问题，也没有其他技能可言。今天，很多医生、医学教师、住院医生仍然沿用这些手段。

与此同时，有学者发表观点谈到了人类的学习、沟通和理解；而医生们也开始注意到，如果改变谈话方式，患者的放松感、参与度、以及对治疗方案的遵守度都会有大幅提高。尽管我们中一些老一代医生或许等不到变革完成，但是，医患沟通的革命正在进行中，甚至于学术型的医生也学会了这些新技能，并为他们的学生示范，在北美和英国的某些医学院校里，掌握新知识新技能的医生们已经建立了自己学术的前沿阵地。

要想成功，以患者为中心的教材必须要克服来自医学院校师生的抵触。学术偏见面向的是正规科学和循证型科学，医学院校的教师坚持认为只有通过审问式对话才能将信息阐述清楚。学生的抵触是隐晦的。总体来看，学生愿意在患者身上实施医学实践，也有一些声称无法承受传统医学课程所强加的种种要求。既然一生都在和患者打交道，学生也会纳闷何必再去专门学习沟通学。

所以，好的医患沟通教材不但要教予人，也应该是信予人。所以，有可能不被排斥的医学对话文本只能是那些有用、可及、全面并与时俱进的。《医患沟通技能》一书就具备了这些特点。三位作者，Jonathan Silverman，Suzanne Kurtz 和 Juliet Draper，不但详细阐述了提取医患双方所需信息的方法，也在阐述过程中提供了各种风格和全面的引证，而这些引证本身就是良好沟通的典范。

该书构架于作者的一个论点之上，即临床医生在医学对话过程中需完成五个任务：对话启动、收集信息、体格检查、解答与计划、对话完成。还有两个任务贯穿于对话始终：为患者提供沟通框架与患者建立关系。之后，作者引导读者一步步完成每项任务的目标。在每项任务中，作者提供了由学生和实习医生导演的成功医学对话范例，并附有点评以供读者留意实际工作中医生的观察、评价和分析。说实话，三位作者观点一致，这是本书带给人的愉悦之一。

从事医患沟通实践四十五年后，我们找到多本与患者沟通艺术有关的书。《医患沟通技能》是最好的一本，这在于其综合性、人性化，更在于其学术性。书中的研究可支持作者有关过程和程序的建议。从新手到专家，所有读者都可从中获取新知识，并享用这些知识。

然而，如何教授这些技能呢？要知道如何教，首先要知道人是如何学的，学是由什么促进的，学习阻力是如何克服的。有幸的是，Kurtz，Silverman 和 Draper 带给了我们一本姊妹篇——《医学沟通技能的教与学》。这让我们意识到“在这个领域，仅靠单纯的经验进行训练是不够的,这是会加重坏习惯养成”。他们还提醒我们,从患者那里获取信息的方式要给予足够重视,这和我们已经获得的数据一样重要。

作者谈到了多种教育方式:讲课、展示、专项实践、视频对话以及专项辅导。他们让我们明白了反馈有不同的形式,有关学生态度和技能问题的处理是有区别的。他们认为观察和反馈是最有效的技能教学手段,要在教学中注重技能培训,因为技能培训永远都是有必要的,风险也更低,甚至会带来态度的变化。在这两本书中,几位作者都是基于研究去谈论方法,其呈现方式也是睿智的、恰当的。

最让我感兴趣的是他们所谈到的两难困境:如何允许学生形成自己的学习风格,同时又让教师的教学达到一流。作者鼓励我们勇于去教学、展示、持之以恒地训练,却又看似矛盾地让学生去自行其是,并让我们以学生为中心如能做到这些,那我们就是成功的教师。而要是有谁能帮助我们实现这一点,那就是这三位作者。所有的医学教育者应阅读本书,也定会从中获益的。

Frederic W Platt MD
临床医学教授
科罗拉多大学卫生科学中心医学系
拜耳研究中心医疗沟通地区顾问
2004年9月

原著前言

《医学沟通技能的教与学》是一套图书之一部。这套书共有两部，皆与医学沟通提高有关。两书针对三个医学教育阶段（本科、住院医师、继续教育）和两种医学环境（专科医学和家庭医学），提出了医学沟通教学的综合方法。自 1998 年出版以来，本书和其姊妹篇《医患沟通技能》已经成为全球沟通技能教学的标准教材——一部真正循证的医学对话教材（Suchman，2003）。

在出第 2 版的过程中，两书力图反映了 1998 年以来的进展和变化。有关以下几点：

- 卫生领域有关沟通的研究。
- 实现卫生领域沟通所需的理论性和观念性的方法。
- 医学和教育实践。
- 卫生系统以及其他医学沟通发生的语境。

过去六年中，沟通教学领域取得了重大进展。沟通已经融入不同国家不同阶段医学教育的主流。沟通技能的综合性评测已经纳入诸多本科课程和住院医师培训中，既有地方性的也有全国性的。沟通技能教师的课时得以加大，有关研究也如火如荼，过去六年中，Medline 已经发表 2000 多篇有关医患关系和沟通教育的研究论文。

本套图书的再版反映了这些进展情况。书的完善结合了当前出现的研究结果以及教学和评估方面所出现的变化。过去 6 年中，我们也推进了我们自己的教学，这些经验催生的想法也都写入了本书。

富于爱心的工作让我们的作者受益匪浅。无论是撰写过程还是平时相处中，我们从专家同事那里学到了很多。读者的建议和想法也让我们受益良多。有这么一个机会反思过去的教学方法，重审其中的案例，这让我们倍感快乐。我们很珍惜这次机会来思考过去的经验，并将其概念化、正规化。期待读者也和我们一样，能够享受我们的这份成果。

在此，我们说明一下这套书的理念以及第 2 版所做的修改。第 1 版《医学沟通技能的教与学》谈到了如何构建沟通技能课程，沟通技能教学核心内容的个体技能，还深入探讨了特殊医学教育领域内的个性化教学方式。内容如下：

- 沟通技能教学的总体理念：医学沟通技能教与学中的“为什么”“是什么”“怎么做”。
- 实施过程中展示、学习和使用这些技能的系统性办法。
- 合理教学方式的详细描述，包括：有关经验教学课分析和反馈的方法创新；促使参与程度和学习效果最大化的关键手段。
- 沟通技能教学过程中适用于具体教学方式的原则、概念和例证。
- 沟通技能课程的构建策略。

本书第 2 版做到了以下：

- 对书中例证进行了全面升级。
- 重新撰写第二章，引入了 2003 年卡尔加里 - 剑桥指南的加强版（Kurtz et al.，2003）。该加强版指南是第 2 版套书的重中之重。原先的指南在改进时，强调了医患沟通技能的有效性，并对这些临床对话技能的分析和教学提供了循证时适用的框架。在加强版中更加清晰地描述了医学沟通的内容和过程，其下的一整套临床方法明显地整合了传统临床方法和医患沟通技能。

- 在第四章大幅度扩展了对模拟患者价值和效用的探讨。
- 重新设计第五、六章，更加全面地探讨了不同语境下的沟通技能分析和反馈，以及经验教学的促进策略。
- 更广泛地讨论了各层次医学教育中的课程与项目开发。首先在第九章阐述了课程中的一般要素，继而在第十章针对不同层次的沟通技能教与学提供了具体策略。由于住院医师阶段的沟通教学日新月异，我们特别对此阶段的课程和项目做出了建议。
- 另辟第十一章讲述日益重要的沟通技能评估。
- 另辟第十二章讲述教师培训与队伍发展。
- 另辟第十三章讲述沟通培训的未来。

第 1 版《医患沟通技能》更详细地探讨了医患沟通的具体技能。我们不但检验了其在医学对话中的应用，也足以证明沟通技能可促进日常临床和卫生工作。该书包含以下内容：

- 沟通技能教学核心内容中的具体技能。
- 组织这些技能以及教与学活动的总体框架。
- 医学对话核心技能的详细阐述和应用理念。
- 印证沟通技能重要和医患双方受益的原则、观念和研究证据。
- 实际应用建议。
- 讨论这些关键技能在解决具体沟通问题（困难）时的作用。

第 2 版《医患沟通技能》中：

- 对书中例证进行了全面升级。
- 重构了全书以及每个章节的框架，引入了 2003 年卡尔加里 - 剑桥指南的加强版（Kurtz *et al.*, 2003）。第一章有详细介绍。
- 确保本书阐述的是一种综合性临床方法，明显地整合了传统临床方法和医患沟通技能。
- 扩展了第三章（‘信息搜集’），考虑到了信息搜集的内容和过程、完整无缺的病史和突出重点的病史、临床推理的效果。
- 将临床对话构建中的内容部分单独成章（第四章），不再作为信息收集的一部分，并将这些内容概念化，贯穿于医学对话始终，正如医患关系的构建一样。
- 在第五章医患关系构建部分，添加增强卫生机构和社区间、医生和患者间相互关系和协作的必要性。
- 在第六章深入探讨风险共同决策、协调和解释的重要性和相关问题。
- 第八章详细探讨如何解决医学对话中的具体问题，以及这些问题与卡尔加里 - 剑桥指南中关键技能的关系。

建议读者阅读这两本书。一眼望去，好像这一册是给教师读的，而另一册是给学习者读的。这远不是我们的初衷。

- 在“教什么”和“如何教”方面，教师同样需要帮助。如果教师想在经验教学中使学习效果最大化，有关沟通技能和例证应用的深厚知识是必不可少的，我们也对此做出了说明。

- 学习者也应该知道“如何学”和“学什么”。了解沟通技能教学的原则后，学习者会在整个课程中取得最佳学习效果、提高自身参与度，明白观察和演练的价值，做出有关反馈，有利于教学相长风气的形成。

在沟通技能教学过程中，教师与学生之间有微妙的区别。在整个职业生涯中，教师应该不断提供沟通领域的新发现，并从学生那里汲取营养；同时，学生不但可以帮助同伴，也可成为下一代医生的教师，不管正式的还是非正式，哪怕是仅仅扮演部分角色。所有医生都应该负有该责任。

Suzanne Kurtz
Jonathan Silverman
Juliet Draper
2004年9月

关于本书

本书和其姊妹篇是三位作者愉快合作的成果。1993年，Silverman博士休假时与Kurtz教授在卡尔加里大学医学院（Faculty of Medicine，University of Calgary）邂逅。20世纪70年代中期以来，Kurtz教授和她的同事一直在推进扩展医学沟通课程以及其他卫生领域的沟通方法。1989年以来，Silverman博士和Draper博士一直致力于英国East Anglian地区的研究生全科医师教学工作。在十几年间，三位作者充分交换了思想和方法，并付之于梓。

Kurtz和Silverman为两本书共同第一作者。为表示平等，Kurtz在《医学沟通技能的教与学》中位列第一，而Silverman在《医患沟通技能》中位列第一。

关于作者

Suzanne M Kurtz，博士，加拿大卡尔加里大学教育与医学学院（Faculties of Education Medicine，University of Calgary）沟通学教授。毕生与医学生、住院医师、实习医生、护士、卫生职业者、患者、教师和管理者一道，致力于卫生和教育领域的沟通与教育实践、沟通课程开发、临床技能评估。1977年以来，主持了卡尔加里大学医学院（Faculty of Medicine，University of Calgary）本科生的沟通课程，并为国内国际各级医学教育提供咨询，具体涉及医学生、住院医师和教师的沟通课程制定。近期，她又和同事一道在兽医领域开展沟通技能课程。在多文化多学科背景下，Kurtz博士参与过沟通课程设置、教学团队建设、法律商业领域内的纠纷处理，还参与过尼泊尔、东南亚和南非的卫生与教育国际项目。发表作品包括与VM Riccardi合作的《医疗沟通与咨询》一书（于1983年Charles C Thomas出版）。

Jonathan Silverman，博士，剑桥大学医学院（School of Clinical Medcine，University of Cambridge）沟通研究主任、临床副院长，Cambridgeshire Linton的全科医师。1988年以来，积极参与沟通技能教学，1999年以前，一直担任East Anglia Deanery研究生全科医师沟通技能教师。1993年，休假期间与Kurtze教授一道，在卡尔加里大学医学院（Faculty of Medicine，University of Calgary）讲授和研究沟通技能。1999年，担任剑桥大学（University of Cambridge）本科生沟通学课程负责人。在英国、欧洲大陆、北美举办过多场教学讲座。为英国皇家外科学院会员考试（Membership of Royal College of Surgeons，MRCS）临床沟通技能考试考官。积极推动英国兽医沟通技能的发展，同时担任医学面试教学协会的副主席。

Juliet Draper，博士，英国Eastern Deanery沟通技能教学工程负责人。目前已经从临床全科工作退休，致力于教师培训，评估、协助沟通欠缺的医生群体。热衷于跨学科教学，探讨沟通与治疗之间的关系。

原著致谢

离开患者、学员以及全世界科研教学同事的帮助，这本书无法呈现。他们对我的帮助实在是难以回报。

他们的想法、支持和所花费的时间，都直接或间接地帮助过我们。特别是我的家人还有一起工作的人们，包括教师、搭档、秘书、演员和多媒体技师。

特别感谢 Riccardi 教授有关医学沟通和患者建议的智慧与远见、早期的支持与贡献，以及有针对性地问题与评论。

我们也特别感谢 Catherine J Heaton 15 年来在卡尔加里本科生沟通教学中作为共同主持人，与本书作者一道做的创造性工作和不懈支持。她对教学和评测所作出了实质性贡献，并与我们的学员和患者始终连在一起，这深深影响着我们的工作和教材。我们也深深感谢 Meredith Simon 在 1999 年至 2003 年间，作为一名退休教师和 University of Calgary 沟通学副主任提供给我们的分析、贡献以及支持。

由衷感谢 Bob Berrington 和 AerthurHibble 提供时间保障以便我们在 1996 年为 East Anglian 地区的全科医生教师撰写本书的手稿，这激励我们进一步使这些手稿成书。我们也感谢他们为培训所付出的热情。同时感谢剑桥大学临床医学院（School of Clinical Medcine, University of Cambridge）的 Chris Allen、Paul Siklos 和 Diana Wood，还有 John Benson 在推动技能教学中的创造性意见、在学院中给予的支持、以及对卡尔加里 - 剑桥指南修订版的撰写。我们感谢所有参与该项目人员一直以来所提供的意见和良言。

同样感谢 Annette La Grange、Bruce Clark、Penny Jennett、Wally Temple、John Baumber、Allan Jones、Jill Nation、John Toews 以及医学技能项目协会的其他成员，他们为卡尔加里大学沟通项目的开展提供了源源不断的实质性政策便利。

感谢 Cindy Adams、Arthur Clark、Kathy Frankhouser、Brian Gromoff、Renee Martin、David Sluyter、Roberta Warker、Penny Williamson、Steve Attmore、Joanna Griffiths、John Spencer、Annie Cushing、Anglela Hall、Jane Kidd、Kathy Boursicot、Nicky Britten、John Perry、Chris Abell、Rachel Howells 的建议、协助和鼓励。

最后，感谢 Andrew Bax 以及他在 Radcliffe 的团队对我们的工作所持有的恒定信心，所提供的建议和以书的名义做出的努力。

我们将本书献给我们的家人，他们一直在支持我们，让我们对沟通、亲情和爱有了更多的理解。

Suzanne Kurtz: 感谢我深爱着的父亲 Earl Kurtz，我的母亲 Esther Kurtz，以及 Kathy、Sam Frankhouser、John Kurtz，还有 Ellen Manobla、Doug、Abbey、John、David、Kristin、Steven、Peter。

Jonathan Silverman: 感谢我的父母 Alma 和 Sydney Silverman，我的妻子 Barbara，我的孩子 David、Cathy 和 Ellie。

Juliet Draper: 感谢所有帮助过我的亲人，特别是我的丈夫 Peter 和我的孩子 Chloe、Susie、Tim。

目　录

第二篇 实践中沟通技能的教与学

第三篇　构建沟通技能课程

附 录

绪　论

循证方法

本书作者坚信医患沟通技能的重要性——编写本书及其姊妹篇的主要目的，是改进医患沟通技能的实践标准。为达成这一目标，我们基于实证编写了教材内容，便于教师、课程负责人以及学习者开展沟通技能的教与学，促进医患沟通课程的发展。教学的改进会直接改善医生在医疗实践中的沟通技能，进而对患者照护及患者健康产生积极作用。

以往的教材多着眼于医学沟通本身，甚少涉及教师、课程负责人以及学习者在医患沟通教学实践中的实际需求。而以我们多年的经验可知，医患沟通教学虽益处良多，但仍是复杂而具有挑战性的任务。因此，本书力图达到以下目标：

- 提高学生及医疗从业者的沟通技能。
- 让教师以及学习者在了解沟通重要性的基础上，在实践中教学沟通技能。
- 向课程负责人及教师提供研究医患沟通的依据、概念、原则及技能。
- 让医学教育者及管理者认识到，在医疗机构内设置医患沟通课程的重要性。

我们同样认为，沟通技能的教学亟待统一。借由此书，我们希望能达成以下目标：

- 整合医患沟通教学，使之贯穿本科、住院医师以及医学继续教育这三个医学教育阶段。
- 强调沟通技能教学在所有医学门类（包括外科、家庭全科、内科及精神科）中的重要性，体现医患沟通及其教学在所有临床实践领域中的共通之处。
- 体现沟通技能教学问题及挑战在全世界的共通性，提供对北美、欧洲及世界其他地区都具有同样价值的建议及方法。

然而，仅凭信念和热情并不足以改变医学教育，我们所提及的改进，将使医学界普遍受益，但如无实证支持，很难将医患沟通这一新兴学科加入到本已密集的医学课程中去。因此，我们的终极目标是：

- 为医患沟通技能教学提供循证方法。

在本书中，我们提供了反映医患沟通技能教学重要性及有效性的概念、原则以及研究依据。在本书的姊妹篇中，我们深入探讨了医患沟通的各种技能，并提供了大量的证据，以证明有效利用这些技能对日常临床实践以及患者的健康大有助益。在这一简介中，我们将解释以上目标的理论基础。我们所采用的方法，基于以下前提：

内在前提

沟通是一种临床核心技能，对临床能力至关重要

知识储备、沟通技能、解决问题能力以及体检能力是临床能力的四个要素，共同构成了

良好临床实践的本质。沟通技能并不是医学教育的额外附加科目，这是因为，如果缺乏恰当的沟通技能，我们的知识及脑力劳动，将会白白浪费。

沟通是一种需要教学才能学会的技能

沟通能力不是个性特征，而是一系列习得的技能。和其他核心技能，如体检能力一样，医患沟通需要花同样的时间和精力来进行教学。

沟通技能需要有效教学

在过去25年中，无论是全国性专业医学机构[全国医学总会（General Medical Council，1978）、美国医学院协会（Association of American Medical Colleges，1984）、美国儿科委员会（American Board of Paediatrics，1987）、专题计划署（Workshop Planning Committee，1992）；Cowan and Laidlaw，1993；全国医学总会（General Medical Council，1993，2002）；加拿大皇家内科和外科学院（Royal College of Physicians and Surgeons of Canada，1996）；英国医学会（British Medical Association，1998，2003）；美国医学院协会（Association oi American Medical Colleges，1999）；Horowitz，2000；Batalden *et al.*，2002；美国卫生部（Deparnment of Health，2003，2004）]，还是国际性医学机构[世界医学教育联合会（World Federation for Medical Education，1994）]，都普遍感受到在对医生进行医患沟通的教学及评估上，压力越来越大。然而，即使在已经开展医患沟通教学的地方，仍不能完全保证教学的有效性[Whitehouse，1991；Novack *et al.*，1993；Hargie *et al.*，1998；美国医学院协会（Association of American Medical Colleges，1999）]。我们没有把眼光局限于编写一门令人印象深刻的课本，而是想满足更多的实际需求。医患沟通课程应对学习者的交流技能产生有效及持久的效果。借由本书，我们回顾了医患沟通教学的进展，探讨阻碍医患沟通教学发展的障碍，并提出建议，以克服这些障碍。

沟通技能教学不同于其他课程

沟通技能教学和其他课程的教学不同。首先，沟通技能教学的内容和方法具有独特性。知道如何教心脏病学并不一定会教沟通技能。即使在日常生活中善于沟通的人也不一定懂得和患者交流的特殊技能。医患沟通是一项需要专业训练的技能。其次，沟通所涉及的内容与其他临床技能或理论知识差异极大。尽管沟通技能不是一项个性特征，它与自我意识、自我尊重和个人风格又密切相关，这一点会对教师和学习者产生压力。沟通也比其他程序性的技能（如体检等）要复杂得多。学习面谈的技能，从质上和量上来说，与学习其他技能都有很大的不同——尽管对大多数技能的学习而言都有一个上限（即学习者所能达到的最高程度），学习沟通技能却不存在如此情况，因为其本身的复杂性要求学习者一直不断学习，学无止境（Davidoff，1993）。其三，每个人在人际沟通上都有丰富的经验和知识。因此，就沟通而言，我们每个人都具有一定的专业知识，不像体检这样的技能，必须从头学起。其四，在医患沟通教学中，我们必须考虑到自己与他人的情感，而这一点在其他更偏向理论性和技术性的医学教育领域中，常常会被忽视。

教师和课程负责人在沟通技能教学中，应知道该“教什么”以及“怎么教”

沟通技能是一门难教的课程。虽然越来越多的医疗从业者在本科或教学培训中学习过沟通技能并从中受益，但很多医学教育者和临床教学医生并不熟悉医患沟通教学的内容和方法。对大多数具有医学背景的医患沟通教师和课程负责人来说，在他们受教育的年代，还没有开设医患沟通课。人们常常想当然地以为，教师们在自身的从医经验中应该积累了很多医患沟通相关的特定技能——也就是沟通技能教学中该“教什么”——因此他们只需要学习该“怎么教”。而本书面向教师和课程负责人，强调“教什么”和“怎么教”，两者同等重要。

沟通技能的教与学应遵循循证方法

现今，我们可以依靠全面的理论和研究依据，来指导医患沟通技能的教学。25 年来所积累的研究结果，可以指导我们对医患沟通课程中所应包含的沟通技能和教学方法作出选择。我们知道哪些技能和方法可以在临床实践中（Stewart et al.，1999）和医患沟通教学中（Aspergren，1999）起到实际作用。这些研究成果反映了课程的教学过程，将促进医患沟通技能课程的发展（Stewart and Roter，1989；Simpson *et al.*，1991；Makoul，2003；Shchman，2003）。在本书中，我们论证了何种教学方法能够有效而持久地改变学习者的行为。在本书的姊妹篇中，我们为具体的沟通技能提供了实证，以便课程负责人、教师和学习者充分理解课程的理论基础。此外，书中还包含可在教学过程中选用的案例。

对专科医生和家庭医生进行医患沟通教学，需要使用统一的方法

有些评论家认为，在不同的情境中需要使用不同的沟通技能，因此，编写一本同时适用于全科和专科的医患沟通教材是不现实的。我们不赞同这个观点，我们认为，过去正是这一观点阻碍了医患沟通教学的发展。许多与沟通技能相关的概念及研究，最早发端于全科医学或精神医学，因此其他专科的医生会认为，这些研究结论与他们的专业需求无关，某一专科的经验无法运用到另一专科中去。本书作者在各医学专科中都教授过沟通技能，并在各种情境中观察过医患沟通，因而经验丰富。虽然不同的背景对沟通技能的要求和侧重点有所不同，但我们的共同经验，是共通之处要远远胜于不同之处，其基本原则与核心沟通技能是相同的——所谓各专科之间的差异，仅限于内容，而非沟通技能。近期，二级和三级医疗机构开展的很多研究证实了我们的这一观点。本书为医患沟通教学提供了统一方法，在强调共通性的同时，兼顾不同情境中的差异。近来，在将医患沟通技能引介到英国和北美兽医教育的过程中，我们更加坚信，这些核心沟通技能适用于各类医疗环境。

跨文化和跨国界的统一沟通技能教学是可行的

也有人认为英国、北美和其他国家间的文化、患者的期许、医学教育、临床处置以及医疗体系差异巨大，因此，编写一本通用的沟通技能教材十分困难。对此观点，我们同样持有异议。本书作者在英格兰和加拿大采用同样的教学方法、同样的学习原则，教授同样的基本技能。特别是 Kurtz 教授，他关注过很多国家和文化中的医疗咨询，并使用相同的方法，在几个第三世界国家协助开展医患沟通教学。毋庸置疑，文化差异的确会影响到医患关系以及教师与学习者的关系，也是沟通过程中必须要考虑的因素。但经验告诉我们，在所有这些国家，沟通技能及沟通技能的教学中的共性远胜于差异。事实上，这两本书的第 1 版已经被很多国家

使用，基于这两本书编写的核心技能指南已被译为数种语言。[1]让人颇觉奇怪的是，研究与理论并不总是能在国家间顺利传播，而在不同国家，同样教学也不一定能达到同样的效果。但如同这套教材的首版已有不同语言版本一样，从共识声明（Simpson *et al.*，1991；Makoul and Schofield，1999；Bayer-Fetzer 医患沟通教育会议的与会者，2001），多人合著的书如 Stewart 和 Roter 的《病患交流》（Stewart and Roter，1989），牛津（1996）、阿姆斯特丹（1998）、芝加哥（1999）、巴塞罗那（2000）、华威（2002）、布鲁日（2004）的国际会议，以及一些国际组织[如欧洲医疗沟通协会（European Association for Communication in Healthcare，EACH）]中可见，由国家与文化间差异而产生的障碍正在开始消弭。我们希望这一进程在教材的第 2 版中得以延续。

将本科、住院医师、继续教育开展沟通技能协同教学是必要的

我们特别希望将这三个阶段的教学结合起来。这三个阶段所采用的教学方法、原则和内容是一样的。本书认为有必要在这三个阶段进行持续的、一致的教学，有必要开展复习和强化，有必要随着学员的进步而进行更复杂更挑战的学习。我们探讨了联合教学的必要性，以及如何处理学员不同职业阶段的不同方面。我们也研究了这三个阶段所面临的难点以及在每个阶段如何有效开展。我们并没有设定僵硬的教学规则，而是提供一种灵活的方法，以便教师可以具体情况具体对待。

基于技能的沟通教学方式是关键

本书特别注意采用基于技能的教学法，而非基于态度的教学法。实验性的技能教学是将理解、知识和态度转化为行动的最后途径。我们认为，在沟通教学中须要阐明技能、态度、动机、信仰、价值观等问题。然而，本书注重的是技能，因为技能作为教学中最根本的因素，可以改变学习者的行为。尽管认知性的或态度性的工作，在某种程度上有助于学习者理解为什么要沟通，但只有技能教学法才能为学习者提供把动机和态度转化为行动的技能。

和之前教材内容不同的是，我们更重视核心技能的教学，而不是具体技能的教学，比如愤怒、沉溺、伦理、多元化或性别问题。核心技能是最根本的，一旦被掌握，上述具体的沟通问题则可迎刃而解。之前出版的教材多在简要介绍核心技能后，迅速转向具体技能。我们则是反向而行。我们期待通过提供核心技能作为解决沟通障碍的首要手段。没有必要再去针对具体问题发明一套具体技能。相反，尽管大多数的核心技能看上去有关联，在使用时要更明确、更精细、更小心。我们也需要进一步理解和具体掌握这些核心技能。但是这些核心技能代表了所有条件下有效医患沟通的根本。本书中，我们采用技能教学法研究了如何讲授这些技能、态度等问题。

本书的受众

教师和课程负责人

本书的主要读者是负责本科生、住院医师、继续教育、专科全科教育、北美、欧洲以及其

---

[1] 卡尔加里 - 剑桥指南的荷兰语、法语、挪威语和西班牙语版本可在网上订购。网址为 www.ned.ucalgary.ca/education/learningresources 或 www.skillscascade.com

他地区沟通技能课程教学、规划和拓展的教师和负责人。除此之外，还有不同背景的读者群。

医学从业者，包括：

- 社区、医院或科研机构人员；
- 全科医生、家庭医生；
- 精神病学家；
- 专科医生；
- 护士；
- 卫生专家；

非医学从业者：

- 沟通专家；
- 心理学或咨询人士；
- 医学教育者；
- 科研人员。

新的读者群包括兽医领域的医师、教育者和研究人员。这部分读者将以人类医学中的沟通技能为基础，促进兽医领域的沟通。

读者群体的多样性在书的编写中带来了一定困难。我们会有意去咨询教师，会引用教师对学生讲的话“我们和患者之间有着同样的问题”，尽管我们的读者，甚至包括本书的三位作者都不是医生，这也让其中的“我们”全被认作医生。之所以选择这个表达，是因为相比较于“你们医生所做的是……”，前者更有助于让我们置身于情境中，哪怕我们不是医生，这样我们就会进入到医学职业中，而不会给人一种对医生隔岸观火的印象。

即便不是医生，我们与学习者的互动也能和真正的医患沟通一样。医患沟通的跨学科性强化丰富本学科内容。希望非医学从业者明白，教师不需要一定是医生。

不同医学教育水平的学习者

本书以及其姊妹篇深入探讨了沟通课程有“什么”，我们强烈推荐学习者阅读。而认清“如何教”又有助于学习者理解关注的焦点、参与情景的必要性、以及获取组员建设性反馈的重要性，并以此提高他们的参与度。在课程中，学习者本身又变成其他人的老师。还有就是，所有医生都要知晓沟通教育的原则。即使他们不想成为医学教育者，也需要做出改变，因为医生哪怕不去教育其他医生，也是在教育自己的患者。

住院医师和实习医师

无论是作为学习者、教师还是作为下一代医生的典范，住院医师和实习医师都要理解沟通技能和其教学。

医学教育管理人员、基金组织和政府官员

政府管理人员要认清沟通技能教学的重要性。院系主任、卫生管理人员、医院、医疗管理机构、医学团体、皇家学院、医学协会、基金机构、政府官员等，都要使资源、人力、课程符合沟通教育持续发展的要求。此外，他们也要认识到沟通课程的复杂性，以及该课程内蕴含的学问。

本书的框架

为使广大读者快速了解本书内容，我们把本书分为相互联系的三部分。

第一部分讲述了医学沟通技能教学的核心部分："为什么教"，"教什么"，"怎么教"。

第二部分讲述了如何将这些内容综合，并运用到实践。不管你已经从事这一领域，还是以此作为提高自己的选择，这部分提供了医患沟通教与学的策略、技能和观点。在患者协助下，这些内容会得到更好实施。

第三部分讲述了医患沟通课程的有关事项和挑战，并预测了医患沟通课程的未来发展。

读者可以将两本书作为日常手册使用，为此，我们提供了书的框架内容和索引，这样学习者可以轻松查找到有关内容，并可以随时回头查阅。

关于本书在欧洲和北美所遇到的典型问题

有个问题是，本书如何应对多样化的读者。我们仔细理清了诸多语句的微妙差异，以避免出现歧义。本书使用的词汇尽量保持一致。疏漏之处请读者见谅，并请读者转换我们的本意以适合自己语境。例如，我们使用了下面术语：

以"专家"代替"顾问"，以"住院医师"代替"注册医师"和"受训者"，以"课程负责人"代替"课程组织者"，以"教师"代替"指导者"和"培训者"，以"学员"代替"学生"、"住院医师"和"进修医生"，以"办公室"和"诊所"代替"手术"，以"随访"代替"病后观察"。很多地方统一起来很困难，于是"医学对话"和"咨询"交替使用。英国的"全科医师"和北美的"家庭医生"具有同样意义，尽管北美的家庭医生有少许区别。

（王锦帆 译）

第一篇

沟通技能教与学概要

第一章

“为什么”：沟通技能教与学的基本原理

引言

在探讨沟通技能教与学的基本原理之前，我们首先需要思考几个问题：我们为什么要从事沟通技能的教学工作？为什么沟通技能的临床应用具有重要意义？为什么要安排课程繁重的医学专业学生花费额外的时间和精力学习这门课程？为什么课程组织者应当为不同层次的医学专业学生（本科生，住院实习医师，继续医学教育学生）安排沟通技能的教学课程？

与此同时，我们还应该思考这样的教学课程是否会对学习者的沟通技能产生长久而有益的影响，或只是停留在书本表面？我们是仅仅为了应付学校或者医院的要求安排沟通技能的教学，还是因为这门课程充分地建立在理论和实践研究的基础上，并能够对学习者和患者之间的沟通产生有益的影响？

在这个章节中，我们将基于沟通技能教与学基本原理的论文和实践研究，对其基本原理进行阐述和探讨，具体内容包括以下几个方面：

1. 为什么要教授沟通技能？

- 学习医疗面谈是否重要？
- 医生和患者之间的沟通存在问题吗？
- 沟通技能的应用是否能够帮助解决医患沟通中的问题，并改善医患关系及提高医疗护理的成效？

2. 你有能力开展沟通技能教与学吗？

- 沟通技能可以被教授吗？
- 学习者可以将沟通技能的知识学以致用吗？

3. 重视医生与患者的沟通是否值得？

- 是否值得花费时间和精力在沟通技能的教学上？这样的安排能够对医生和患者产生积极的影响吗？

如果这些问题的答案是否定的，那么我们将会继续忽视医患关系中沟通技能的重要性，并会在未来的医疗护理中承担风险。反之，如果这些问题的答案是肯定的，我们则需要寻找最适合的方式开展沟通技能的教与学。

为什么要教授沟通技能？

学习医疗面谈是否重要？

- 医疗面谈是临床实习的核心环节。统计研究表明，每位医生在其职业生涯内至少要与患者进行 20 万次的临床诊断与咨询。正因如此，正确开展医疗面谈对于医疗护理意义重大。
- 医疗面谈是医生诊断病情的一部分。通过几分钟与患者的交流与沟通，可以了解患者的病情、排查发病的原因。这个面谈沟通的过程，在医生看来只是其成千上万次诊断中的一次，司空见惯，但对于患者而言，这个过程往往对其非常重要，原因：为什么问诊时患者会紧张不安？
- 为了使医疗面谈和诊断行之有效，医生需要将以下四个方面的能力结合起来：知识、沟通技能、解决问题以及检查患者身体的能力。这四个方面的综合表现称为一位医生的临床工作能力。
- 临床工作能力的这四个组成部分紧密相连——无论仅仅在某一个方面做到优秀都是不够的。举例来说，医患间倘若存在沟通障碍，则会影响医生探究患者的发病原因，妨碍医患之间探讨，并达成双方认可的治疗方案，最终降低整个临床诊断过程的效果。医患沟通是临床工作技能的环节，而并非额外部分。
- 如何沟通与如何说话同等重要，沟通是连接循证医学与患者个体间的桥梁。

医生和患者之间的沟通存在问题吗？

在此书的姐妹篇中，我们详细阐述了医患之间沟通存在的实质性问题，并提供了相关的研究依据。相关的调查研究成果简介如下：

1. 问询患者就诊原因的过程出现的问题

- 54% 的患者对于就诊过程发生过抱怨的现象，其中 45% 的患者表示他们的担忧不能被医生引出（Stewart *et al.*，1979）。
- 所有调查受访者中，有 50% 的患者认为和医生对产生病情的主要问题不能达成共识（Starfield *et al.*，1981）。
- 只有极少数的保健专业医生能够识别出 60% 以上患者的主要问题和担忧（Maguire *et al.*，1996）。
- 患者就诊过程中发现的问题，常常被医生认定为与患者未说出的项目相关（Barry *et al.*，2000）。
- 患者在叙述自己对病情的担忧过程中，常常被医生打断（Beckman and Frankel，1984；Marvel *et al.*，1999）。
- 医生常常在患者刚刚说出第一层担忧时便打断了患者继续表达出更深层次的担忧，因此常常将患者的简短表述当做患者经受的主要病情，而不是按照病情的临床意义和重要性对其进行关注和诊断（Beckman and Frankel，1984）。

2. 收集信息的过程中出现的问题

- 医生常常采取以自己为中心，封闭式的策略收集患者信息，导致患者不愿意说出他们的担忧和顾虑（Byrne and Long，1976）。
- 部分医生对于患者病情过分过早地关注，并采取高度控制的措施往往会导致片面的分析，形成错误的猜测和不准确的诊断（Platt and McMath，1979）。
- 肿瘤科医生倾向于倾听并应对某些少数特定疾病发生的线索。尽管患者癌症初期的病痛反应可以被肿瘤科专家识别应对，其他病痛则常会被忽视或摒弃（Rogers and Todd，2000）。
- 医生往往很少让患者自行表述他们的观点，而是回避患者的观点，阻碍患者的表述。如果医患两者对于病情成因的观点产生分歧，则会导致患者就医的满意度降低，影响就诊的结果，对于病情的理解程度和对医生的信任下降（Tuckett *et al.*，1985）。
- 调查发现仅有38%的医生能够关注患者本身病情的细节，其中包括了21%的基层医疗医师。这种对患者病情细节的忽视常常会使得医生需要更长的医疗面谈时间来获取信息（Levinson *et al.*，2000）。

3. 对患者病情解释及制定治疗计划过程中出现的问题

- 通常情况下，医生仅向患者提供少量的信息，远远低于患者的期望值。（Waitzkin，1984；Beisecker and Beisecker，1990；Pinder，1990；Jenkins *et al.*，2001；Richard and Lussier，2003）。
- 一份来自加拿大的调查显示，当地患者对于家庭保健医生的满意度大大高于医院中的诊疗医生。其主要原因为对医院医生沟通技能不满，特别是对患者病情及制定相应治疗计划缺乏解释。患者对于医院医生工作评分最低的项目包括：收集患者生活方式相关信息、对于投诉的合理解释、患者对于治疗方案的积极参与程度等（Laidlaw *et al.*，2001）。
- 医生存在过高估计自己投入在向患者阐明病情和治疗方案的时间，统计表明该项数值达到900%（Waitzkin，1984；Makoul *et al.*，1995）。
- 医生与患者对于不同种类医疗信息的重要性存在分歧。患者认为医生的预断，诊断以及其病情的成因最为重要，然而医生往往过高估计患者对于治疗方案和药物使用的重视程度（Kindelan and Kent，1987）。
- 医生往往使用患者难以理解的医用专业术语（Svarstad，1974）。
- 患者往往难以理解医生传递的信息，导致回忆与复述其病情存在严重障碍（Tuckett *et al.*，1985；Dunn *et al.*，1993）。
- 面对癌症的治疗，仅仅少部分患者能够在他们可控的范围内做出决定（Degner *et al.*，1997）。

4. 患者的配合程度

- 调查显示，50%的患者对于医生制定的治疗方案存在不配合的状况，例如不按时服药或者不服药（Meichenbaum and Turk，1987；Butler *et al.*，1996）。

- 患者不遵守医嘱造成了巨大的浪费。加拿大全国每年由于患者未遵守医嘱服药或不服药造成的处方药浪费价值高达 50 亿加币，约占全年处方药物总使用量（103 亿加币）的 50%。据估计，加拿大和美国未来由于患者的不配合造成的资源和经费浪费（包括过多就诊，实验室试验，额外的药物花费，不必要的住院和接收护理，失去生产力及早逝等）将会达到 70 亿～90 亿加币和至少 1000 亿美元。

5. 医-法问题

- 医生与患者之间沟通的崩塌是造成医疗事故诉讼的关键因素（Levinson，1994）。律师们发现，70% 以上由患者提出对医生诉讼产生的首要原因，是医生的沟通和态度问题（Avery，1986）。Beckman 等在 1994 年的研究发现在超过 70% 的医疗诉讼案件中，医患沟通的问题可以归为以下四类：对待患者态度冷漠、贬低患者的观点、信息传递不畅以及不理解患者的心理处境。产科医生被患者提出医疗投诉或诉讼的频率最高，原因是患者经常感到处于匆忙且易被忽略的就诊状态，难以从医生处获得足够的解释和信息（Hickson *et al.*，1994）。
- 美国的几个州中，医疗事故保险公司采取了相应的对策，每年对参加医患沟通技能培训的医生给予 3%～10% 的保险折扣（Carroll，1996）。

6. 医患间缺失共鸣和理解

- 媒体和杂志报道了许多医患关系中患者对医生不满的案例。多篇文章和评论指出医生缺少对患者个人意愿和对病情担忧的理解。
- 医学教育体系中存在极大的问题，尤其是忽视了对学生如何与患者建立良好关系的培训。假定医生可以在与患者的沟通中产生共鸣，或者医生可以自发地在医学实习中获得沟通技能都是错误的（Sanson-Fisher and Poole，1978）。

沟通技能的应用是否能够帮助解决医患沟通中的问题，并改变医患关系及医疗护理的成效？

医患关系中存在许多问题，那么是否有解决方案呢？在我们的姐妹篇中，我们详细的叙述了特定的沟通技能可以克服以上列举的医患关系中各种问题的相关事例。在这里，我们将简要介绍几个相关案例以便读者体会。在过去的 25 年中，大量的研究表明沟通技能的应用可以改善医患关系和医疗护理的成效，主要体现在以下几个方面：

1. 医疗面谈的过程

- 在医疗面谈刚刚开始时，医生在打断患者叙述和表达前等待的时间越长，越有助于医生体察患者病情的完整细节，亦会减少患者在面谈结束时提出投诉的可能性（Beckman and Frankel，1984；Joos *et al.*，1996；Marvel *et al.*，1999）。
- Langewitz 等在 2002 年的研究发现，若训练三级护理中心的内科医生，在患者完整表述其个人对其病情的陈述前不得打断患者，尽管患者的复杂问题可以被极大地简要概述，患者表述病情平均花费的时间仅为 92 秒。
- 在面谈中医生用开放式的问题代替封闭式的问题，以及用心的聆听有助于患者充分表达其主要的担忧和困扰(Cox, 1989; Wissow *et al.*, 1994; Maguire *et al.*, 1996)。

- 当医生不了解患者的担忧时,使用“关于这个问题,你想了解哪些内容?”比“关于这个问题,你的担忧是什么?”具有更好的效果(Bass and Cohen, 1982)。
- 患者问询医生的问题越多,越有助于他们从医生处获得想要的信息(Tuckett *et al.*, 1985)。
- 医生对患者提示的推断与反馈有助于提高面谈的效率,减少诊断所用时间(Levinson *et al.*, 2000)。

2. 患者满意度

- 在面谈中,医生对“患者为中心”越加重视,患者的满意程度越高(Stewart, 1984; Arborelius and Bromberg, 1992; Kinnersley *et al.*, 1999; Little *et al.*, 2001)。
- 医生发掘并认可患者的期待有助于提高患者的满意程度(Korsch *et al.*, 1968; Eisenthal and Lazare, 1976; Eisenthal *et al.*, 1990; Bell *et al.*, 2002)。
- 医生主动向患者询问他们的疑问,并尝试确保患者的疑问均得到解答,有助于提高患者的满意程度(Shilling *et al.*, 2003)。
- 医生的非语言性沟通(眼神交流、手势、点头、间距、表情和声音所表达的情绪等)同样有助于提高患者的满意程度(Larsen and Smith, 1981; Weinberger *et al.*, 1981; DiMatteo *et al.*, 1986; Griffith *et al.*, 2003)。
- 患者的满意程度与他们从医生处获得或察觉的信息量密切相关(Hall *et al.*, 1988)。
- 医生对患者信息的提供,合理的表述方式,良好医患关系的建立,共鸣的产生以及以患者为中心的服务都有助于提高患者的满意程度(Williams *et al.*, 1998)。
- 对于癌症患者,医生提供更多的咨询建议、精神和心理上的抚慰,以及帮助患者做出治疗相关的决定,可以极大地提高患者的满意程度(Gattellari *et al.*, 2001)。
- 医院提供更加优质的医护服务,建立良好的医患关系,协调好医护服务内容,都可以让关节置换手术的术后患者感受到更加优质的服务,提高患者的满意程度(Hoffer Gittel *et al.*, 2000)。

3. 患者对于病情的复述和理解

- 尝试让患者复述医生向其讲述的病情,有助于加强至少 30% 患者对于医生提供信息的记忆和理解(Bertakis, 1977)。
- 在医疗面谈过程中,若医生与患者的交流出现问题且没有被发现解决,则会减少患者对医生提供信息的理解(Tuckett *et al.*, 1985)。
- 医生可通过对信息的分类、标示、总结、重复、明确以及图表的使用,有助于患者理解并记住相关的信息(Ley, 1988)。
- 医生在医疗面谈中适当使用音频、视频文件,面谈后,回访患者都有助于提高患者的满意程度,对信息的理解和复述程度以及患者的配合程度(Tattersall *et al.*, 1997; McConnell *et al.*, 1999; Scott *et al.*, 2001; Sowden *et al.*, 2001)。

4. 医患配合

- 当患者被医生当做合作伙伴对待,获悉其病情成因及治疗基本原理时,患者对医生制定的方案展示出更好的配合程度（Schulman，1979）。

- 医生通过明确地向患者了解其文化程度，信仰，对病情的担忧和态度等，有助于提高患者对治疗方案的配合程度（Inui *et al.*，1976；Maiman *et al.*，1988）。
- 医生事先了解患者自身的期望值（无论是否能够达到），有助于提高患者对已制定医疗方案的配合程度（Eisenthal and Lazare，1976；Eisenthal *et al.*，1990）。
- 影响年长的患者是否配合治疗的一个重要因素，就是医生与其的沟通（McLane *et al.*，1995）。
- 如果医生在诊断时能够分层次地探究患者对其病情的看法，服用的药物，特别是患者对治疗方案的理解和接收程度，自我约束以及主观意愿。这些都有助于提高临床防治和药物使用对患者的治疗效果，甚至可延续到停止药物干预的3个月后（Dowell et al.，2002）。

5. 结果

（1）症状的表现

- 医生对患者慢性头痛症状的处理与患者的切身感受最为密切相关，其相关程度高于医生的推断、调查、药方的开具或者转诊至专科医生，医生可以在患者初诊时与其详细讨论患者的头痛症状和问题，从而做出正确的结论（Headache Study Group of the University of Western Ontario，1986）。
- 培训医生对问题定义和管理情绪的能力，不仅有益于察觉患者的心理问题，还有助于减轻患者高达6个月的精神上的痛苦（Roter *et al.*，1995）。
- 在咽喉痛的治疗中，患者对医生诊断的满意程度，以及医生对待患者的态度直接决定该疾病的持续时间（Little *et al.*，1997）。
- 以患者为中心的沟通，往往能够帮助患者更好地从不舒服和担忧中恢复，更好的心理健康程度，并减少患者诊断次数和转诊的可能性（Stewart *et al.*，2000）。
- 在关节置换手术后，医院及护理提供方更好的沟通和协调，有助于患者的术后恢复，帮助患者减轻痛苦（Hoffer Gittel et al.，2000）。

（2）生理上的反应

- 让患者有更多的机会讨论他们对健康状况的担忧，而不是仅仅让他们回答封闭式的问题有助于更好地控制高血压的发病几率（Orth *et al.*，1987）。
- 医生对患者提供的信息量及与患者关于病情的讨论，有助于降低患者心肌梗塞后镇痛剂的用量（Mumford *et al.*，1982）。
- 为乳腺癌术后患者营造轻松自由的氛围，使其能够参与到医疗方案的制定中，可以减少患者的焦虑和沮丧（Fallowfield *et al.*，1990）。
- 患者在接收询问医生问题和与医生沟通的技能培训后，不仅有助于他们获取更多的信息，还有助于高血压患者的血压控制及糖尿病患者的血糖控制（Kaplan *et al.*，1989；Rost *et al.*，1991）。

6. 花费

- 通过与对照组比对，医生及临床护理专家专注于提高与患者及其家庭沟通效果，可以大幅度降低患者的重症监护时间（6.1 天对 9.5 天）和住院时间（11.3 天对 16.4 天），并可以显著减少患者的固定花费（15 559 美元对 24 080 美元）和可变开销（5087 美元对 8035 美元）（Ahrens *et al.*，2003）。

- 一项涉及 9 所医院中关节置换手术术后患者的调查显示，护理人员与患者及其家庭的沟通与协调关系的增强，可以减少患者 53% 的住院时间。所有与两者协调关系相关的因素（包括护理方频繁、及时而准确地与患者沟通病情、解决问题、统一目标、统一认识，双方相互尊重等）都有助于减少患者的住院时间（Hoffer Gittel *et al.*，2000）。

7. 医—法问题

- 一份对于 103 位整形外科医生的调查显示，与患者关系密切的医生、花费更多时间向患者解释信息及时间充裕的医生受到的医疗事故诉讼较少（Adamson *et al.*，2000）。
- 医生帮助患者熟悉环境（提供指示牌），向患者询问观点，确认患者的理解，鼓励患者说话，与患者开玩笑及使用幽默都会降低患者对其的医疗事故投诉率（Levinson *et al.*，1997）。

你有能力开展沟通技能教与学吗？

前面我们已经提到医患之间的沟通存在着诸多问题，特定的沟通技能可以提供行之有效的解决办法。那么这些沟通技能可以被教授吗？这些技能的学习难道不是通过经验的积累和医生耳濡目染潜移默化获得的吗？可以肯定的是，你难以寻找到一条学习沟通技能的捷径，因为在医生的整个职业生涯中会面对多种复杂的情况。也许最好的学习方法是观察长者们如何处理，可不管怎样，这个过程实际上取决于每个人的个性——有的人可以通过观察学习，有的人却很难做到。试图定义构成良好沟通的要素或是将其分解为各个组分，就如同尝试解释一位演员具有良好的舞台表现力而另一位演员如同木头的组成因素。你可以一点一滴地教授沟通的要素，但是各个部分之和并不能简单地累计成为整体表现——那么我们为何还要多此一举呢？

以上的这些问题都来源于我们开设沟通课程的学习者，他们对沟通教学做出了评论并需要答案。如果他们的暗示都是正确的，沟通技能难以被教授，那么我们现在就可以停止我们对教授沟通技能做出的大量努力。那么，我们思考沟通技能并且应该被教授的逻辑在哪里呢？

沟通教学的基本原理

- 沟通是临床技能的核心。
- 沟通是一系列技能的集合。
- 仅仅依靠经验教学沟通技能是远远不够的。
- 沟通是可以被教授的。
- 沟通技能的培训对学习者的改变是长效的。
- 学习者行为能力的改变需要特定的学习方法：
  - 技能的描述和定义

- 学习者的观察
- 善意的，详尽的，描述性的反馈
- 技能的重复练习和排练

沟通是一种临床技能

医患之间有效沟通是临床技能的基础，它既包括对患者的身体检查，也包括对患者医学教引。越来越多的人意识到沟通技能可以并且应当像其他的基础医学一样被严格的教授(Duffy，1998；Meryn，1998)。我们不会指望忽略对学习者进行体格检查的教学—因为我们需要仔细观察学习者在练习和评估中的表现。尽管病史的采集比体格检查对于医生做出诊断的贡献更大，但是我们没有对学习者如何与患者沟通给予相同的关注(Hampton *et al.*，1975；Peterson *et al.*，1992)。

沟通是一系列可以学习到的技能

医学中的沟通不仅仅是个人性格的问题，而是一系列可以学习到的技能。个人性格固然重要，但我们沟通的能力主要来源于后天的学习，而不是简简单单地编码在我们的基因中。虽然我们在出生时可能具有与他人沟通和互动的倾向，我们这些特性能够发展到怎么的程度，则主要受到我们从生活环境，经验以及教育中学习的影响。

虽然好的个性可以提供一个良好的开始，但是无论我们每个人的个性如何，我们都可以通过后天学习沟通技能。例如一些人拥有打高尔夫的天赋，他们与生俱来的手眼配合能力使他们比其他人具备优势。但是这并不意味着天赋较低的人不能够通过学习和训练提高他们打高尔夫球的技能，也不意味着专业的高尔夫球手不需要持续地练习就可以获得提高。任何有意愿学习提高的人都可以做到。

学习一项复杂技能，无论是一项体育运动还是与患者开展沟通，其关键在于将复合的技能分解为各个组分。举个例子，我们常说“她对患者很好”或者“他有一个很好的风格，事情看上去都很简单”却不能确定他做过什么，所以难以效仿他的行为。我们需要识别出好的沟通中实际使用的技能，练习每一部分后再把它们组合成无缝的整体。你不能指望通过观看一场大满贯比赛来学习打网球，然后说“我已经看过最高水平的网球比赛了，我会打网球了”。所以对于医患沟通而言，我们需要关注一系列构成整体的特定技能，而不是关注一些提高沟通技能的简单概念。需要注意的是，对于特定技能的关注，需要达到高度详尽的程度。正如在学习打网球的过程中，教练告诉我们，要提高我们的正手抽球是不够的——因为我们有可能握拍的角度存在问题或是不能站在最理想的位置，但如果我们不能在教练指导的过程中辨识出这些单独的技能，我们有可能永远也意识不到这些问题。

经验可能是一个差劲的老师

遗憾的是，医生的沟通技能并不一定随着时间的推移和经验的积累而提高，经验有可能是一个差劲的老师。我们从 Byrne 和 Long(1976)、Maguire 等(1986)和 Ridsdale 等(1992)的研究工作中可以发现，医院的医生们在不同患者就诊时倾向于采取一成不变的沟通询问模式。无论医生的年龄大小，无论医生可以花费多少时间与患者面谈交流，他们采取的沟通技能都是一致的。虽然经验可以显著的增强医生的习惯，但是却无法辨别习惯的好坏。除了在医疗面谈中导致基本的医患沟通达不到预期效果的明显缺陷外，医生们总是坚持使用相同的沟通模式和方法，墨守成规。另一方面，我们所认知的沟通者需要做的事未必是准确的。举例来说，Waitzkin（1985）发现医生们在长达 20 分钟的医疗面谈中平均仅花费一分钟多一点的时间向患者提供有效的信息，对他们花费在向患者提供信息的时间过高的估计了 9 倍。Laidlaw 等在 2004 年开展了一项调查，在一项四站式客观结构化临床考试中，对第一年的住院医生与患者沟通技能的表现分别由住院医生本人、专业评审和标准化的患者进行打分。打分结果的比对显示住院医生本人对其沟通技能的评分不准确。

我们同样认识到，如果不能对医学专业学生学习传统医学知识的过程中，对其进行沟通技能的专业培训，他们的沟通技能则会不断退化。他们在进入医学专科学院学习前的沟通技能往往优于其毕业离开时的沟通技能。事实上，现有的医疗培训体系中，学习者的受教及思考的过程本身阻碍了他们与患者的沟通能力的发展。Helfer 在 1970 年的研究表明，医学专业学生的沟通技能在其接收医学培训的过程中不断下降。在他们接收培训的过程中，由于他们对患者病情的真实信息的过分关注，导致他们与病孩母亲的沟通能力不断下降。传统的医学教育模式不断侵蚀着医学专业学生的人际沟通技能（Association oi American Medical Colleges，1984）。

Maguire and Rutter 在 1976 年的调查研究显示，未经专业训练的高年级医学院学生的信息收集能力出现了严重的倒退。极少数学生会尝试发掘患者的主要问题，阐明发生问题的根本原因，探究模糊不清的表述，向患者精确地阐明信息，引导患者说出病情对日常生活的影响，对患者语言中的线索作出反应，谈话涉及更多的个人话题以及向患者提供便利等。与之相对应的是，大部分学生使用封闭式的，冗长的，数量繁多而重复的问题向患者询问相关的信息。Irwin 和 Bamber 在 1984 年的调研中发现了类似的现象。医学院学生的关键沟通技能出现了严重的倒退，主要体现在信息的阐述，过度的沉默，面对患者的过程以及非语言性线索的获取等，涵盖心理学，个人及社会性的诸多方面的问题。

Maguire 等在 1986 年对比了两组年轻医生向患者提供信息的技能，其中一组医生在五年前在医学院学习时接受了信息收集的反馈训练，而另一组医生没有接受过相关的培训。但是接受过培训的一组医生所受培训中，不包括任何与向患者提供信息相关的技能培训。对比结果令人感到疑惑，两组医生最弱的技能恰好都是向患者提供信息的能力，而这种能力有助于提高患者满意度和对医生建议及治疗方案的配合程度。尽管两组医生中，在医学院获得过面谈技能培训的医生与对照组的医生在信息收集方面的能力大不相同，而未见两组医生向患者给予信息的能力有何不同。这项研究表明医生们不能仅仅以过去的经验作为行为指南，如若医生们渴望做出更为有效的诊断，他们需要专业的分类的沟通和面谈训练。

另一方面，Davis 和 Nicholaou 在 1992 年的调研中，发现医学院学生在专业学习过程中，他们的沟通技能也随之提高。他们认为这种与之前报道中不同的现象，是由于在过去二十年中医学院对学生关于沟通训练的方式方法的改变。

特定的沟通技能教学可以改变学习者的技能：沟通技能可以被教授

过去的超过 25 年中，我们有明确的证据证明，特定的沟通技能的培训可以提高医生们与患者的沟通技能：面谈技能毫无疑问可以被教授（Duffy，1998；Aspergren，1999；Kurtz *et al.*，1999）。Aspergren（1999）根据文章的质量分层次地综述了 180 篇关于医学沟通技能的教与学的文献。总的看来，81 篇文献达到了高等或中等质量的标准——31 篇关于随机临床试验，38 篇为开放性的研究，而其余 12 篇为描述性的调研。这篇综述推断出支持沟通技能可以被教授与学习的主张占据压倒性的优势。事实上，只有一篇文献调研显示沟通技能的培训和练习对医学院学生或是各个层次医生的沟通技能没有任何改变（可能是由于培训的时间过短）。此外，这篇综述还表明无论是基层护理医生还是专科医生，都会从学习沟通技能中收益。

Rutter 和 Maguire 在 1976 年完成了一项对比试验：在医学院学生关于精神病治疗的实习期，对他们进行病史收集的技能培训后，他们在医疗面谈中获得患者病情信息的相关性和准确性，是仅仅接受传统的病史收集技能培训的医学院学生的三倍左右。

这些训练让医学院学生取得立竿见影的效果，分别被 Irwin 和 Bamber（1984）以及 Evans 等（1989）确认。Evans 等在 1991 年的研究也表明医学院学生在学习关键的面谈技能后，他们在与内科和外科病患者面谈的过程中，可以做出更为有效率和行之有效的诊断，然而他们与患者面谈花费的时间并不多于未受训的学生。（举例来说，医学院学生在接受培训后行为能力与技能的增强可以显著提高他们的临床熟练程度。）

类似的调查结果反复地出现在不同的文献研究当中。

- Stillman 等在 1976—1977 年的调研表明模拟患者与医生的谈话可以有效提高儿科实习医生的面谈技能。
- Sanson-Fisher 和 Poole 在 1978 年发现培养医学专业本科生的同情心，有助于提高他们的沟通技能。
- Putman 等在 1988 年，以及 Joos 等在 1996 年的研究均表明，培训医院住院医生们使用更为合理的面谈技能可以显著提高他们收集信息的能力。
- Goldberg 等在 1980 年证实了相似的面谈技能训练，可以帮助家庭医生更准确地识别患者患有的精神疾病。
- Gask 等在 1987—1988 年发表了沟通技能的训练，可以提高患者和住院医生面谈技能的观点。
- Levinson 和 Roter 在 1993 年发现家庭医生在经过 3 天的 CME（继续医学教育）培训后表现出了沟通技能的显著改变。
- Inui 等在 1976 年的调研，着眼于一项有助于提高患者面谈配合程度的医生技能培训，该培训主要针对门诊中已知的高血压患者。研究表明，医生接收培训后会花费更多的时间与患者沟通并考虑患者的想法。患者对自身病情的理解程度和对医生的配合程度得到了提高。然而最令人吃惊的是，患者的高血压在就诊后的 6 个月时间内得到了更好的控制。
- Roter 等在 1995 年的一项随机对照实验中发现，初级保健医生经过 8 个小时的继续医学教育中的沟通技能培训后，他们发现并管理心理问题的能力得到了提高，患者的精神痛苦得到了缓解。
- Langewitz 等在 1998 年证明了以患者为中心的沟通技能，可以在 6 个月的时间内被教授给住院医生。在受训后 10 个月对住院医生的评估中发现，他们的沟通技能显著高于对照组的医生。
- Smith 等在 1998 年及 2000 年发现初级保健医生在经受 1 个月密集的针对面谈和相关

心理学话题的培训课程后，他们对待实际和模拟患者的态度，知识及沟通技能都有了大幅度的提高。

- Roter 等在 1998 年调查了特力尼达拉岛和多巴哥国内针对门诊医生沟通技能的一项 8 个小时的培训课程。受训后的医生比未经训练的医生使用了更多的目标沟通技能。患者满意程度也得到了大幅度的提升。
- Humphris 和 Kaney 在 2001 年展示了医学院学生在经过超过 17 个月的本科教学和接下来的综合性沟通技能培训后，他们的沟通技能显著提高。
- Fallowfield 等在 2002 年证实了肿瘤科中，年长的医生在与患者、患者亲属及同事的沟通中存在诸多的问题。仅仅依靠他们的从业时间和积累的专业经验并不能够帮助他们解决沟通中存在的问题。在一项对来自 34 个英国癌症中心的 160 名肿瘤医生开展的随机对照实验中，对他们开展了 3 天的密集的沟通技能培训，培训后 3 个月的考核中发现这些医生的沟通技能在主观和客观方面均发生了重大的改变。
- Yedidia 等在 2003 年评估了 3 所美国医学专科院校开设的沟通课程的教学效果。课程对三年级学生的综合沟通能力有显著的提高，主要体现在他们与患者建立良好关系的能力、组织和时间的管理能力、对病患者的评估、与病患的沟通和共同决策等方面。

以上的这些研究表明，沟通技能的培训可以为学习者带来显著的提高效在第三章节中我们将仔细探究这些培训中采用的教学方法。

沟通技能的培训对学习者的改变是长效的

令人欣慰的是，沟通技能的提高不仅仅是短期的。研究表明沟通技能的培训对学习者的改变是长效的。

- Maguire 等在 1986 年对他们原来培训过的学生追踪了 5 年。通过对两组对照学生在与患有不同精神及身体疾病的患者临床面谈效果的对比，他们发现接受过沟通技能培训的学生在包括开放性问题的使用，信息的阐述、患者语言线索的提取和对患者心理问题的关注等方面的表现均优于未接受特定沟通培训的学生。
- Stillman 等在 1977 年的研究则显示，接受培训的学生在培训后的一年甚至更长时间中展现出来的沟通技能都优于未接受培训的学生。
- Bowman 等在 1992 年证明了全科医生通过参加 Gask 等在 1987 年提出的面谈培训课程，他们沟通技能的提高可以持续到培训后的两年时间。
- Oh 等在 2001 年的调研显示，医院住院医生在经历密集的沟通技能培训后，他们使用以患者为中心的面谈方式的能力得到了显著提高，且这种提高可以持续至少两年。
- Laidlaw 等在 2004 年发现，78 位来自不同科室的处于工作第一年及第二年初住院医生进行了一项四站式的结构化临床考试，他们之前在医学院中所接受的沟通技能培训不仅对其在与患者的沟通表现及态度均有积极的影响，且有益于他们的临床表现。

学习者行为能力的改变需要特定的学习方法

在第 3 章节中，我们将更加深入的介绍改变学习者在医患沟通中，其行为能力的行之有效的教学方法。我们就会明白以上提到的诸多调查研究可以帮助我们清楚的指明努力的方向：

- 技能的系统性描述和定义
- 学习者的观察能力
- 善意的，详尽的，描述性的反馈
- 视频、音频的录制和回看
- 技能的重复练习和排练
- 积极的小组或一对一学习

同时，我们需要明白，仅仅依靠传统的学徒和说教式教学方法，学习者在沟通中的行为和技能无法获得改变。

重视医生与患者的沟通是否值得?

沟通技能的培训能够给医生和患者提供什么呢？沟通不是像一些人说的那样，仅仅是一种善待患者或者迎合患者的好习惯。其意义远胜于此：沟通技能的培训可以提高医生和患者的临床表现。

框 1.1 沟通技能培训对于提升临床表现的益处

- 沟通不仅仅是善待患者，更加重要的是使得医生和患者的面谈更加有效。
- 有效的沟通可以显著提高以下几方面内容：
  - 诊断的准确性，效率以及支持力
  - 患者的医疗健康结果
  - 医生和患者的满意程度
  - 治疗关系
- 沟通可以消除遵循客观证据的医学诊断与如何应对不同患者之间存在的隔阂

更为高效的医疗诊断

在上面的讨论中，我们已经知道沟通技能有助于提高医生和患者之间医疗诊断的效率。然而如果医生们仅仅精通医学和药物专业知识，而不具备适当的沟通技能，他们可能在以下方面受到阻碍而难以做出高效的医疗诊断：

- 快速地发现患者期待解决的问题
- 准确地获取患者的全部病史
- 与患者合作探讨出双方都认可的治疗方案
- 与患者形成互相支持的关系，减少双方矛盾的产生

患者医疗后健康状况的提升

我们也同样注意到好的医患沟通对于患者健康状况的显著提升——沟通中的各个单项技能有助于提高患者的满意程度和对医疗方案的配合程度，缓解患者的症状并减轻患者的心理负担。有效的医患沟通会对患者的健康状况产生很大的影响。

好的沟通对医生来说同样大有裨益。沟通技能的合理运用不仅可以提高患者对医生

的满意程度，同时可以减少医生的挫败感，进而提高他们在工作中的愉悦程度（Levinson *et al.*, 1993）。医生和患者之间的误解是医患矛盾的主要来源，适宜的沟通可以防止医生和患者之间误解的发生，从而减少医患之间的矛盾。

合作伙伴关系

我们在本书姐妹篇中，详细阐述的各种沟通技能共同支撑起以患者为中心或者以医患关系为中心的工作方法，有益于医生与患者之间建立一种良好的合作伙伴关系。这并非因为我们的主观意愿或个人信仰造成的——我们采用这样的工作方法是由于无论在理论研究还是临床实践中，沟通技能的应用，对医生和患者双方产生的积极影响使得我们意识到良好的医患关系实际是一种合作伙伴关系。

这种合作伙伴关系的概念意味着医生和患者之间更为平等的地位，使得固有观念中的医疗父权主义向互惠关系转变（Roter and Hall, 1992; Coulter, 2002）。因此，我们的这两本书提倡医生使用恰当的沟通技能和双方更为平等的沟通方式，使得患者可以更多地参与到医生的诊断中。

我们应当如何说服医疗和教学机构开设沟通技能的教学课程？

在我们说服医疗和教学机构开设沟通课程的过程中，我们传递给他们的信息不能仅仅是我们可以提供更好的以患者为中心的医疗面谈方式。无论这个目标是多么值得称赞，无论我们多么需要了解患者的担忧，也无论使得患者参与到诊断过程中有多么重要，对于没有领悟这些事情的人来说这样的说服不会起什么作用。真正重要的卖点其实很简单：有效的沟通在高质量的医学实践中是不可缺少的一部分。通过开设沟通技能的教学课程，我们可以使得学习者的临床表现显著提升。他们可以成为更加高效而准确的诊断专家，他们的患者不仅能够理解讨论的内容，同时可以共同探讨和制定治疗方案。最终，学习者面对病患者的工作能力会得到提高——提升患者健康水平，管理和控制疾病，进而达到更加理想的心理状态。

（王锦帆 译）

第二章

“是什么”：沟通技能教与学的内容

引言

上一章我们已经了解了：

- 医学沟通的教与学很重要
- 在医患沟通中存在许多确切的问题
- 这些问题已有经过验证的解决方法
- 沟通技能可以被教授和学习
- 沟通技能教学可以被记住

但是，我们是否清楚究竟要教授和学习什么？我们是否可以定义个人的医学沟通技能？是否可能将如此复杂和重要的医疗诊断分解成一个个单独的技能部件？

在我们沟通技能课程中，不同水平的学习者，通常一开始都会有这些疑问：“这难道不是很主观的技能吗？有什么证据能够证实你们所教的内容？沟通技能的课程是怎样的——看起来像杂乱无章的小花招堆砌起来的，以及这门课程的广度有多少？我知道并关注一两个技能，但也许我遗漏了并不了解的整体部分”。

这些问题都应该回答。教授与学习沟通技能，首先，必须能够定义那些对医学沟通有影响的单个技能。包含在我们沟通课程里的这些技能是有理论和研究证据的，我们需要通过展示这些证据来证实所教内容的合理性。同时，我们必须创造一个概念框架，让学习者和引导者理解单个技能以及单个技能如何与整个诊断相关联。

因此，这一章我们将：

- 探究为什么要帮助引导者和课程负责人了解教什么
- 定义广泛类型的医患沟通技能并思考它们之间的相互联系
- 以卡尔加里 - 剑桥指南的方式描述技能课程
- 描述一个将这些技能组织起来的有序框架结构，并解释这个结构的重要性
- 讨论将这些技能纳入沟通课程的理论和研究基础

为什么要帮助教师和课程负责人认清所教内容？

如果本书旨在帮助引导者和课程负责人教授医学沟通技能，那我们为什么同样重视沟通技能教与学“是什么”和“怎么做”？我们为什么不能跳过“是什么”，直接关注“怎么做”？诚然，非医科的引导者会有沟通学的背景，会了解“是什么”的部分。医科教师不也了解沟

通技能课程的主题吗？毕竟他们每天在临床实践中都需要运用这些技能。知道教什么当然并不难，难的是找到正确的教学方法，尤其是对绝大多数的医生来说，他们只接受过很少的关于沟通教学方法的培训。

这些年来，我们发现以上假设存在潜在的危险。我们渐渐意识到，引导者培训课程，以及本书都需要同等关注沟通技能教学的"是什么"和"怎么办"部分。一些教师可能可以轻松娴熟地运用一系列的教学方法，却可能对课程内容本身感到不自在。某些经验丰富的引导者曾这样评论自己的教学："我搞不清楚重点是什么"，"我好像只是这里教了一点那里教了一点"，"我的反馈看上去很杂乱"，"我不确定我是否挑选了所有对的东西来教"，"我不知道我所教是否正确可信，还是只是我自己的想法"。引导者们的难处，通常反映在学习者们的体验中。那么这些难题都从何而来呢？

- 大多数的医生在变成沟通技能引导者之前，自己只接受了极少的沟通培训。事实上，当他们在医学院时，可能还没有沟通技能的课程（Suchman，2003）。他们自己的'沟通训练'，完全是从他们当医生的经验中获得的。这个观点代表了一些临床医生的想法，他们认为"没有教授沟通的需要——住院医师会慢慢的自己掌握"。不幸的是，第一章已经提到，经验通常只能作为坏习惯的增强剂，在沟通技能培训中的作用是不足的（Helfer，1970；Byrne and Long，1976；Maguire *et al.*，1986a）。因此，医生们可能并没有获得相关的知识基础或者得到正规沟通训练的益处。尽管引导者可能对他们所教的沟通技能很感兴趣，但他们可能对这些内容并不完全感到舒适，也没有很好地实践。
- 许多非医科的引导者，来自与沟通学同属一系的领域，例如心理学、心理咨询。他们就像很多医生一样，可能只接受过极少的沟通学方面的正规培训。即使拥有沟通学背景，他们本身也未必研究过医患沟通。
- 过去30年来，累积的大量的证据，使我们能够定义那些增进患者和医生的沟通技能，以及那些能被推广成普遍行医行为并值得教学的技能。然而，医科和非医科的引导者都发觉很难找到这类文献。因为这些文献出现在各种各样的专业杂志中，很多引导者只有有限的时间跟进了解这些研究。因此，这类信息还没有广泛的传播，因此，引导者们通常对他们教学的有效性感到不确定。这是沟通培训中的一个特殊的难点，小班或者一对一教学，需要大量的引导者的参与，而这些引导者需要能够理解这些证据并运用到他们的教学里。
- 引导者常常没有一个清晰的概念框架，让他们系统性地思考整个医疗面谈的过程，并且在这个过程中，将被认为是学习重点的具体技能组织协调在一起。无数的技能变成了一堆杂乱无章的小把戏。引导者们不能将单个技能拼凑在一起，从而妨碍了体系开发和沟通技能的理解。

以盲引盲

我们不能认定引导者就一定比学习者对课程内容有更好的理解和掌握。引导者可能从来没有被正规教授过沟通学，也不一定在他们自己的实践中展现高水平的沟通能力。即使是优秀的沟通者，他们也可能从来没有分析研究过自己是如何沟通的，因此未必能教得好。这种情况被称为以盲引盲，甚至如今，在研究生阶段，可以称为全盲引导半盲。因为越来越多的医学生和刚接受过培训的医生比那些要教他们的老师还要受到更多的沟通训练。

帮助引导者理解沟通技能教什么益处多多。首先，由于许多医科引导者以前受到的教育，否定了沟通技能训练的意义，有机会提出他们自己的沟通技能，并扩展他们自己理解的所教对他们来说很重要。第二，理解所教将会不可估量地帮助他们的教学。想要教得好，引导者要能透彻掌握医学咨询的结构，领会所教的技能，了解能论证支持具体沟通技能的临床运用的理论研究证据，并把握该门课程的总宽度。否则，教学很容易变得胡乱随意，缺失重点技能，甚至忽略医疗面谈的整体部分，例如解释和计划。

我们尤其希望引导者理解沟通技能背后的研究证据，熟练运用这些知识到他们的教学中去。好的体验式教学的一个特征，是引导者能在学习者产生了对更多信息的需求时，将认知内容或者研究证据适时引入到学习者的体验式思考，使信息被最大程度地吸收。引导者不只是简单地引导一个自主学习的团队，而是将专业知识和信息，在合适的时候介绍给学生，照亮他们体验式学习的道路。

沟通技能分类及其相互联系

沟通课我们究竟学习什么？回答这个问题前，我们先来定义三种广泛类型的沟通技能，这是本课程必须要了解的内容。

1 **内容性技能**——医疗卫生工作者沟通什么——他们提问和回答的实质内容，他们收集和提供的信息，他们商讨的治疗方案。

2 **过程性技能**——医疗卫生工作者如何沟通——他们与患者沟通的方式，他们如何发觉病史和提供信息，他们运用的语言或非语言技能，他们如何与患者建立良好关系，他们如何构建起沟通。

3 **感知性技能**——医疗卫生工作者思考与感受什么——他们内心的决策、临床推理和解决问题的能力，他们的态度和意愿、价值观和信仰，他们对患者、对疾病和对其他可能跟他们有关的事情的情感和感知，他们对自我观念、自信以及自己的偏见和注意力分布的意识。

我们需要强调的是内容性技能、过程性技能和感知性技能三者之间密不可分，不能孤立地看待。在研究医学面谈时，这三种技能技能我们都必须关注（Riccardi and Kurtz，1983；Beckman and Frankel，1994）。尽管某些内容性技能非常重要，例如器官系统复查时的问题，或是研究某个具体病情需要问的问题，但它们已经被许多教科书详尽地阐述过，本书就不再赘述了。感知性技能中的临床推理和医疗问题解决也同样不再展开。另一方面，过程性技能和三种技能之间如何相互作用却在医学课程中很少提及。因此，本书及其指南将主要聚焦过程性技能，关注内容性技能和感知性技能中与医疗沟通相关的部分，并仔细研究这三种技能是如何相互影响的。

我们举了以下三个例子，来展现这种相互依赖性。

例1

例如，你之前在诊断咨询中，针对某一具体方面（内容性）问了一系列的封闭式问题（过程性），这种表面上似乎高效获取答案的询问方式，虽然会提高诊断效率，但会妨碍你从更广的层面思考病情。不合适的提问技能（过程性）会直接导低水平的诊断假设（感知性）。

比较以下两种情形：

患者："医生，我最近总起夜。"
医生："好的，
每晚起夜几次？
很细的尿流吗？
出尿困难吗？
尿完后还会滴尿吗？"
等等

患者："医生，我最近总起夜。"
医生："嗯…"
患者："而且我最近经常喝酒。"
医生："哦，是嘛。"
患者："我妈妈有糖尿病，你觉得我会不会也有？"

例2

观察研究内心的想法感受，和对外的沟通表现之间的关联是十分有趣和吸引人的。对于一个患者的想法和情感（感知性）可以妨碍到我们正常的行为，阻碍我们正常的沟通。例如说：

- 对患者的性格（感知性）感到恼火，会妨碍倾听，使我们错过重要的线索（过程性）
- 被患者的外貌或身体（感知性）所吸引，会阻碍我们询问性方面的问题（内容性），可能成为我们得出正确诊断的障碍。

例3

未经核对的错误假设，（感知性）会妨碍有效信息的收集（过程性），误导我们往错误的方向讨论（内容性）。

例如，如果我们假设一个患者来到医院，是他对持续已久的病情进行例行检查的，这会阻碍我们尽早地发现他可能存在更严重的病情或者新的症状。

医疗面谈教学中内容与过程技能分离的问题*

内容性、过程性和感知性技能显然必须结合在一起教学——它们都是基本的临床技能。相比于以前只教学过程性技能，现在沟通学教学大纲的视角更加广阔，三者相结合教授。但这三种技能在医学教育中时常被人为地划分开，给学习者造成不利影响。尤其是分离内容性和过程性技能，在医疗面谈的教学中是特别突出的问题。

一项令人遗憾的调查结果发现，学习者，无论是医学生、住院医师还是执业医师，都曾遇到过两种明显相互矛盾的医疗面谈教学模式。第一种称为"传统病史"（框2.1），它细化了一个框架，为临床医生提供了在采集病史和生成诊断时所应掌握的信息。这是医疗面谈的内容。

---

* 本节的材料最初由Kurtz，Silverman，Benson和Draper发表（2003）。

框 2.1 传统病史

- 患者主诉
- 现诉病史
- 过去病史
- 家族病史
- 个人和社会经历
- 药物和过敏史
- 功能查询 / 系统复查

第二种模式通常被称为“沟通模式”。这种模式提供了另一个框架和技能清单，细化了医生进行医疗面谈的方法、与患者建立信任关系的方法、获取传统病史模式里所要求的信息的方法，以及与患者讨论他们的发现和管理选择的方法。这种模式事实上是医疗面谈中的过程。

过程混淆

当遇到这两种模式（传统病史描述内容而沟通技能着重过程），学习者很容易把这两者当作是替代选择，混淆它们各自的角色。学生们常常忽视沟通过程技能的学习，医疗面谈的内容和过程，都只使用传统病史模式作为指导来完成。这会让学生用传统病史的框架作为过程指导，回到封闭式提问方式，从而产生一个层次紧密的只搜索生物医学信息的面谈。

学习者犯这个错误的原因有以下几点。

1. 在沟通技能课程以外，学习者很少真正地收集病史，他们只是简单地把他们谈话的发现以传统病史的模板呈现给上级。因此，学习者错误地认为，他们所呈报的格式就是他们应该从患者处获取的信息。

2. 学习者把他们和患者的谈话发现，以相同的格式写入病案记录，进一步地，对于医疗面谈的过程也将这种方法作为正确的格式嵌入。

3. 学习者很少有机会观察他们的导师进行一个完整的医疗面谈，只能看到导师获取病史、向患者解释病情陈述计划或者让患者参与到诊疗中的一些片段。学习者更多的是观察他们的导师在病床边解决问题或者教学，但学生们却常常错把这些观察，当作医护患者在现实中的样子。同时，在病床边工作的学习者，常常被鼓励针对患者病史的某些具体部分进行封闭式提问，这样无形中会妨碍有效的沟通技能教学。

4. 我们所教如何和患者沟通，与实际临床技能的评估并不一致。当学习者在评估中被要求收集病史时，评估者通常真正希望他们做的，是通过向患者提问展现他们的思考或者他们对于病情的知识。这几乎不可避免地意味着使用封闭式问题，关注的是生物医学病史而忽略了与患者的关系和患者的视角。然而遗憾的是，学习者常常认为应试时的收集病史，和在实践中收集关注的病史是同一件事：最终他们的沟通过程能力逐渐消失，逐渐习惯将关注的病史和封闭式提问相联系，并过于狭隘的强调生物医学病史。

5. 临床医生在沟通能力和沟通教学的专业知识和习惯上，由于自身的培训程度和知识水平不同而存在差异。正因为这样，他们通常会回归传统医学病史模式，这是他们在上学时被教授的唯一一种模式。

6. 体格检查的结果(内容)和如何去发现这些结果(过程),通常在教学中是紧密相连的。相反的,传统医学病史的内容常常安排在病史收集课程中或者病床边教学,关注的是相关疾病的医学问题解决,而过程能力却被安排在单独的沟通课程中。而且,病史收集经常在教学医院由专科医生教授,而沟通课程是由全科医生、心理医生以及精神病医生教学。这会给学生释放错误的信息:"真正"的医生询问"病史"却不在意沟通,而沟通学的老师会沟通却不关注临床病史。这两种说法都是错误的。然而,学生认为传统医学病史是"正确"的方法,过程能力是"附加"的可选技能。

内容混淆

另外一个学习的难点是关于内容。尽管通常认为沟通模型只关注过程技能,很多从业者从一个新视角的内容引入了病史收集,即患者以自己疾病的视角(McWhinney,1989)。正如在我们的学生用书《与患者沟通的技能》第三章详细阐释的,传统病史以牺牲了解个体需求和每个患者自己的观点为代价,关注病理性疾病。这样导致与病情有关的许多信息并没有引出。对于患者的满意度、配合度、回忆和生理学结果的研究表明,病史收集需要一个更宽广的视野,能包含患者的生活世界和医生更有限的生物学视角(Stewart *et al.*,1995)。

患者的想法、忧虑和期望不包含在传统病史里,这经常使医生在临床实践中忽略它们(Tuckett *et al.*,1985),并导致沟通过程指南必须包括这些内容,以作弥补。然而,当这传统病史指南和沟通技能指南中出现不同的内容,学习者可能认为他们只需要去了解患者的想法和顾虑,或者收集一份完整且准确的生物医学病史。但实际上这两者他们都需要做到。

内容和过程的联姻

下面的章节,我们将讨论一个能解决以上难题的方法。我们将展示一个既突出过程元素也强调内容元素的联合模型。这个医疗面谈模型结合了生物医学病史模式的"旧"内容和患者视角的"新"内容。

医患沟通技能课程概要

上述章节中的过程、内容和感知性技能,为我们提供了一个广泛的参考框架。但医患沟通究竟是哪些具体技能?我们应该如何定义单独的技能并包含在课程中?我们如何能让这些技能更容易学习和教授,让师生能明白整体课程的范围?我们应怎样呈现这些技能,使学习者能记住这些单独的技能,并理解技能之间如何相关联,最后形成一个整体的医疗咨询?

为了回答这些问题,我们将以卡尔加里 - 剑桥指南的形式概述教什么和学什么。这是我们沟通技能教学方法的核心内容,也是本书和学生辅助用书《与患者沟通的技能》重要特色。

卡尔加里 - 剑桥观察指南(1998 年版)

卡尔加里 - 剑桥观察指南(Kurtz and Silverman 1996; Kurtz *et al.*, 1998; Silverman *et al.*, 1998)可以具体详实又简洁易懂地回答上面的问题。此指南是本书和辅助用书的核心内容,明确了一个基于技能的沟通课程。该课程建立在四种影响"教什么和学什么"的元素上:

1. 结构——我们如何组织沟通技能?

2. 技能——我们倡导和推广什么样的技能？

3. 有效性——有什么证据证明这些技能能改善医患沟通？

4. 广泛性——该沟通课程的范围是什么？

卡尔加里 - 剑桥观察指南有两个目标。第一，帮助引导者和学习者建立教学和学习的概念及结构；第二，在本科生、住院医生或者继续教育的课程中，帮助沟通课程负责人为学习者和引导者建立培训项目。

只有几页长的本指南：

- 提出了一个医学沟通技能的组织框架，与日常的医疗咨询的结构相对应，从而帮助教学、学习和临床实践。
- 描述了组成有效的医患沟通的各种单独技能。
- 总结了关于医患沟通技能的文献，并使其更容易获得。
- 构建了一个综合课程的基础（Riccardi and Kurtz，1983；Kurtz，1989），为学生、老师和课程负责人提供了课程学习目标的清晰思路。
- 为师生提供了一个关于技能的简洁摘要，可以作为他们每日课堂教学的备忘录，也是他们构建观察、反馈和自我评估的一种方式。
- 在涉及某种具体行为或者给某种行为加标签时，提供了一个通用语言。
- 为引导者培训项目的内容提供了坚实基础，为大量引导者的教学带来了一致性和连贯性。
- 通过明确一套核心的医患沟通综合技能，为各个层次（本科生、住院医师和继续医学教育）的沟通课程培训提供了一个共同基础，并在这三种情况下都同等适用且有效。

尽管以前已经有很多人解释了应当教什么，也有大量的指南和备忘录可以获得，包括卡尔加里 - 剑桥指南之前的版本（Stillman *et al.*，1976；Cassata，1978；Sanson-Fisher，1981，个人沟通；Riccardi and Kurtz，1983；Cohen-Cole，1991；van Thiel *et al.*，1991；Novack *et al.*，1992；van Thiel and van Dalen，1995）。卡尔加里 - 剑桥指南在本书 1998 年的版本中向前迈进了一大步：

- 提供了一套沟通技能的综合系统，并得到了研究和理论支持。
- 技能系统参考了当时的研究证据。
- 做出了更加以患者为中心和更多与患者合作的风格的调整。
- 强调了解释和计划的关键部分（Carroll and Monroe 1979；Riccardi and Kurtz 1983；Tuckett *et al.*，1985；Maguire *et al.*，1986b；Sanson-Fisher *et al.*，1991），越来越多近期的文献都力证了这些方面需要获得更多重视（Towle and Godolphin 1999；Edwards and Elwyn 2001）。
- 提供能改变医疗沟通的技能指南，同时也为个人风格和性格留有一定的空间。

卡尔加里 - 剑桥指南经过多年的发展和修正，不仅适用于小群体教学，也同样适用于一对一教学，可以应用于许多医疗情况。我们尤其感谢 Rob Sanson-Fisher 博士（澳大利亚）对该指南部分结构和技能内容所做出的贡献，同时也感谢本指南先前版本的共同作者 Vincent Riccardi 博士（美国）和 Catherine Heaton 博士（加拿大）。这个不断与时俱进的指南被加拿大卡尔加里大学医学院用作本科生沟通课程的核心内容长达 25 年（Riccardi and Kurtz，1983；Kurtz，1989）。近些年来，该指南也被应用到了许多卡尔加里的住院医师和继续医学教育项目中。我们非常感谢 Meredith Simon 博士为进一步在卡尔加里推广并发展本指南做出的努力。

卡尔加里 - 剑桥指南同时也被引进了英国 East Anglian 地区全科住院医师的教学中。经过执业医师和医科教师长期实践和实验，指南得到了不断的修正。在 John Benson 博士的帮助下，卡尔加里 - 剑桥指南成为了剑桥大学临床医学院本科生课程中一项延伸医疗面谈课程的核心组成部分。

自从指南在 1998 年出版后，各个层次的许多医学教育机构和不同专业的专家，都采纳本指南作为他们沟通技能项目的基础。阿根廷、澳大利亚、加拿大、意大利、印度、斯堪的纳维亚、南非、西班牙、英国、美国以及其他国家地区的研究机构都已经使用了本指南作为主要的教学资源、评估工具或者研究手段。它的跨文化应用，还进一步体现在许多其他国家的临床从业者和医学教育者中，将本指南翻译成荷兰语、法语、挪威语、西语以及其他语言。最近，北美和英国的兽医也开始在他们的客户—病患—兽医沟通项目中应用本指南。本书第 11 章将探究如何使用卡尔加里 - 剑桥指南作为评估工具，并讨论该指南的有效性、可靠性和对关于课程发展以及沟通技能评估等方面的教育影响。

改进版卡尔加里 - 剑桥指南*

随着 1998 年出版的指南在我们自己和其他机构中的应用越来越广泛，一些重要的问题开始浮现。第一个问题是如何使学习者认识到该指南的价值和益处，而不是起初就对 71 项单独沟通过程技能感到泄气。我们明白这些技能初看起来令人生畏，但同时我们也要谨慎，不要过度简化医学沟通——这是一个复杂而具有挑战性的领域，如果我们把指南减少到少数技能，我们就不能使其价值充分发挥。

第二个问题，是如何更明确地整合卡尔加里 - 剑桥指南中的沟通内容和过程。

第三个问题，与前两个问题密切相关，是如何确保临床教师和学生融为一体，教授和学习本科沟通课程以外的内容，并将沟通教与学相结合，延伸到见习制度和住院培训计划中。

为了应对这些困境，鉴于 1998 年以来获得的经验，我们开发了一个改进版的卡尔加里 - 剑桥指南（Kurtz *et al.*, 2003）。我们的改进包括：

- 建立一个三视图框架，在视觉上和概念上改进我们介绍沟通技能的教学方式，并将沟通过程技能置于全面的临床方法中。
- 设计一个新内容指南，使医疗面谈与沟通技能培训的结构和过程技能联系更为匹配。
- 将患者的观点纳入医疗面谈的过程和内容方面。

这些改进使我们能够在三个不同的阶段向学习者介绍指南。首先，我们提供了三个图表来概括沟通课程的框架，并将其置于综合临床方法的背景下。这三个图表以图形方式更详细地描绘了这一框架，为医生与患者的互动和沟通技能教育提供了一个条理分明的组织架构。

其次，70 项沟通过程技能明确纳入这一框架，我们提供了这些技能的详尽列表。按照这个顺序，最初可以将学习者指引到基本概念模型描述的“基本要素”中，然后逐渐进展到与每个广域相关的具体过程技能的综合列表。熟悉 1998 版本的读者还将注意到对包含流程指南本身的一些具体技能的修改和改进。

---

* 下面的讨论和改进版的卡尔加里 - 剑桥指南的图表最初发表在 Kurtz 等人的文章中。

作为第三个也是最后一个阶段，我们提供了一个医疗面谈内容的指南，即在咨询和医疗记录中，提供了一种概念化和记录信息的新方法。本内容指南与“卡尔加里 - 剑桥过程指南”的具体沟通技能更为紧密。由于这种“合身”，两个指南相辅相成，并鼓励内容性和过程性技能的整合。这种安排将医疗面谈的内容和过程要素在单一模型中结合，以实践真正全面的临床方法。改进版的卡尔加里 - 剑桥指南，像其 1998 年的前身那样，再次成为我们这两本书的核心。

三个图表：改进版卡尔加里 - 剑桥指南的框架

用三个图表来描述改进版卡尔加里 - 剑桥指南，方便学习者和医生概念化教授：

1. 在医疗面谈中发生了什么。

2. 如何综合运用沟通和体格检查的技能。

这三张图介绍了沟通技能，并将其置于综合临床方法之中。

基本框架

图 2.1 是医疗面谈的图示，包括头沟通任务和体格检查，这张“骨骼”示意图描绘了这些任务在实际临床实践中的流程。

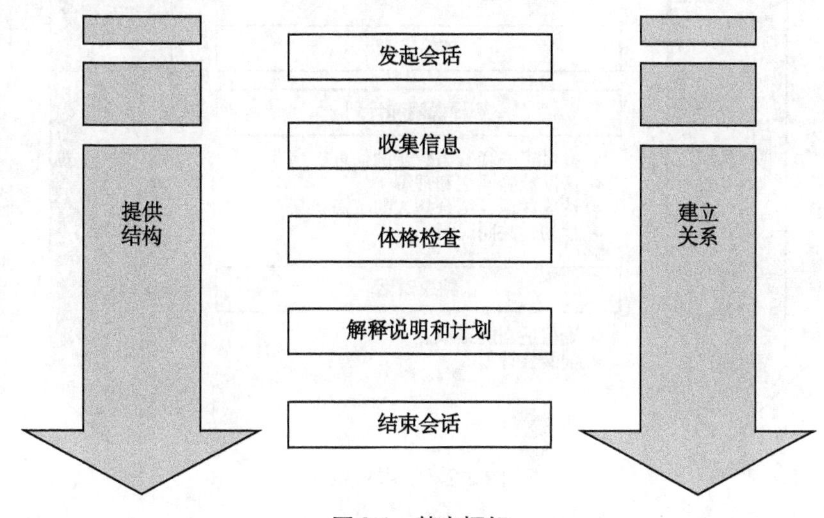

图 2.1 基本框架

在以前版本的指南中，我们组织的技能是围绕五项基本任务的，医生和患者经常试图在日常临床实践中完成这些任务：发起会话，收集信息，建立联系，解释说明和计划计划，并结束会话。这些任务具有直观的意义，并为医患互动和沟通技能的教育提供了逻辑的组织架构。这一结构最早由 Riccardi and Kurtz 于 1983 年提出，与 Cohen-Cole（1991 年）所采用的结构相似。

图 2.1 介绍了改进版卡尔加里 - 剑桥指南中的两个更改。现在，指南不仅仅包括图片交流，还包括体格检查，这是医生们在一次全面的医疗面谈中，按时间顺序进行的五项关键任务之一。在序列的适当位置描述体格检查，反映真实的访谈过程中所发生的事情，使学习者能够更容易地看到体检与其他沟通任务之间的契合度。

指南第二个变化使得在医疗面谈中或多或少执行的五项任务，和在访谈中持续发生的两项任务，即建立联系并组织访谈之间的差异锐化。以前，组织访谈被视为收集信息的一部分，但现在我们意识到，组织访谈，就像建立联系一样，是一个贯穿整个访谈而不是按照顺序发生的任务。这两个持续性任务，对有效实现五项顺序任务是必不可少的。

这些改进帮助学习者更准确地概念化理解沟通过程本身，以及包含的各种任务之间的关系。

扩展框架

图 2.2 通过确定在六项沟通任务中每个要实现的目标来详述基本框架。这个任务和目标的扩展框架提供了一个概述，以此来帮助学习者记住更复杂的卡尔加里 - 剑桥指南中描述的众多沟通过程性技能。这些指南将阐明完成每个目标所需的特定的、循证的技能。

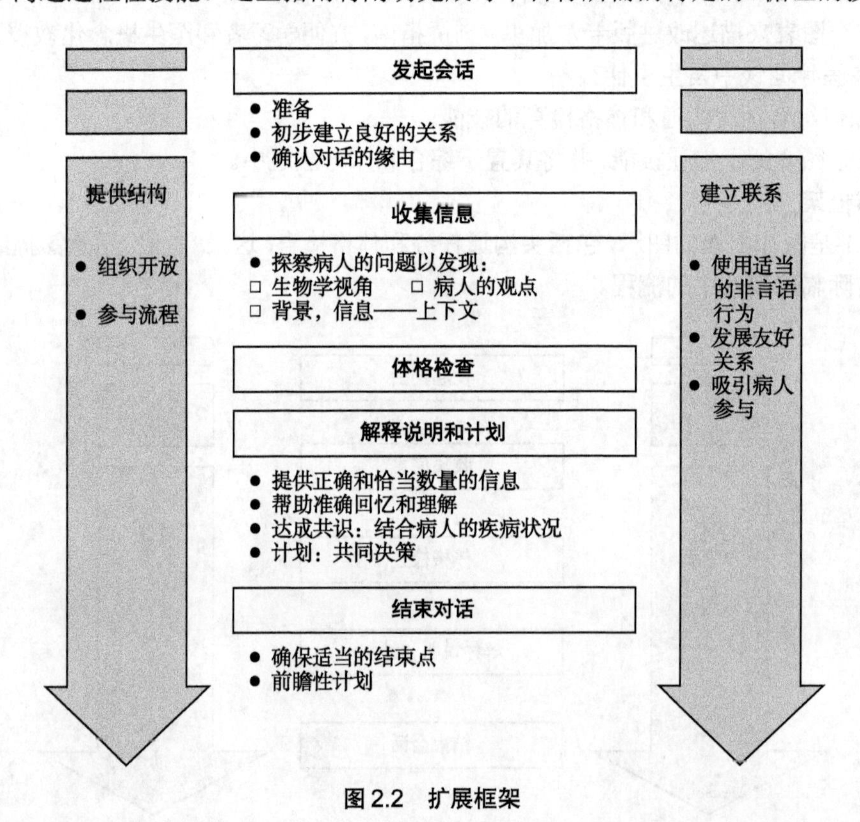

图 2.2 扩展框架

完整的指南包括解释和计划的一个附加“选项”部分，没有被描述在图 2.2 中。它包含与解释和计划最常见的三个重点相关的内容性和过程性技能，即讨论调查和程序，斟酌医生的意见和问题的重要性，以及磋商共同行动计划。还请注意，在体格检查期间，确保尊重行为和适当告知患者的沟通技能同样纳入关系建立、组织、解释说明和计划之中。

内容与流程之间相互关系的一个示例

图 2.3 以一个任务——收集信息为例，展示了医疗面谈中内容和流程如何具体相互关联的扩展视图。

图 2.1、图 2.2 和图 2.3 一起形成了一个框架，用于概念化医患接触的任务和实时流程。这个框架帮助学习者（以及那些不太熟悉沟通教学的教师）来想象和理解沟通的内容和过程的离散要素之间的关系。

沟通方案越来越多地试图将沟通培训扩展到正式沟通课程之外，并将其融入到见习、实习计划和其他的床边或临床教学设置背景中。在这些背景下，临床教师在沟通方面的自身培训程度和知识基础方面,以及他们的专业知识和沟通技能的教学舒适度各不相同。上述三张图提供了在医疗面谈中概念化的方法,在正式沟通课程之外的临床教师和角色模型可以更容易地联系和应用沟通技能。

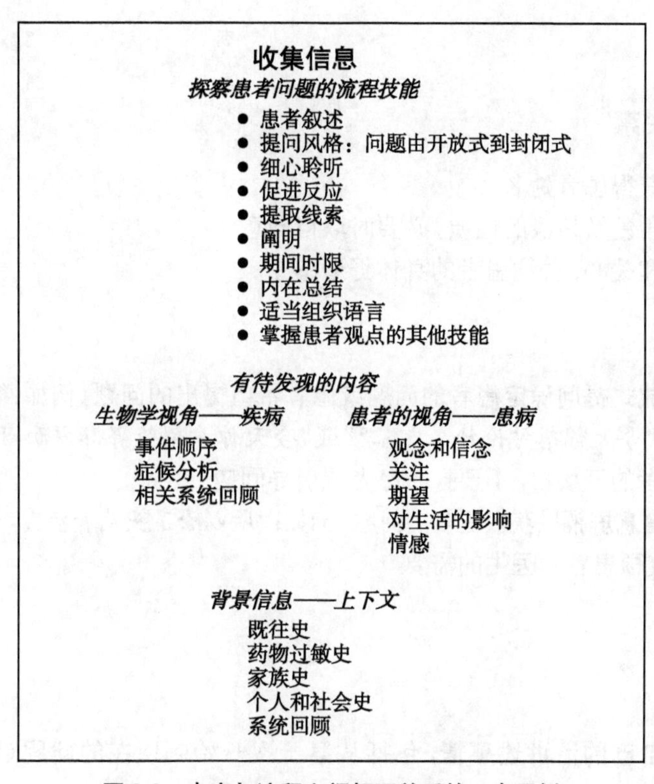

图 2.3 内容与流程之间相互关系的一个示例

更详细的过程和内容指南是有必要的,以使学习者从仅仅有效地思考医患互动的目标向确认所涉及沟通过程技能转变,并能使用它们来发现和传达医疗面谈的适当内容。

卡尔加里-剑桥指南:沟通过程技能

卡尔加里-剑桥流程技能指南描述并简要定义了 71 项核心的循证沟通过程技能,融入了图 2.2 所示框架的任务和目标。在我们的经验里,理解图 2.1 至图 2.3 框架的学习者和临床教师,首先能够更好地接受和吸收医患沟通的真实复杂性,正如卡尔加里-剑桥流程指南的许多单独技能中所详细描述的那样。指南提供了一套综合的技能系统,可以根据需要进行使用,而不是亦步亦趋地跟着。

虽然改进版卡尔加里-剑桥流程指南与 1998 年发布的版本相似,但是熟悉 1998 版本的读者会注意到对某些技能的修改和改进。在大多数情况下,我们进行了一些改变,主要是为了更清楚地描述现有的技能项目,或者使教学和评价中的指南更容易使用。最明显的变化是在共同决策部分,在这里我们重新配置了条目 48～52。我们没有增加新的技能或对解释做出重大改变。值得注意的是,自 1998 以来发表的文献加深了我们在 1998 年引入指南中的技能的证据基础,从而强化了这些技能,而不是建议改变解释或增加新技能。

卡尔加里-剑桥指南
沟通过程性技能

发起会话

初步建立良好的关系

1 **问候**患者并获得患者姓名
2 **介绍**自己的角色及访谈的性质；必要时取得同意
3 **表现出尊重**和关心；关注患者的身体舒适感

确认对话的缘由

4 用合理的**开放式提问确定**患者的问题或患者希望提出的问题（例如："什么事情促使你来医院？"或"今天你想讨论什么内容？"或"今天你希望获得哪方面问题的回复？"）
5 **认真倾听**患者的开场白，不要打断患者或引导回应
6 **确认列表和信息屏幕**以获取更多的问题（例如："所以除了头痛和疲劳，还有其他什么？"）
7 **协商议程**，兼顾患者和医生的需要

收集信息

探索患者的问题

8 **鼓励患者用自己的话讲述事情**，包括从第一次开始到现在的问题（阐明现在提出的理由）
9 **使用开放式提问技能**，适当地从开放式过渡到封闭式问题
10 注意**倾听**，不要中途打断，让患者陈述完整，给患者在回答或暂停之前留下思考的空间
11 以语言和非语言的方式**促进**患者作出反应，例如通过使用鼓励、沉默、重复、释义、解释等方式
12 **采取**言语和非语言提示（肢体语言，言语，面部表情）；**检查**并酌情**确认**
13 **理清**患者不清楚或需要详述的陈述（例如"你能说明一下头晕是怎样的？"）
14 定期**总结**以确认自己对患者所说内容的理解；请患者正确解释或提供更多信息
15 **使用简明易懂的问题和备注**；避免使用或充分解释专业术语
16 **确定事件的日期和顺序**

理解患者观点的附加技能

17 **积极决断并适当探察**：
- 患者的**理念**（即信念所致）
- 患者对每个问题的**担心**（即忧虑）
- 患者的**期望**（即目标，帮助患者解决每个问题的期望是什么？）

- **影响**——每个问题是如何影响患者的生活

18 **鼓励患者表达情感**

提供结构

组织公开

19 在一个特定的调查路线结束后**总结**以确认理解,然后再转到下一部分

20 从一部分到另一部分**使用指导性及过渡性语句**;包括下一节的基本理念

参与流程

21 按逻辑**顺序**组织访谈

22 注意**时间安排**和访谈任务

建立关系

使用适当的非言语行为

23 **演示适当的非言语行为**:

- 眼睛接触,面部表情
- 姿势,位置,动作
- 声音提示,例如速率,音量,语调

24 以**不妨碍对话或融洽关系**的方式进行阅读,写**笔记**或使用计算机

25 **表现出**适当的**信心**

建立良好关系

26 **接受**患者的意见和感受的合理性;**不是审判性的**

27 **使用同理心**来表达对患者感受或困境的理解;明确**认可患者的意见和感受**

28 **提供支持**:表达关心,理解,帮助的意愿;认可应对措施和适当的自理;提供合作关系

29 **敏锐地处理**令人尴尬的、令人不安的话题,以及身体上的包括与体格检查有关的疼痛

吸引患者参与

30 **与患者分享想法**,以鼓励患者参与(例如“我现在想的是……”)

31 **解释**提问或体检中似乎不合逻辑的推论的**依据**

32 在**体格检查**过程中,讲解程序,征求同意

解释说明和计划

提供正确数量和性质的信息

目的:提供全面和适当的信息
获取每个患者的信息需求
既不限制也不使其负担过重

33 **分项和检查**：提供可吸收的信息；核查理解；以患者的反应来指导如何进行

34 **评估患者的出发点**：在提供信息的早期，询问患者的已有知识；发现患者对信息的需求程度

35 **询问患者是否有其他有用的信息**，例如病因，预后

36 **适时作出解释**：避免过早提供建议，信息或保证

帮助准确回忆和理解

目的：使患者更容易记住和理解信息

37 **组织解释**：划分为离散部分；制定逻辑顺序

38 **使用清晰的分类或标识**（例如，“我想谈三件重要的事情。首先……”；“现在，我们可以继续……吗？”）

39 **使用重复和总结途径**来强化信息

40 **使用简洁易懂的语言**；避免或解释专业术语

41 **使用传达信息的可视化方法**：图表、模型、书面信息和说明

42 **检查患者**对给出的信息（或计划）的**理解**，例如要求患者用自己的话重述，必要时澄清

达成共识：结合患者的观点

目的：提供与患者观点相关的解释和计划
发现患者对信息的想法和感受
鼓励互动而不是单向传播

43 **涉及患者观点的说明**：预先引出想法，担忧和期望

44 **提供机会并鼓励患者做出贡献**：提问，寻求澄清或表达疑问；适当地作出反应

45 **记取并回复语言和非言语提示**，例如患者对提供信息或提问的需求，信息过载，悲痛

46 引出患者的**信仰，反应和情感**信息再给予，使用的术语；在必要时确认和处理

计划：共同决策

目的：让患者了解决策过程
让患者参与决策以达到其期望值
提高患者对计划的承诺水平

47 **适当地分享自己的想法**：想法，思维过程和困境

48 **吸引患者参与**：

- 提供建议和选择，而不是指令
- 鼓励患者提出自己的想法和建议

49 **探索管理选项**

50 确定**患者愿意参与手头决策的程度**

51 **协商双方可以接受的计划**：

- 在可选择的选项中，标识自己平衡或偏好的位置
- 确定患者的偏好

52 与患者协商：
- 是否接受计划
- 问题是否被解决

结束对话

前瞻性计划

53 为患者和医生的下一步计划**订立协议**
54 **安全网络：**解释可能的意想不到的结果，如果计划不凑效，何时以及如何寻求帮助

确保适当的关闭点

55 简要**总结**对话内容并阐明照护计划
56 **最终核对**患者是否同意并对计划感到满意，以及询问是否有任何更正，疑问或其他问题

解释和计划中的选项（包括内容性和流程性技能）

如果讨论问题的主张和意义

57 对所发生的事情**给出意见**，如果可能的话，一一列举
58 揭示主张的理由
59 解释因果关系，严重性，预期结果，短期和长期后果
60 引出患者的信念，反应，顾虑意见

如果谈判共同行动计划

61 讨论选项，例如，不采取行动，调查，药物或手术，非药物治疗（物理治疗，助行，流食，咨询），预防措施
62 提供有关行动或治疗的信息：涉及的名称步骤，如何运作，益处和优点，可能的副作用
63 获得患者对行动需要、感知利益、障碍、动机的看法
64 接纳患者的观念；必要时提倡替代观点
65 引起患者对计划和治疗的反应和关注，包括可接受性
66 将患者的生活方式、信仰、文化背景和能力考虑在内
67 鼓励患者参与实施计划，承担责任，自力更生
68 询问患者支持系统；讨论其他可用的帮助

如果讨论调查和程序

69 提供流程的明确信息，例如，患者可能会经历什么，患者将如何得知结果
70 治疗计划的相关程序：价值，目的
71 鼓励提问，讨论潜在的焦虑或消极的结果

卡尔加里-剑桥指南：沟通内容

该指南的修订内容方面提供了一种新方法：在会诊期间和病历中对信息进行概念化和记录。记录医疗信息的传统方法（见框2.1）得到了保留，但明确地加强了这些信息：

- 患者希望解决问题的清单（而不是一个“抱怨”）
- 事件的进展
- 关于患者观点的“新”内容
- 医生可能考虑的治疗方案
- 记录患者被告知的情况
- 已经商谈的行动计划。

有了这些补充，内容指南（见图2.4）与传统方法相比更符合当前的医学实践。

力求使学习者更容易地常规地把“旧”和“新”内容融入到现实实践中，这些增加的内容，使在医疗记录方面的教学和实践得到改进。（在实践中，内容指南中的每个项目之后都会有一个留空，学习者可以在上面记录相应的信息，在访谈过程中写下笔记，然后在医疗记录中填写笔记。）内容指南中的标题和医疗面谈的顺序任务密切相关：

- 患者的问题列表对应于起始

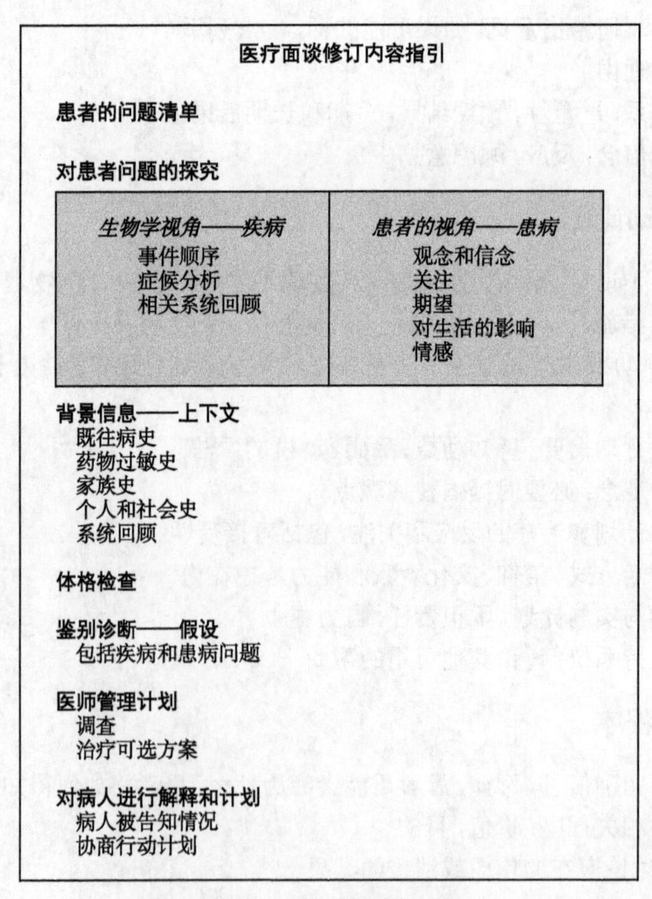

图2.4　修订内容的向导

- 对患者问题的探究对应于收集信息
- 体格检查在两个框架中相同
- 其余内容指南的标题对应于解释说明和计划。

因此，改进后的内容指南，也与卡尔加里 - 剑桥过程指南的具体沟通技能更加匹配。由于这种“合身”，这两个指南互相加强，并鼓励内容性与过程性技能的集成。

明确整体结构的必要性

我们前面描述的以技能为基础的课程中，组织单独交流技能，其一重要要素是提供一个清晰的整体结构。在这本书和我们的姐妹书中，我们反复提到卡尔加里 - 剑桥指南框架明确提供的结构的重要性。为什么我们把这种价值放在定义这样一个公开的结构上呢？

对结构的理解使从业者、学习者和引导者都有好处。

- **对于从业者来说**，对结构的认识，可以防止访谈漫无目的地徘徊和忽略重要点。沟通技能不是随意使用的——根据访谈的不同阶段，有目的有意识地运用不同的技能。因此，我们需要牢记这一结构，以便在进行访谈时，我们仍能清楚地知道访谈所处的不同阶段。例如，访谈的信息收集阶段包括了解患者个人对疾病的反应，以及对疾病临床方面的理解，如果没有认识到这一点，医生可能会过早地进入访谈的解释说明和计划阶段，而未能真正解决患者的问题。当然，咨询结构的意识必须与灵活性相结合——会诊没有固定的路径，可以由医生在没有提及患者的情况下决定。但如果没有结构，沟通就很容易是无组织的，无效率的。
- **对于学习者来说**，单凭个人沟通技能是不够的。有太多的技能需要记住，如果它们只是简单地被列出，而不是分类。学习者需要一个整体的概念模型，以帮助其将循证技能组织成一个易记住的和有用的整体。在本书的第 3 章中，我们讨论了经验方法在提高学习者沟通技能方面的重要性。然而，经验学习本质上是随机的和机会主义的——反馈和建议可能难以整合。提供一种可以在其中产生技能的结构，帮助学习者在经验性工作中，掌握他们适时发现的技能，并了解各个部分作为一个整体组合在一起。
- 如何将他们所认可的个人技能或技能集合在一起，**引导者**也可能缺乏一个清晰的概念。如果没有一个整体的概念模型，医疗面谈的众多技能似乎都是杂乱无章的“戏法”。引导者会发现在教学中难以将不同的技能联系在一起。为他们提供一个清晰和明显的结构有助于解决这个问题。该结构具有额外的优势，使引导者能够在沟通技能教学中采用这类基于结果的方法（见第 5 章）。结构建立了一个概述，使协调人能够提出学习者的两个核心问题：“在访谈中你处于什么位置？”和“你希望达到的目标是什么？”。建立方向后，个人技能将帮助解决下一个问题：“你怎么可能到达那里？”，然后帮助下一个问题，“你怎么能到达那里？”。

我们使用概念模型来构建沟通学习过程，与经验丰富的临床医生在临床推理中使用模式的方式大致相同——系统地访问和应用知识或技能，来帮助记忆，把连贯性和秩序性施加于那些原本不可用的和随机的信息中。

选择将过程性技能纳入沟通课程

在这一点上，我们几乎可以听到读者说“你一定是开玩笑——学习、吸收和掌握71项过程技能——这是不可能的！”真的需要这么复杂吗？难道我们不能减少数量或合并一些项目吗？是否真的有必要将所有这些技能纳入每次访谈中？

我们对此很遗憾地回答，医疗面谈确实非常复杂，不能用一些宽泛的普遍原理来概括。在第一章里我们已经看到，沟通是一系列的学习技能，如果我们希望在医学实践中识别，实践和吸收新行为，那么将访谈分解成这些独立技能是可能的，也是必要的。指南中列出的所有技能对访谈过程都具有重要的意义，我们将在下文中看到，所有这些技能都经过理论和研究的验证，都将回报我们对他们的关注。

这是否意味着在每次沟通时你都必须使用所有的71项技能？当然，答案是否定的。我们并不是说每一个技能都需要在任何场合使用。您需要的技能将取决于具体情况，以及您和患者想要达到的结果。从一开始就向学习者们表明这一点，我们可以帮助缓解这样长的列表带来的焦虑。例如，尽管信息收集阶段的大部分技能都适合于每一次访谈，但在解释和计划阶段中，许多技能的使用，需要根据访谈的具体情况进行调整——解释和计划阶段的所有技能不会应用在每次咨询中。尽管如此，熟悉所有技能无疑将会使学习者受益。至少，当遇到困难的时候，这些技能可以被有意地使用，并在适当的强度下应用！

那么，在卡尔加里-剑桥课程中列入71项技能的基础是什么？我们是否能够通过各种方式验证这些技能的重要性，或者仅仅是主观观点？支撑这些技能的正当理由来自哪里？

每项技能的研究和理论基础

简单地将沟通技能教学视为提高沟通在会诊中的重要性，这种认识已经不再适用了。它也不仅仅是分享各种方法，增加适用的可能范围，以及将所有建议视为同等效力的事情。现已证明，某些技能和方法对医患沟通和随之而来的健康结局有很大的影响。

在过去30年里，我们很幸运地积累了大量的理论和研究证据，使我们能够界定加强患者和医生交流的技能。研究清楚地表明，特定技能的使用是如何提高患者的满意度、依从性，缓解症状和生理结果等。我们现在可以推广这些技能，因为这些技能值得作为一个交流方案的教学工具，并在临床实践中有意识地被使用。我们可以很自信地回答这个问题“有效性在哪里？”并有效地反驳“沟通技能纯粹是主观的”这种说法。

技能课程不是也不应该是静态的——研究将会继续积累来挑战我们的先入之见，改变沟通技能教学的目标。例如，近年来的研究成果，使课程在两个重要方面发生转变。首先，人们越来越强调重要而往往被忽视的解释和计划区域（信息提供）。其次，人们逐步趋向于以患者为中心的合作方式。

在本章中，我们通过列出和简略地界定每项技能，简要描述了沟通技能课程。在我们的姐妹篇中，我们更详细地描述这些技能，并深入探讨每项技能的概念、原理和研究证据。

根本目标和原则有助于选择沟通技能

除了研究证据之外，一系列直截了当的沟通目标和原则也影响到指南中所涉及项目的选择。为指导和发展沟通课程，这些目标或原则共同提供了一个简单明了的理论基础，从而促进了医疗保健方面的交流。

医学沟通的目标

我们选择的所有技能都鼓励沟通，从而实现医生们在与患者交谈时所要尝试实现的以下目标（Riccardi and Kurtz，1983；Kurtz，2002）：

框 2.2 医疗保健中的沟通目标

增加：
- 精度
- 效度
- 支持度

提高病人和医生的满意度
改善健康结果
促进合作与伙伴关系（以关系为中心的关怀）

我们围绕这一目标制定我们所有的沟通培训方案——这些是我们希望通过提高医疗沟通技能而产生的结果。在第 1 章中，我们概述了一些研究，表明指南中列出的技能支持这些目标。我们将进一步讨论为什么在本书中，我们将以关系为中心的关怀作为目标之一。现在，简单地说，尽管以医生为中心的关怀和消费主义一席之地，但越来越清楚的是，以关系为中心或以患者为中心的关怀在实现上述所列的结果上是最有效的（Tresolini and Pew-Fetzer Task Force，1994；Roter，2000；Coulter，2002；Stewart *et al.*，2003）。

有效沟通的原则

技能的选择也受到我们所说的高效沟通“首要原则”的影响。我们开始对这些原则进行简短的、重要的历史背景考察。以其一贯的智慧，Alton Barbour（2000）提出了一个特别有用的说法。他指出，在几个世纪以来致力于改善沟通的努力可以归结为两个基本的方面：

- 掷铅球方式
- 飞盘方式

不足为奇的是，掷铅球方式起源于古希腊时代。这种方法将沟通简单地定义为精心构思、传递良好的信息。我们沟通的问题之一可能是，从那些经典源头直到二十世纪早期，专业的正规沟通培训几乎完全集中在掷铅球方式上。有效的沟通包括内容、传递和说服——没有人会想到它可能是其他的方面。在掷铅球方式中，有人把好消息放在一起，然后把它传递出去，然后另一个人把它捡取起来，这就是沟通。反馈的概念无迹可寻。

在 20 世纪 40 年代，焦点开始向人际传播——飞盘方式转移。这种新的观点最终在 20 世纪 60 年代变得流行起来。正如 Barbour 所说，有两个概念是这种人际飞盘方式的核心。

两者对于医学沟通都有重要意义。第一个概念是确认。Laing（1961）为这个概念提供了一个有用的定义，以识别、承认和支持另一个人。这种互动式飞盘方法的第二个核心概念，是相互之间被充分理解的共识。参与互动的双方都知道这个共识是信任和准确性的必要基础。Baker（1955）多年以前就把这个想法称为“相互认同”，并指出，人们彼此交谈分享，通过沟通的方式达成一个有意识的共识。事实上，Baker（1955）甚至认为，我们沟通的原因是为了让我们能在沉默中感到轻松。当您感到自己与患者之间的不安，防御或紧张的时候，只需（重新）建立某种相互理解的共识，Baker（1955）模式为访谈中的这些时刻提供了极好的补救方法。

如果确认和相互理解的共识对有效的沟通很重要，那么我们对构思良好，传递良好的信息的由来已久的单方面关注就显得不足了。根据人际的或飞盘方式的观点，信息当然仍然是重要的，但重点转移到互动，反馈和合作——一句话，到联系。同样的，医疗卫生领域的沟通方式已逐渐从注重内容向以医生为中心的沟通和消费主义，以及最近的以患者或以关注为中心的护理转变。

鉴于这一历史背景，我们发现用五项原则来定义“有效沟通”是很有帮助的（见框 2.3）。

框 2.3　有效沟通的原则

以下五条原则适用于任何背景设定，有助于我们理解构成有效沟通的确切内容（Kurtz，1989）。

有效沟通：

1. **确保了一种互动而不是直接的传播过程**。如果把沟通看作是一个直接的传输过程，则信息发送者一旦发布了消息，就可以假定他们作为传播者的责任在他们制定和发送消息之后就已经完成了。然而，如果将沟通视为一个交互的过程，关于消息如何被解释、是否被理解以及它对接收方产生的影响，只有当发送方收到这些反馈时，互动才算完成。仅仅传递信息或只是倾听是不够的——对信息带来的影响给予和接收反馈变得至关重要。重点转移到发送者和接收者之间的相互依赖关系，以及各方面的促进举措在重要性上变得更加平等（Dance and Larson，1972）。沟通的目的是建立共同理解的共识（Baker，1955）。建立共识和确认两者都需要互动。
2. **减少不必要的不确定性**。不确定性分散注意力，干扰准确性，以及效率和关系的建立。任何领域中，未解决的不确定性都可能导致注意力不集中或焦虑，从而阻碍有效的沟通。例如，病人可能不确定在接受医患面谈时的期望，一系列问题的意义，以及医疗团队的某个成员所扮演的角色，或关于其他人的态度，意图或可信度。减少对诊断或预期结果的不确定性显然很重要，虽然往往伴随某些不确定性的情况在医学上是必然的。然而，即使如此，公开探讨知识缺乏的领域，或讨论没有人知道哪些是最佳选择的话题，可以通过建立相互理解的共识来帮助减少不确定性。
3. **需要对结果进行计划和考虑**。只能在您和 / 或病人正在努力的结果的情况下才能确定有效。如果一个人生气了，所寻求的结果是发泄情感，那就朝着那个方向前进。但是，如果这个人想要的结果是解决可能引起愤怒的任何问题或误解，那他必须以一种不同的方式进行处理才能有效。
4. **表现出动态性**。适合一种情况的事物并不适合另一种情况——不同个体的需求和环境在不断变化。病人昨天清楚明白的道理，今天似乎难以理解。动态性不仅强调了灵活性，还需要响应性和参与——与病人接洽。
5. **遵循螺旋式模型**。沟通的螺旋模式（Dance，1967）有两个含义。首先，我所说的话会以螺旋方式影响你所说的话，这样我们的交流就会随着我们的互动而逐渐发展。其次，重申和重复，每一次以略微不同的方式回到沟通的螺旋，这对于有效的沟通是至关重要的。

总结

在本章中，我们定义了构成医疗沟通的广泛技能类别。我们描述了沟通课程中包含的单独技能，并讨论了验证选择这些特定技能的理论和研究依据。我们以改进版卡尔加里-剑桥指南的方式介绍了技能课程，该指南不仅列出了技能，而且还提供了一个结构或概念框架，使引导者和学习者能够理解单独技能以及如何作为一个整体去关联咨询。

在指南中，整理出的技能为许多不同医疗情境中高效的医患沟通提供了基础。当医生与患者沟通时，会出现许多极具挑战性的情况。这些情况的例子包括：宣布坏消息、丧亲之痛、揭露隐性的抑郁、性别与文化问题、预防和动机（Gask *et al.*, 1988; Maguire and Faulkner, 1988a; Sanson-Fisher *et al.*, 1991; Chugh *et al.*, 1993）。在我们的教学中，这些情况显然值得特别注意，在这篇和我们的姐妹篇中，我们将就这一点作进一步探讨。但是，我们强调，指南中所描述的技能，是所有这些情况下所需要的核心沟通技能，为处理这些具体沟通问题提供了一个安全的平台。虽然互动的背景和沟通的内容各不相同，但过程性技能本身仍然是一样的——挑战在于加深对这些核心技能的理解，以及我们对这些核心技能的掌握程度。

改进版指南不仅仅是总结沟通课程的“内容”——它们也是沟通技能教学“方法”的重要组成部分。在本书中，我们将重复提及指南，这是我们整个沟通技能教学方法的核心。我们将看到如何：

- 引导者和学习者都可以将指南作为简明的、有效组织和易于访问的备忘录，他们可以在观察、反馈、自我评估和讨论期间轻松参考引用。指南使学习更系统化
- 随着时间的推移，通过让引导者和学习者总结并追踪机会型学习，并将随机识别的技能贯穿到螺旋式课程中，指南将有益于组织和安排学习。指南允许引导者和学习者在任何特定的咨询或教学课程中，放置过程技能和内容信息，并记录所探究某一教学课程或整个课程中所探究的领域。该指南通过提供一个框架，将这些单独技能放在此框架内，并建立一个连贯的整体模式，以解决基于问题的体验式学习中技能的随机性。
- 指南可以用于形成性和总结性评估。使用指南作为自我、同伴正式或认证评估的基础，鼓励课程负责人和学生之间的公开了解，而没有隐蔽事项的可能性
- 只有对形式进行细微调整，指南可用于所有级别的医学教育，从本科到住院医生和医学继续教育，因此可以为所有级别的交流方案提供共同的基础。

（王锦帆 译）

第三章

“怎么办”：沟通技能教与学的原则

引言

目前我们已经了解：

- 在医学教育中教学和学习沟通十分必要
- 沟通是可以学会的
- 沟通技能训练有差异性
- 我们可以明确（学习）沟通技能的课程

但事实上，你究竟怎样教学和学习沟通技能呢？我们能说明白哪些教学方法在实践中有效吗？是否有证据表明哪些特别的方法，较之他法更有效或是说都是主观臆断？

在咨询和教学，学习沟通技能之间有一个清晰的类比。前文已经阐述在医疗面谈中知道“说什么和做什么”是不够的，如何沟通是同样重要的。同样的，在沟通课程中了解教学和学习“什么”只是必要的第一步，而成功主要取决于“怎样”去做。

这本书接下来将会深入探讨怎样教学和学习沟通技能。本章，我们将做一个综述，以期读者能够了解“全貌”，在深入了解具体领域之前大概掌握有助于加强本学科的原则。

我们将探索以下四个问题，这些问题有助于给后文所叙搭建框架。

1. 为什么要采取基于技能的方法实施教学和学习沟通？

- 技能论和态度论在沟通教学中的重要性
- 采取技能论主导的合理性

2. 为什么有必要从实践中学习沟通技能？

- 实践学习对获得改变有必要的证据
- 学习实践沟通技能必要的组成部分

3. 在沟通技能的教学中为什么采取问题式教学？

- 学习训练沟通技能理论原则的相关性
- 在实践性沟通技能的学习中采取问题式教学
- 在教学中平衡自我引导和诱导

4. 为什么在实践教学中补充灌输式方法和认知素材？

- 在沟通技能的教学课程中为什么要囊括灌输式教学？

为什么沟通教与学以技能为本？

本书采用技能论占主导的方式（讲解）沟通。我们所提倡的教学和学习的方法，非常适合学会特殊的沟通技能。那么把技能论放在这样的地位是否公平呢？

技能论和态度论在沟通教学中的重要性

关于如何开展医患沟通的教学有许多争议。争论主要围绕究竟如何弥补鸿沟——那就是对于医患双方，医生在咨询中的实际行为和我们熟知的行为之间会产生积极的有差异的结果。那么症结何在，什么是最佳的手段去改变呢？这个问题出现两极分化，从一开始这个讨论就出现两种截然不同互斥的观点，支持者分为“态度论”和“技能论”的阵营。我们知道，医生的态度和技能往往是相辅相成的。例如说，Levinson 和 Roter 在 1995 年已经阐述那些对患者社会心理的方面关注持积极态度的医生，更多地采用以患者为中心的技能，并且与患者有更好的协作关系。然而我们怎样影响读者使他们朝着这个方向发展，是训练技能还是态度？态度和技能的教学方法是截然不同的，如何教学沟通技能完全取决于采取哪种方法。

技能教学法

技能教学法的基本原理可以概括如下：

- 沟通是一项技能
- 这是一系列学习获得的技能而不仅仅是一种性格
- 适当的技能相关知识并不能直接转换为个人水平
- 观察和反馈的训练目的，是为了获得新的技能并改变学习者的行为
- 沟通训练的“正式”课程要做到有计划性、系统性、专业性及经验学习。

技能教学设法提高学习者沟通技巧的水平。这种教学试图使学习者了解在访谈的不同环节有哪些恰当的沟通技巧，并且学会如何将这些行为融入到日常实践中。这种方法将整个沟通过程划分为其组成部分，即可以分别进行练习和演练的特殊技巧和行为。我们想向您传达的是，除了了解有效沟通的要领是很重要的，在实践中运用沟通技能去切实提高沟通能力也是必要的。这两者的差别在于理解和执行。学习者需要机会去关注并练习技能使之成为自身本领的一部分，并根据情况有意识恰当地去使用这些技能。在安全的状态下研究新的技能，直到学习者在咨询中运用它们时较为放松。技能教学法帮助学习者掌握大量的被研究和试验过的技能，辅助医患沟通，使他们融入自己的角色中。

态度教学法

与技能教学法相反，态度教学法认为沟通的阻塞，其根本并不在于匮乏的技能，而是在更深层次的态度，情感，自我认知和见解（Epstein，1999）。这种主张的支持者认为，医生应该熟练掌握合适的技能，并且在医学以外的环境中使用这些技能。然而，他们并未将这些技能运用在咨询中，因为他们和患者之间存在严重的隔阂，而这些隔阂需要被克服才能取得进展。（Kuhl，2002；Zoppi and Epstein，2002）许多与态度有关的难题涉及医学制度本

身、医生先前的教育经历以及在医疗体系中他们观察到的榜样的行为。（Bandura，1982；Suchman，2001）也许这一关键问题涉及医生对于治疗过程中医患角色的不同理念。假设医生是以疾病为主导，医生为中心的态度对待患者，患者的观点就显得不重要，情感类的问题也被回避了。当这些有限的态度阻碍时，根据态度教学法，以及蕴含其后的理念和价值观发生碰撞和改变，医生才能够恰当有效地与患者进行沟通。因此，学习就集中在对于医生对于患者的想法、感觉、情感的探索，观察这些从何而来，以及在医患合作中它们是富有成效的还是适得其反的（Burack *et al.*，1999；Martin *et al.*，2002；Kuhl，2002；London Deanery Module：Facilitating Professional Attitudes and Personal Development；www.clinicalteaching.nhs.uk/site/Homepage.asp）。

为什么两者要兼而有之

当然，真相是在这个争论两个极端之间的某一处。技能和态度都很重要，两者都要强调，都要仔细的注意（Markakis *et al.*，2000）。事实上，两者较之浅显的第一印象有更多的共同点。两种方法都与结果的概念联系在一起。我们在第2章讨论的，沟通的其中一个准则就是有效地沟通是以结果来衡量的（Kurtz，1989）。在特定情况下能表现出的最行之有效的办法取决于你想获得什么。因此，就像我们在第5章中详细描述的那样，在技能为本的教学中，我们鼓励学习者首先确定他们的目标是什么。只要这样学习者才能挑选技能，并借助技能完成目标。态度是检验对象过程的一部分，他只是让这个理念更进一步。态度方法鼓励学习者探索他们想要获得的结果，通过分析他们与患者之间关系的根源以及双方在咨询过程中究竟想获得什么。在这，以及贯彻全书我们都会用“态度”这个概念代表一群重要元素，包括潜意识，价值观，信仰。

以此为例，医疗保健提供了一个基础——就如他们承诺要成为一个有爱心的人，来见证，来治愈，这是很重要的。而技能的提高是需要将态度，价值观，信仰，意识付诸实践。举个例子，拿 Hoffer Gittel（2003）来阐述，做一个富有同情心的人是很重要的，而在应对日常护理和遭遇危机时找到沟通方式同样重要。

David Sluyter（2004，personal communication）是 Fetzer 研究所的一名官员，是一本关于情商书籍的编辑，他认为，拥有才能和将能力传达给别人的技能是十分必要的，才能也许会随着个人发展和成长过程不断提高，而这种技能则是技能训练中更多的一种，也是教学方法有差异的一种。事实上，在学校最好的社交和情绪教学课程里，两者都已完成。他举了接下来的例子，一个人非常有爱心和宽恕心（能力），但却并不擅长去关爱和宽恕。这就是他们缺乏将能力转化为实践的技能。我们很容易认为怜悯或同情是一种能力而不是一种特征或品质，而能力则表明有更多成长和发展的空间。

那么我们为什么采取以技能为主的方法？

如果在沟通技能课程中，技能和态度同样值得我们重视，那么本书为何主张在沟通教学中采取以技能为主的方法。

1. **在沟通教学中，掌握技能是最基本的组成部分**。尽管通过个人态度的努力，可以很容易加深理解和领悟，但是学习者只有通过技能为主的方法才能将这些理解转化为实践。有时会很明显，例如通过个人态度的努力，可以加强对患者的理解，使学习者在咨询中收获更多。然而，学习者可能并不太明白如何将这些概念运用在实践中。

技能教学法是实践中提高沟通能力最为常见的方法。尽管个人态度的努力可以提高意识和增强领悟能力，但是不加入技能训练的话，学习者的习惯就无法得到有效改善。

2．**即使没有态度的阻碍，习得技巧也是十分重要的**。即使在态度层面没有任何问题，仍然有必要去探究和吸收沟通技能，这样会帮助学习者在咨询中提高效率。我们可以想象一个人具备“正确”的态度，但是人际沟通能力很糟糕。无论大家的起点如何，我们都可以提高和改善沟通技能。

尽管我们会在生活中除了医疗领域之外的很多领域运用合适的沟通技能，我们可能从来没有分析过我们做了什么，以及为什么不能把这些技能有意识地转化在医学背景中。通常医学沟通的技能乍看之下并不那么明显，与我们处理其他关系的技能也不尽相同。例如我们站在患者的角度，能体会到理解患者叙述的含义，但不那么明显的是在搜集信息时，概括是一项关键技能。建立良好关系能使我们达到目的。同样，在医患会谈的早期阶段，重复不同看法是有反向作用的，但在会谈后期却有很大的好处，这是多么直观的事情？

3．**技能教学法对抵触性学习者并没有威胁**。对于那些缺乏积极性的学习者，“不情愿的旅行者”，相比于态度应付技能的威胁更小，因而也更容易取得改善。假设一个医生有20年的行医经验，他对待患者一贯的家长式的态度受到挑战。那么一定会辩称“我的态度很好，非常感谢你”建议别人改变职业态度和给他们提供一个技能是完全两回事，并且这个技能可以帮他们在脑海中获得新的结果。

4．**获得技能可以导致态度转变**。以我们的经验看来，在彻底接受新的技能之前，并不需要转变态度。相反，习得技能可以为态度转变另辟蹊径（Willis *et al.*，2003）。例如说，医生会在咨询的开始，学习和接受主动倾听的技能，这有助于提高假设生成。使用这个技能的结局就是，会出现很多患者想法、担忧和期许的陈述与线索。医生的咨询逐渐转为倾听患者，并设法解决他们的顾虑。这一转变会让医生了解非疾病为中心方法的重要性，并使医生领会到患者的需要，让工作更有效。领会的技能，可能会导致态度和信仰的改变。这个假说是由Jenkins和Fallowfield在2002年提出的，他们在3个月的随机对照试验中发现，在3天的沟通技能教学课程后，参加课程的医生对于有关社会心理问题的态度和信仰与对照组相比有了显著改善。沟通技能训练不仅增加了潜在的益处，还有更有效的访谈效果，同样转变了态度和信仰，因此，使诸如此类的技能在临床方面应用的可能性得以增加。

也许一个类比比较有效*。假设医学沟通技能是机械师的工具箱里的一套工具。每个工具制造的目的都是为了简洁有效地完成一个特定任务。当然，你可以用一个榔头和凿子移动一个螺母，但是用一个打磨好的套筒扳手不是满意、省时、安全得多吗？实践是要学习什么样的任务最好要什么样的工具去完成，以及怎样最有效地使用每一个工具。

机械师并不是一直都要用到所有的工具，而是在面临困难时知道在哪找到合适的工具。工具箱有隔层是有好处的（类似于咨询的结构）。工具箱的各个部分有助于机械师分配工具，让他知道工具在哪里以及哪些工具组合在一起更有效果。

当然，仅仅拥有工具是不够的。一个机械师如果没有正确的态度，不会因为在圣诞节得到了一个工具箱就突然变成了一个专家。他需要有对汽车的感觉和修理汽车的兴趣。他

---

* 我们很感谢Sue Weaver提出的这个类比

需要汽车维护和保养的知识。机械师得练习使用这些工具直到精通它们的用途，并且在工具变钝或生锈时要会打理它们。如果对维护汽车和对工具的认识缺乏感觉，机械师就不可能将这些工具用在最合适的地方。态度和技能是相辅相成的。拥有了合适的工具就有了鞭策，进一步提升对汽车维护的认识。然后，逐渐意识到汽车维护的价值会使我们沮丧，除非我们有机会得到那些合适的工具。

技能教学法 vs 问题教学法

沟通课程同样可以采取以问题为本的教学方法，课程作业所涵盖的问题包括：种族，文化，年龄，死亡和临终，嗜好。我们再一次地提倡采用以技能为本的主导方法而不是以问题为本。在卡尔加里剑桥指南第二章中介绍的核心技能最为重要。这些技能为不同医疗环境下有效的医患沟通提供了基础，并且提供了一个安全的平台，在这个平台上可以添加特殊的沟通案例或是难题。一旦掌握了核心技能，就可以轻易解决那些特殊的沟通难题。

因此，我们的方法是将更多的努力花在技能而不是问题上。尽管问题式教学也十分重要，并且沟通课程必须要涵盖其中，但如果是与核心技能完全不相关的新问题，我们并不会把教学的基础围绕在探索每个支离破碎的问题上。没有必要为了每个问题设计一套新的沟通技能。相反，我们需要注意的是尽管大多数的核心技能仍然有适用性，我们在使用有些技能时需要更强的目的性、激情和觉悟。我们要深入了解这些核心技能以及应用它们需要的熟练水平。

全面的沟通课程要涉及技能，态度，特殊的沟通案例。第 8 章我们会探讨如何将这三个方面的教学结合起来，尤其是以技能为主的教学课程中怎样涵盖态度和案例的教学。

在实际工作中哪些教与学的方法有效？

确立了以技能为主的教学方法基本原理后，我们要探究某一方法对沟通训练有收获的研究证据。以下三种互补的方法，可以将沟通技能训练的学习发挥到极致。

1. 经验学习法
2. 以问题为本的学习法
3. 说教式方法

为什么采用经验学习法？

在第一章，我们阐述了研究证据显示医学中的沟通技能是可以被教会的。但是，各种研究中的哪些教学方法能在学习沟通技能时带来可观的改善？表格 3.1 囊括了每个论文的方法。这些文章中描述的沟通技能课程，很大程度上依赖于经验教学法而不是说教式教学法。尤其是，大部分技能是对真实的或是模拟患者采用视频或音频访谈，随后进行观察和反馈。但是这些试验方法对学习沟通是必不可少的吗？我们是不是知道了传统的学徒式教学和说教式教学，对于学习者的表现和技能不会带来相同的改善？为什么即使经验教学法对于学习者更具有挑战性，威胁性，安全性更低，我们却还要坚持使用？没有技能的知识不需要练习吗？

特殊的经验学习法是必要的相关证据

知道有效的沟通需要哪些行为和技能，以及能够将这些技能运用在实践中是有区别的，我们提出的证据是为了强调这两者之间的巨大差异。知识并不能转化为执行力，更进一步的明确的实验工作是要掌握新的技能，并且改变学习者的行为。

我听到的和我忘记的
我看到的和我记住的
我做过的和我理解的
Confucius（公元前551—479）

表3.1 教学方法的使用改变了学习者的交际能力

	发放材料	讲座	培训班	视频/音频记录	真实患者	模拟患者	角色扮演	反馈
Rutter and Maguire（1976）	√			√	√			√
Irwin and Bamber（1984）				√	√			√
Evans *et al.*（1978）		√		√	√	√	√	√
Stillman *et al.*（1976，1977）				√		√		√
Samson-Fisher and Poole（1978）		√						
Putnam *et al.*（1988）	√	√	√	√	√			√
Joos *et al.*（1988）	√	√	√	√		√		√
Goldberg *et al.*（1980）		√	√	√				
Gask *et al.*（1987，1988）	√			√	√			√
Levinson and Roter（1993）	√	√		√	√	√	√	√
Inui *et al.*（1976）			√					
Roter *et al.*（1993）	√	√		√	√		√	√
Smith *et al.*（1988）	√		√	√	√		√	√
Humphris and Kaney（2001b）	√		√			√	√	√
Fallowfield *et al.*（2002）		√	√	√		√	√	√
Yedidia *et al.*（2003）	√		√			√		√
Langewitz *et al.*（1998）	√		√	√	√	√	√	√
Roter *et al.*（1998）	√	√	√				√	√
Oh *et al.*（2001）	√		√	√	√		√	√

在医学教育背景下的经验性学习的一些重要研究来自Maguire和他的同事。他们最初的成果显示，在学习病史采集技能时接受过访谈训练的医学生，和那些只接受过传统的学徒式训练方法的学生相比，他们可以在访谈测试后汇报三倍以上相关并且精确的信息（Rutter and Maguire，1976）。

Maguire进一步研究，试图找出究竟是访谈训练课程的哪一个部分可以使技能得到客观的提高（Maguire *et al.*，1978）。从那之后，这项研究引领了沟通技能课程的发展。他将医学生随机分为4种训练情境：

- 第1组：传统的说教式。

- 第 2 组、第 3 组和第 4 组：以上加上与导师讨论的两份讲义，详细说明了要获得的信息和技术。
- 第 2 组：在导师的访谈中，导师在一个评分量表上观察并打分，上面加上个人反馈。学生看不到记录。
- 第 3 组：与第 2 组一样，但在这里，导师和学生一起观看视频，并以此作为反馈的工具。
- 第 4 组：与第 3 组一样，但使用的是音频而不是录像带。

第 2、3、4 组的每位学生在接受后期访谈训练之前，在三种情况下给予反馈，评估他们技能的进展情况。结果显示，尽管在临床轮转中有教学，第一组的学生在捕获信息数量或是技能使用方面并没有提高。其他三组从导师身上接受反馈的学生在捕获信息数量上有明显的提高，但是只有第 3 和第 4 组学生受益于音频和视频的反馈，使得他们在沟通技能上有了显著提高。相比较音频，所有的结果更倾向于视频组，尽管在统计层面上不是那么明显。

与 Maguire 团队一起工作的 Roe 教授（1990），此后又证实了这些在一对一教学中观察得到的结果同样出现在小组中。这项研究表明，对于那些了解教授模型的教授来说，到场是十分重要的。教授没有到场而仅仅是观看教授视频，并且只能自我反馈的个人或是小组，比起那些教授到场的学习者取得的进步明显要小。

Maguire 的结论是传统的医学沟通训练有两个主要的缺陷。首先，缺乏合适的模型去明确说明医学生需要涵盖哪些领域，以及他们应该学习哪些技能。其次，学生很少有机会收到他们与患者的沟通能力的系统性反馈。因此，Maguire 建议的教学方法包括以下几个关键步骤：

- 提供涉及领域的详细的书面指导方法和使用的技能
- 在可控的情况下有练习访谈的机会
- 引导者和自身的观察
- 在音频或视频的辅助下，有经验的引导者提供反馈信息

Evans 等（1989）同样阐述，与传统医学教学相比，参加病史采集技能的课程可以显著提高访谈的技能和技术。他们可以单独分析，究竟是说教式教学部分还是体验式教学部分带来改变。他们的课程有 2 个部分

1. 5 个 1 小时的讲座，涵盖了沟通训练的背景知识，在医疗面谈中关于语言的，非语言的，听力的有用技巧。给学生易于理解的讲义，包括相关理论和研究。

2. 在讲座后，3 场 2 个小时的专题研讨会，采用体验式方法，例如角色扮演、讨论、与真实或模拟患者录像以及反馈。

结果表明，尽管在系列讲座后有所提高，但是在之后的小组沟通技能专题研讨会后，病史采集的技能提高的最明显。

Maden 等（1998）发现了一个互动关节，对住院医师采用标准化患者进行艾滋病预防策略的教学，在两周后用 OSCE 对学习者进行测试发现，比说教式讲座更有效。

关于怎样教学和学习沟通技能，这些研究究竟告诉我们了什么？它们明确阐述了传统的学徒式模式的缺陷，但是也同样说明，他们自身的说教式教学法没有充分改变学习者的行为。观察，反馈以及在沟通时的音频、视频记录对提高学习者技能是必要的（Carroll and Monroe，1979；Simpson *et al.*，1991）。

榜样

传统的学徒式榜样有没有哪方面可以提高学习者的沟通技能？在这一点上，我们需要考虑榜样的重要性。所有被学习者或是同事观察的教授和执业医生的技能、行为和态度都起到榜样作用。榜样对于态度有着深远影响（Siegler *et al.*，1987；Bandura，1988；Ficklin，1988）。然而，尽管榜样可以改变态度，但是榜样和合适的态度都不足以使学习者鉴别出他们所看到的技能，因而他们很难提高，以及将这些技能运用在实践中（Kurtz，1990）。学习者经常会对导师与患者沟通时的特殊技能发表看法，但当人们问起学习者究竟是什么技能让导师如此出色，他们并不确定导师做了什么，只是说导师在与患者沟通时"很有天赋"。

这也并不是说榜样的作用在技能学习时没有任何影响。在技能学习时，榜样的价值依赖于它间接地加强或是阻碍技能的提高，维持和应用。这需要一个有决心和意识的人，继续使用那些课堂之外的真实情况中医生们似乎并不重视或使用的交流技能（Thistlethwaite and Jordan，1999；Suchman，2001），在沟通课程中，将学习者的沟通技能提高到他们的榜样的专业水准，是教学者的职责，也是那些学习者榜样的职责（Cote and Leclere，2000）。在第六章我们会详细探讨有关榜样的问题。

经验性沟通技能学习的必要环节：

以下是经验性沟通技能学习的必要环节：

- 系统性地描述和定义必要的技能
- 对学习者的观察
- 善意的，详细的，描述性的反馈
- 音频，视频录像和评论
- 不断地练习和预演这些技能
- 小组活动或是一对一学习

系统性地描述和定义必要的技能

第二章的卡尔加里-剑桥指南中对这一要求有详细论述。如果不包含这些要素，经验性学习很难成功（Association of American Medical Colleges，1999；Participants in the Bayer-Fetzer Conference on Physician-Patient Communication in Medical Education，2001；Cegala and Lenzmeier Broz，2002）。

观察

上述引用的几乎所有的研究，都是直接观察学习者访谈真实的或是模拟患者。观察沟通技能教学中举足轻重的作用并不令人吃惊，在学习任何技能时，观察都是十分重要的，不论是医学的还是医学之外的。可以问问那些学习者，他们在学习时的观察经验，他们会马上联想到一些例子，例如体育运动的经验，学习乐器的经验，或是掌握一些实践过程的技能，例如绘画和驾驶。当然，你可以独自练习，从尝试和错误中学习，但是有人观察，并且得到反馈则会有效的多。如果没有观察和反馈，想要提高超过某一零界点是多么的困难。习惯成自然，我们对于自己的做法根深蒂固，会采用一些自然而然的方法，但是这些方法却不是最好的。

在整个医学训练中，医生能想起来与患者互动，并被观察的次数很少，就在这仅有的几次当中，他们得到的反馈却是积极有价值的。直到最近，这种观察的欠缺，无论是在校生还是住院医生。在欧洲和北美的医学院校中都十分常见（Jason and Westberg 1982; Stillman *et al.*, 1986, 1987）。在医学教育中，观察和反馈成为了欠缺的部分。

在医生训练中，学生要注意观察，例如在练习操作时，例如腰穿和胸腔闭式引流。举个例子，我们绝不会建议那些立志于当外科医生的学生，不通过观察就学会胆囊切除手术。外科医生通过缜密的观察，以及在学习过程中持续给与反馈来学习他们的技能。如果外科医生要切除我们的胆囊，而他们是通过阅读，看别人如何操作，然后就要自己去操作，然后回来报告自己是怎么做的，我们对上述过程有何感想？然而，我们以往教授医学生的访谈技能时就是如此（Davidoff, 1993）。

这种方法与中国的耳语惊人地相似，没有直接观察，道听途说往往会扭曲事实真相，老师们只会得到事实真相过滤后的版本，通常自我报告都是不够详细，不足以使老师了解问题所在。学习者在一时激动之下，很难记住发生了什么，并且是准确记忆而不是模糊记忆。当然，评价一个人的盲点是不可能这样定义的。反馈真实出现的困难。当网球教练听到你的描述就是球砰地一声落网，他如何给你提高的建议呢？他需要看到你正手挥拍的动作，在得出结论前需要分析问题的所在。没有观察的反馈就好比是没有诊断的治疗。

因此，观察对于教师和学习者都是十分重要的。观察对于初学者，对于专家都是一样重要的。专业运动员怎样可以维持在顶尖水准呢？他们怎样磨炼并提高技能呢？他们通过观察，分析，以及来自伙伴和教练的反馈。

善意的、详细的、描述性的反馈

在医学教育中，不仅很少有人观察学习者，并且观察后反馈的经验也被极大地忽视了。关于反馈，大家都能想到的就是查房，经常被描述为一种尴尬的，甚至是羞愧的学习情境。学习者在竞争性的氛围中学习，而不是合作性的氛围。教师们可能不体贴，因而学习者获得的反馈是负面的，挑剔的，对学习者的改善是没有用的建议。不幸的是，学习者其他主要的观察经验就是认证考试，他们得到的反馈就是全球化标准的通过或未通过的形式。

学习者在学习中，很少有这样的经历，他们可以得到出发点很好的老师的支持，老师并不苛刻，但是提供建设性的批评（Ende *et al.*, 1983; McKegney 1989; Westberg and Jason, 1993）。过去，他们不能有意愿的暴露自己的困难，因为害怕被记下，很少有坦率的形成性评价的经验。因此，我们使学习者认同观察和反馈的价值很艰难，因为他们之前的经验，使得他们并不喜欢观察和反馈。当学习者意识到学习的全部潜力时，需要仔细的观察和反馈。

倘若学习者想从观察中获益，反馈必须是具体、详细、不苛刻及善意的。网球教练不仅仅是观察，他会营造积极的环境，突出学习者取得的成绩给予积极的鼓励。同时，还要在有益于改善的方面提供有用的、切实可行的善意反馈。反馈是有积极作用的，它要足够具体和详细，使学习者明白怎样改变他们的行为，提高他们的技能。反馈是要善意的，并且为学习者提供帮助，教练是要帮助和鼓励学习者，而不是显示学习者多么业余或是老师多么专业。

因为描述性的反馈是沟通技能教学的中心，我们会在第5章深入讨论。

音频、视频回放

在研究中，强调沟通技能教学中音频，视频记录的重要性并不令人惊讶。自我观察对于学习任何技能都有巨大的帮助，通过观察，了解自己究竟做了什么，以及哪些方面可以提高。在体育教练中，经常用到视频录像，它可以使学习者和教练进一步了解，并从观察中学习。

用音频和视频记录来指导反馈，比起观察单纯的现场互动得到的反馈有更大的优势（Hargie and Morrow，1986；Premi，1991；Heaton and Kurtz，1992b；Beckman and Frankel，1994；Westberg and Jason，1994）。

- 比起依赖于反映，学习者能够观察或是听到自己的话，更容易了解自己的强项和缺陷，因为我们对自己行为的观察并不总是准确的。
- 回放，是一个鼓励以学习者为中心的方法，在分析访谈时，学习者更加积极。观察到自己可以使他们做出更准确、详细、客观的自我评价。分享这种自我评价，是咨询分析中的一个重要部分。
- 回放有助于阻止在学习中产生的与真相不符的错觉和歧义。反馈的准确性和可靠性极大地提高了。
- 回放使反馈更加具体，就好像在讨论特殊项目时都有一条明确的指示物。录像带可以使学习者重新回顾一遍访谈中的特殊点，对使用准确的措辞和行为有更深入的认识。
- 这是建设性反馈一个重要的部分，我们在第5章会看到。

视频录像比音频录像有更大优势，视频记录弥补了易用性的悬殊。视频记录可以使聚焦反馈和自我评估得范围更广，包括非语言的和语言的行为，而非语言部分在倾听时就丢失了。并且，长时间关注视频比长时间关注音频要容易一些。

反复练习和演练

在沟通技能的教学和学习中，反复练习和演练是经常被忽视的。回到我们网球的类比，好的教练不仅仅是提议和建议停赛，在下次一比赛中再尝试。他们会让你在远离混乱的真实比赛之外，尝试新的动作，在安全的情况下不断重复练习，直到练习到很自然。在你练习新的技能时，他们会观察你，提供进一步的反馈，使你逐步提高技术。

在沟通技能学习中，与指导老师反复演练是同样必要的。反复演练能为学习者带来什么呢？

在安全的情况下练习技能。有很多学习者以及他们的患者，希望第一次实验新技能是在真实的咨询环境中。实验学习法最大的卖点，就是在安全的前提下提供练习机会，而没有尝试一个新技能却“搞砸”了带来的不良后果。这对于患者是安全的，因为环境具有支持性，在使用技能时，学习者不受压制而集中注意力于技能使用，冒险和实验性操作是得到重视的，患者也很安全，没有受伤的风险，因为学习者第一次是对模拟患者或是同伴进行实验的。能够说“好像没有作用，我能再试一下吗”或是“这个也不错，我想看一下别的方法会怎么样”这样的话，该是多么令人欣慰啊。演练的关键是提供安全的学习机会，尽可能的接近真实生活，并且还能有大量的机会尝试，犯错和提供反馈。在第四、五和六章中我们详细说明怎样为练习提供安全，支持的环境。

可以不间断的反馈和演练。演练可以带来进一步观察、自我评估和同伴的评估及反馈。反馈又能使演练更上一层楼，让学习者不断改善并掌握技能。事实就是，这种螺旋式重复的观察和反馈不断推进学习的过程。在学习环境中，需要提供重复观察和反馈的机会。没有机会去尝试提出的建议，而单纯提出反馈是远远不够的。

开发个人的方法。每个学习者都需要开发个人的方法去掌握技能，这样才能使技能与自身的个性和风格融合在一起。一篇以技能为主的沟通教学评论文章中说道"这是食谱教学法"，有约定俗成的说法，例如"这些是你要学的技能—这些是你应该怎样去学习技能"。

这项技能课程明确定义和划定了 71 项指南，让我们在技能为主的教学中协调好灵活性和个人风格。

答案在于学习者和教师怎样对待这些技能。在指南中列出的每项技能只是一个线索，指出某一部分需要采用特殊的行为和措辞，并且根据经验不断提高。本身的条目是不够的，每位学习者需要探索自己的方法，将这些技能运用到实践中去。虽然指南明确指出，在研究和实践中获得的技能对医患沟通有价值，指南所做的只是标注出这些技能，有时候附上例子。在教学时的挑战，是要形成有选择，给参与者机会，去尝试并且改善各类措辞水平和行为，而不会减少灵活性或是忽视个性化的影响。事实上，沟通技能训练应该增加而不是减少灵活性，通过扩充技能项目，使医生熟练地、有目的性的去选择使用他们需要的技能。Zoppi 和 Epstein（2002）最近证实了关于灵活性的断言是关键，是"最高效"的沟通技能，并且强调了如果把沟通认为是静态的，在任何情况下都用一种方式是很危险的。

在经验学习中，将特殊技能关乎个性是一个巨大挑战。我们不能规定一个在任何情况下都可行的最好的方法。在特定情况下，有很多变化会影响一个最佳选择，包括自己风格的改进。但是我必须要认可，我们可以提出一些可靠的沟通的模式和准则，和一些可能更有效的技能，且被研究证实是有价值的，这样可以帮助学习者在咨询中更有效率和更自信。

练习和演练，可以使我们协调技能和个性两种概念。技能的清单只是一个开端。学习怎样熟练地运用每项技能，需要持续的练习、反馈和适应。通过这种螺旋自我循环的过程，学习者在沟通过程中就会有自己的技能"痕迹"。

灵活的小组学习和一对一学习

在医学教育中，传统认知学习应用十分广泛。通过观察、录像、反馈和演练的经验学习法，显然并不适用一大群人耳熟能详的学习。沟通技能训练需要独立的学习环境，一对一或是小组学习，人数要尽可能的少，确保每位学习者有大量的机会去练习、参与和接受个人指导。

这个方法要求学习者扮演一个积极主动的角色，学习不仅仅是听课和阅读。Piaget 认为，只要技能学习是自己创新的，这些都与沟通技能课程密切相关。在经验学习中，应积极参与不同于传统认知教学的一套技能学习。这种技能不再是听专家讲座、记笔记、参与大型讨论、学习书面材料、写论文及参加考试。经验学习把主要的精力从讲座和书本转为个人的行为。经验学习更多地以学习者为主，而不是教师为主。对于学习者，他们要更主动，而不是被动学习，需要花更多的时间练习和观察，参与反馈过程。

学习者和教师的角色和职责都改变了，他们在适应新的环境时都需要帮助。对于不适应经验学习法的教师和学习者，这个方法可能会让他们觉得不舒服。与说教式方法相比，经验学习法可能会有潜在的不安全性、松散性、随机性。技能的提高并不是通过听讲座得来的。在沟通技能的课程中，教师的挑战，就是需要将一大群人讲座式的教学转为小组，或是一对一的经验学习。

在本书的第2部分，我们提供了一些重要的细节，关于在小组或是一对一的教学时，怎样帮助学习和参与，怎样对待每一位学习者，发展并维护一个学习者的牢固的小团体，在安全的前提下，敞开心扉接受评议，去尝试不熟悉的备选方案，去犯错误和学习。但是，还有另外一个提高工作能力的重要原因，就是和同事与导师合作更高效，这个益处并不是很明显。

建立关系的技能越来越重要，不仅是体现在医患咨询中，还体现在与健康护理从业者的沟通中。Hoffer 等（2000）在他们关于 9 家医院比较研究中得出推论，那些需要高水平专业知识的从业者，也需要他们具有高水平的整合自己与他人工作的能力。这项研究的一位参与者这样说道：我们的患者，不仅在接受个人的护理，同时在接受医疗系统的服务，这里重要的不仅是个人的才华表现，而是一种协调的努力！

小组教学和一对一教学，十分适用于医患沟通技能的经验学习，它可以提供环境以加强协作和沟通的技能。

为什么沟通技能要采用问题式教学？

众所周知，学习沟通技能需要特殊的经验方法。但是我们从哪里开始呢？我们要观察什么以及为什么观察这些？问题式教学的答案，难处在于学习者自身关于医患沟通的理解，这就是观察和学习的重点。

为什么要从学习者的理解需求开始？为什么不简单地告诉他们所需要的技能然后观察他们在经验学习上的努力程度？为什么要关注学习者思考方法上的问题，而不是学习者和患者切实需要的知识？毕竟，我们之前强调了定义技能的重要性，并且有课程规划，那么，我们什么不去强调学习者需要掌握的，而去强调他们想要掌握的呢？在调查了一些学习理论的原则后有助于解决这个问题，这些理论通常以经验教学为基础，尤其是问题式教学。

近些年来，各层次的医学教育中，问题式教学或是其他的经验教学法在不断普及。从历史上来看，Knowle 提出的关于成人学习的准则（Knowle，1984），是推动这一转变的重要影响之一。Knowles 调查了成年人的学习动机，以及怎样将动机运用到教学中去。他认为，成年学习者的学习动机在于：当前学习是与自己处境息息相关时，或是使他们掌握知识和技能可以立竿见影地使用并且切实可行。当学习与他们现实生活中触手可及的经验越接近，他们学的就更快更有效。因此，问题式而不是课程式的方法可以激发学习者的动机，他们面临的实际困难是学习的诱因。

建立在学习者以往的经验上同样可以激发他们学习的积极性。成人学习者对现实有很多经验，可以提出很多经验。如果他们的贡献受到重视和接受，并得到使用，他们会学的热火朝天。如果他们的经验被忽视，那么新方法将会经常遭到无法控制的排斥。

成年人学习的准则与以传统教师为中心或是说教式教学是有差异的，后者是教师向被动的学习者直接传达内容。在问题式为主的教学中，教师鼓励学习者积极参与。学习者不仅掌握知识，还能提高认识和技能，将知识运用到实践中去。

接下来，列出了一些最能激励成人去学习的特征，越来越多的医学和别的教育者支持这套观点（Barrows and Tamblyn，1980；Westberg and Jason，1993）。以下所列可以激发成人学习的积极性：

- 与学习者近况相关
- 实践性大于理论性
- 以问题为中心而不是以课程为中心
- 建立在学习者之前的经验上
- 计划有协商性并且有应急的目标
- 让学习者有参与的积极性
- 让学习者按照自己的节奏
- 主要是自我指导
- 要设法让学习者为自己的学习负责
- 设法建立一个与教师更为平等的关系
- 通过自己和伙伴进行评估

这些"成年学习者的特征"，普遍地适用于所有人的学习方法，不论年龄大小，相比较于儿童，这些特征更容易向成年人表达，也更容易使成年人明白它们的重要性。

成年人学习动机的描述与沟通技能教学密切相关。采取问题式教学法可以抵消经验学习法带来的抵触性。我们得记住，不论是在校生、住院医师还是医学继续教育接受者，进入课程学习会产生许多不适应，这就需要审核并尽可能地改变一些与沟通行为相关的个性或是自我观念。经验性方法有潜在的更大的挑战性和威胁性，以及与传统教学法相比的不安全性。当别人评估你的技能的同时，还有摄像机在记录你的表现，这让人在访谈时产生不适感。遵循上述成人学习的准则，有助于减少学习者的抵触性，使他们从沟通训练中受益。明确学习者的需要，探索针对他们难题的实用性方法，按照他们自己的节奏学习，使学习经验与他们自己的处境相关，这些都可以使学习者减少抵触性，使他们更愿意学习和改变。

把这些观点和一个更新的范例作比较很有趣，这个范例就是建构主义，它有助于我们理解怎样学习沟通技能和态度。在其最基本的层面上，建构主义描述学习者和学习的特征如下（van der Vleuten，2000）：

- 知识是由学习者构建的
- 知识以学习者的理解为基础——科学地搜集，"学术"的知识是很重要，但不是唯一真理
- 学习者通过互动、反射、探究去搭建认知结构

我们采取的教学和学习医学沟通技能的方法，不仅有上述理论的支持，还有那些长期致力于经验学习观点和准则的评论员的支持。这些措施包括，例如，Lao Tsu 的公元前五世纪（和他"没有指令性的导向教学"的见解），Socrates（由质疑他的教学），Piaget（和他"我们学习只有我们自己创建或重建"的断言），Dewey（和他的"通过实践来学习"），Schon and Kolb（与他们关注反射）。

在实践中采取问题式教学

为了最大限度地提高学习效率，我们不仅要采用特殊的经验性学习方法，这个方法需

要在给予支持的环境下尝试和练习,还要鼓励问题式教学。我们试图从学习者本身所处的阶段开始去解决他们的需求,使教学和学习与他们现阶段的情况更为相符,在他们已有的知识、技能和经验的基础之上搭建学习体系。为了防止抵触性,沟通技能教学要有实质性,不能简单地"因为我告诉你什么所以你必须这样做"

探索学习者的认知需求

任何经验性学习的开始,都需要探索学习者从工作经验中带来的需求。他们经历了什么样的问题和困惑,以及他们想在哪个领域获得帮助?他们之前的经验是什么,以及他们现在的知识和技能水平?要从学习者自身起点(他们是什么)、当前问题和需求(他们的议程)以及想去的地方(他们的目标)作为起始点。

创造一种良好的氛围

要掌握经验性和以问题为基础的沟通技能学习方法,就必须建立和维持一种良好的氛围,使学习者能够进行协作而不是竞争,使他们对自己、同龄人及教学者产生信心,能在受鼓励、受支持及安全的环境下说出自己的困难。

提出合适的经验性素材

在沟通教学中,分析的素材可能由导师或是课程负责人提出(例如,通过模拟或邀请特定的患者参与),或是学习者自己带来(例如,以录像的形式,记录他们与患者的互动,并将其带到课程中)。既然导师和课程负责人有责任提出素材,很重要的是,让背景和案例尽可能地与学习者真实生活场景相接近。

采用问题式教学去分析咨询

医患咨询无论是真实的还是在录像带里,无论是真实患者还是模拟患者,问题式教学通过询问以下问题开始,学习者在课程中观察什么,学习者经历了哪些问题,以及学习者想从其他伙伴那里获得什么帮助。一旦决定了这些问题,在时间允许的情况下,咨询小组中的伙伴是否要提出额外想讨论的议题,如果没有提出这些议题,可以提出你的观点,尤其当观点与学习者认同的议题相符时。

针对咨询分析问题式的课程引导方法,通过解决学习者的认知需要,使学习者获得实际的帮助去克服他们的问题,从而降低学习者的抵触性。学习者经历的实际困难是学习的刺激因素。在第5章我们会详细讨论这个方法。

自我指导的学习和导师指导的学习之间的平衡

难道在沟通技能教学中采取问题式教学没有内在风险吗?如果把方法建立在探索和解决学习者的认知需求上,如果采用学习者为中心的自我指导的模式去学习,是不是过于强调了实用性和动机的重要性?如果参与者没有认知需求呢?是不是导师没有责任去指导学习者的盲点,帮助学习者了解沟通呢?

根据我们的经验,学习者自我指导的学习,与引导者为中心指导的学习有偏离太远的风险,使学习出现不必要的妥协。对于引导我们提倡协作的方法,自我指导和引导者的指导都可以发挥作用。引导者在沟通技能方面有专业知识是公认的，他可以用一些引导去平衡学习者为中心的教学法，甚至有时候需要一些简明扼要的说教。同样，学习者也是公认的有经验和专业技能，并把这些经验和技能带到小组学习中。

教学和咨询的类比是有帮助的。我们逐渐抛弃家长式的以医生为中心的咨询方法，这样的方法使访谈完全掌握在医生手中，患者只是一个被动的协助者。然而，消费者驱动型的咨询，使所有的权力都掌握在患者手中，医生没有话语权也会起到相反的效果，这是谁都不负责任的放任主义方法（Roter and Hall，1992）。当代，更多地以患者为中心的方法中（Stewart *et al.*，2003），医生在引导咨询时，不是不起作用，或是放弃提供意见和建议。医生要在咨询中提供一个框架和信息，但是作为提供，而不是既成事实。在患者为中心的咨询中，医生和患者共同协作，使他们的合作更富有弹性。

在教学的时候，我们同样这么说。导师作为协助，需要负责协商一个约定的框架，帮助学习者在做出贡献时感到舒服。通过讨论学习者的认知需要，积极探索学习者的目的，从而有意识地鼓励采取学习者为中心的方法。然后，我们同样会提出自己的建议，提供恰当及时的信息，阐明和深化参与者的学习内容。

问题式教学并不意味着仅仅把重点放在学习者的认知难题上。这仅是开始，有一个很好的方式进入课程，然后帮助学习者在学习的道路上越走越远。若是学习者错过了一个重要的问题，或是一个不应该错过的学习机会，那么将上述方面引入讨论就是教师的职责，或是恰当地使学习者的问题成为学习额外领域知识的踏板。作为小组成员，教师可以自由提问，提供信息，或是角色扮演来提供自己的观点。如果提供一个限定性的解决方案，教师的建议就会起到相反作用。如果提供一个除了学习者自己的意见之外的选项，当他们考虑合适后，有权接受或拒绝，这样的意见可以拓宽视野，并且不会损害问题为中心的学习。

因此，我们的方法是将经验性学习准则融入到学习框架中，平衡学习者为中心的学习和教师为中心的学习。就像在访谈时一样，最有用的议题就是同时满足学习者和教师的需求。

什么场合下更多地采用说教式方法?

在本章的开始部分，我们讨论了经验性学习方法对于改善学习者的沟通技能是必要的证据。然而，这并不意味着只有经验性方法是有价值的，而说教式方法在沟通技能课程中就毫无用武之地。那么将说教式教学囊括在沟通技能课程中的优势是什么呢？

为什么要在沟通技能课程中囊括说教式教学?

知识是十分重要的。本书其中一个一以贯之的主题，就是教师有必要使学习者掌握概念、原则、研究证据，那样可以使经验性学习更加明朗。这些知识使学习者更全面地理解沟通技能训练背后的要点，以及每项技能的意义的证据。尽管阅读、分析、假设、分类这些认知方法本身并不能带来技能，但是对于知识的理解可以提高和引导我们使用技能，帮助我们探索态度和要点。

了解不同的沟通技能之间的必要关联同样十分重要。了解不同技能的逻辑联系，了解在访谈的不同部分怎样将这些技能综合运用，这些都可以促进学习，在访谈时使用技能更有意义。提供概要，将技能分门别类，并且明确它们的内在联系，可以使学习者将学习内容拆分成碎片化的形式，有助于他们记忆并且随意运用。我们已经在第二章中阐述，学习者需要理解医患咨询的结构和概念化的框架，目的是为了让他们的学习更有意义，并长久地维持印象。

在第五章和第六章，我们会探索如何将认知素材有意义地引入技能为主的经验性课程中去，与此同时避免陷入教师为主的说教式教学法。

（王锦帆 译）

第四章

选择与应用恰当的教学方法

引言

在第三章中，我们介绍了如何在临床教学和学习中交流：

- 医患沟通技能的原理
- 沟通技能教学中实践的重要性
- 问题导向
- 讲授式和实践教学的价值

但是如何将这些方法用于临床实践中呢？什么样的讲授教学和实践教学会有效，以及各自有什么优点与不足？如何扩展学生的知识以及对医患沟通的了解，并且最大限度增强他们的技能？

教学方法的选择对教学效果有重大影响，沟通课程中个性化的教学效果较好。课程负责人和组织者需要了解每种方法的相对优势并且从中选择出符合要求的。因为这些方法需要积极参与，学生将根据对原理的理解作出选择。

因此，在本章我们将：

1. 探讨如何选择合适的教学方法。
2. 检验基于知识的讲授式教学方法的运用。
3. 讨论下列实践教学方式的相对优缺点：

- 录音和视频
- 患者
- 模拟患者
- 角色扮演

选择合适的教学方法

我们该如何选择哪些教学方法，可以有效地运用到沟通课程中的呢？我们又期望每种不同的方法能达到怎样的效果呢？按照以下的示意图式对选择的方式进行分析将有助于我们的选择：

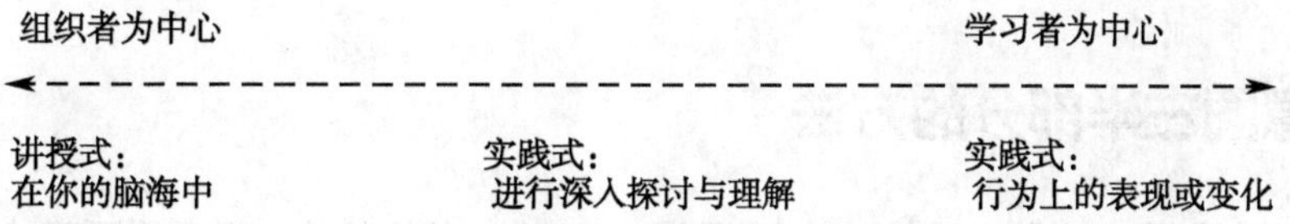

组织者为中心　　学习者为中心

←---→

讲授式：在你的脑海中　　实践式：进行深入探讨与理解　　实践式：行为上的表现或变化

图 4.1　连续体沟通技能教学法

示意图中的方法都非常有用，实际运用中根据可行性、资金、时间等选择合适的方法。一旦最终选定有效的方法后，你要尽力完成。

讲授式教学

讲授式教学在示意图的末端，包括讲课、小组展示以及阅读。尽管这些方法让人兴奋，但这些方法不能达到行为上的改变或者技能的发展。尽管在以组织者为中心的方法中，学习者被动地激发兴趣、促进思考、扩大理解并且发展概念框架，但他们独自一人几乎不能行动或持续的改变。讲授式教学方法使学习者能够理解如何有效沟通，但不能增强他们的沟通技能，也不能让他们在临床运用中熟练掌握。

实践式教学：进行深入探讨与理解

沿着示意图看到中间部分，我们看到一组实践式教学方法，可进行深入探讨以及理解，但与产生行为变化之间还有一段距离。但这些方法比讲授式教学方法更能吸引参与者，提高他们的参与程度。例如现场观摩、“触发磁带”（简短的触发录音讨论或角色扮演）、研习会、讨论以及练习。

实践式教学：行为上的表现或变化

最后，我们沿着示意图看到实践式教学引起行为上的变化。在对一个学习者进行访谈时，同时对其他学习者进行观察。学习者参与对访谈、排练的替代方法、特定的技能等提出反馈意见，并且部分或全部试一遍。表演是课堂内容的重要部分。实践教学更能看出方法选择、行为层面的改变、技能的发展以及策略（而不仅仅是加深认知与理解）与行动的成果。讲授式教学与实践教学之间的差别，就是知道如何有效沟通与能够有效沟通之间的差别。

形式：大组、小组或一对一

讲授式教学可以包含多种形式，包括大组、小组、一对一教学或独立学习。演讲、互动演示或做练习适合以大组或小组形式进行。对于沟通理论研究的讨论可以以一对一、小组或大组的形式进行。批判性阅读、文献综述学习以及课题研究，可以独立完成或以小组形式进行。相反，基于问题的实践学习以小组学习或一对一学习的形式更有效。

由于沟通技能课程学习的方法非常重要（如示意图 4.1 右侧部分所示），并且大部分学习需要以小组或一对一形式完成，所以我们将在第六章讨论小组学习与一对一学习两者的相对优缺点。

这个方法示意图可协助课程负责人和组织者选择适当的方法用于沟通课程教学。本章余下部分，将从示意图两段开始研究沟通技能课程教学方法的使用。

使用示意图左半部分的方法

我们知道讲授式教学方法本身并不足以改变学习者的行为，而且需要配合实践教学方法。然而，讲授式教学方法在沟通课程中依然非常重要。

- 认知材料能够激励学习者“加入”沟通技能课程。通过了解在临床沟通中出现的问题，以及检测用于克服这些问题的解决方案，同时通过学习沟通技能，以及沟通技能教学的根本理论研究，学习者可以理解学习这门课程，以及揭示实践观察与反馈本身可能存在的不舒服的过程这两者的重要性。
- 讲授式教学能够阐明实践教学，增强学习者对技能以及技能拓展的理解，并且帮助他们看清两者间的逻辑连接。

将认知材料引入课程

我们在沟通课程的许多方面会介绍到认知材料。

作为技能工作不可或缺的一部分

- 认知资料是学习者最需要理解的：
- 发现自己需要的资料；
- 积极获取资料；
- 理解资料背后的原理和依据；
- 理解资料不同部分之间的逻辑联系；
- 根据资料不同概念分组记忆；
- 将资料与实际运用相联系。

在第五章中我们介绍了议程主导这类基于结果的分析，这是一种将基于问题的实践教学与适当引入研究证据，以及其他讲授式教学相结合的沟通教学方法。本方法通过上述原则构建，在学习者实践探索的某一节点给予认知材料，来生成需要的资料并吸收。这些资料的任何经验教训都可以通过排练提炼出来，在临床中可看出如何会更有价值。

引入讲授式教学是实践期组织者必不可少的责任。为此，组织者手上必须有关于沟通理论研究的资料。对于许多缺乏正规训练或事与愿违，几乎没时间独自从事相关研究的组织者来说，这是个问题。我们的配套材料——《与患者沟通的技能》，可以帮助课程负责人和组织者解决这个问题。

作为独立的活动

有一些可以作为独立认知活动的特定方式，包括：

- 说教的演讲报告
- 分配的文献研究
- 批判阅读的研究证据
- 教程和讨论组
- 课题研究
- 示范（直播或录像）

- 研讨会和小组讨论
- 在线学习

课程负责人和组织者需要考虑如何用这些活动，例如，他们会：

- 准备一个大组的演讲或演示，在课程开始时，来“吸引”学习者，或者提供一个实践工作中用到的基本概念。
- 整堂课用于工作经验的讨论会。
- 围绕某个问题分配文献研究或引入课题研究或开展研讨会讨论。
- 用示范或录像介绍特定的技能用于会诊的特定部分。
- 以大组或小组的教学形式贯穿整堂课，汇总目前为止的学习内容，提出研究依据或者介绍一种新的问题或技能领域。

考虑每一位学习者开放式的参加各项活动，给他们适当的选择是非常重要的。

例如，讲授并不是一种改变行为的有效途径，但能够成为吸引学习者参与经验学习的“钩子”。在大学生沟通必修课上，开始的讲授可以让学习者更容易学到新的工作方法并且了解本课程的学习目标与教学方法。在医学继续教育过程中，讲授可以引发学习者的兴趣，可以说明沟通训练的必要性，并且通过展示合适的研究证据来验证。这可以作为一种激励，让临床医生来参加实践课程。在进入更深的实践阶段学习之前，讲授也能将所学习的内容融会贯通，并且提出新的学习领域。讲授式通过讨论、头脑风暴、配对或小组练习的形式，鼓励学习者参与到教学过程中，这样会更有效。

批判性阅读和课题研究可以从理性上吸引学习者，使他们能够认识理论和研究的进展，使他们临床沟通技能的学习更加有效，同时以沟通原理为基础探索个人技能的使用。

示范对于介绍特殊沟通技能有一定价值，但不可以与真正的临床实践相混淆。示范可以初步了解真实的医患沟通场景。通过观看录像中恰当的或者不恰当的技能运用，以及与患者或模拟患者的真实演示，可以充当通过合适行为的模拟学习沟通技能的第一步。这可以在大群体中同时完成，或者作为一种教学选择。例如，在卡城参加关于关系建立与突破中的坏消息会议期间，我们与姑息治疗专家的合作*。他通过模拟患者示范了他如何做：

1. 与一个新患者建立信任关系，特别是他将会告诉该患者坏消息。
2. 告知患者这个坏消息：他可能患肝癌，需要进行活检确认。并且对患者进行关怀。
3. 进行随访，因为患肝癌这个坏消息可能会导致不良预后。

完成示范的每个部分后，我们会参与分析讨论专家所示范的技能，提出可选方案，鉴别讨论专家与患者此时的感受，并且考虑如何处理这些情绪。卡尔加里—剑桥指南给出了讨论构成与方向的指导。参与者自始至终与患者一起完成如何在这些情境下建立有效的医患关系，提出敏感的坏消息等深层次的讨论。

第六章中，我们将组织实践学习会，探索示范以及模型的使用。当然，不管以大组或小组形式进行，示范本身仅能够使学习者知道沟通技能，而不能提高学习者使用沟通技能的能力。学习沟通技能需要观察临床反馈、适应性以及个体化要求。当我们学到能够自我创造或再创造时，如演讲和示范需要少量使用。与其演示一种技能让学习者试着完成，还不如基于问题，鼓励学习者自己发现恰当的技能。当学习者为找到合适的技能而冥思苦想时，

* 感谢 Calgary，Alberta 的姑息治疗专家 Ted Braun 博士，他为我们展示了非常精湛的关系建立以及坏消息告知的技能。

我们可以考虑给出适当建议。

在线学习，是指通过互联网或者光驱网上学习的一种方式，它提供了另一种参加理论学习的方法。在线学习的最大优点是自主学习。如果基础设施与科技条件具备，学习者可以通过网络或光驱选择自己空余时间学习。在线学习更多的用于医学教育，作为一种学习工具支持正规课程，同时作为发送网络课程的一种手段。它在传递信息的潜在作用以及满足沟通技能教学方面令人兴奋，尤其用于下载的不仅仅是互动学习资料，还有介绍具体问题或者演示具体技能的有效使用的小视频（Fleetwood *et al.*, 2000; Herxheimer *et al.*, 2000）。讨论论坛和视频会议都具有可能性。在线学习的成效，依赖于发展以学习者为中心的教学资源，同时以面对面为主，其他一些课程单独形式为辅，在线学习不能代替一些面对面技能教学。这种方法潜在的问题包括：对不完全准确或过时的信息以及其他问题的质量监控、不好或不可靠的技术、录像或图片接收速度慢以及价格等。坚持网站运行与管理是一项艰巨的任务，虽然使用密码登录，但版权问题仍然存在。

使用示意图右半部分的方法

可以用多种实践方法来观察学习者与患者之间的互动，它们包括：

- 录音录像制品
- 患者
- 模拟患者
- 角色扮演

这些方法有哪些相对优缺点？

音频与视频的反馈

我们在前面第三章中提到音频与视频资料在沟通技能教学中的优势。对沟通技能教学的调查，清晰的演示了以回放访谈录音为中心的重要性。毫无疑问，录像代表了沟通教学的金标准。虽然录像带相比录音带对学习者和患者更具有可能的强迫性，但录像带能让注意力集中于非语言性行为的视觉方面，而录音带则不可能。录像带能够更好地把握评审人的注意力，同时使会谈能够有更详细的分析（Kurtz，1975；Westberg and Jason，1994）。

录像使用的实际问题

在沟通课程中使用录像带会涉及哪些实际问题呢？

开支

这是一种昂贵的媒介。需要考虑费用支出，安装程序硬件同时包括记录（照相机和话筒）和回放（电视屏幕和录音机）两种功能。设备需要保养、维修，并且最后因被新的技术所取代而报废。好在现代的摄像机非常便宜，而且近些年使用也更加普遍。数码设备越来越作为高质量录音的选择，但目前仍然只有较小的吸引力，因为两个原因：一个是价格；另一个是回放功能需要数码回放设备或者将数据转化到录音带上（耗时而且需要多余的步骤）。

技术

视频技术会妨碍训练过程。在记录会议之前，相机需要安装，话筒需要检查与确认噪声值。回放设备需要与记录硬件相配，两者需要连接。在记录或回放过程中，声音或视觉上的故障会破坏会议也会破坏学习者与组织者的信心。克服这些问题，努力简化设备的安装。记录设备需要固定的位置。有专门的临床教室定期用于录像，永久的安装相机、相机支架以及硬链接话筒可以使记录更便捷。组织者或其他管理人员负责确保记录设备的安装与运行。相关设备需要移动到临床教室，他们需要在录制之前准备好，不能干扰到患者或学习者。重放设备也是同样要求（Kurtz，1975；Westberg and Jason，1994）。

环境

需要考虑实践学习的环境。一些医学院和临床教学医院提供有单向镜子的配对观察室。每个房间能够集合临床技能实验室，用于多种临床技能的学习与评估。研讨会安排在一个装备成模拟考试的房间或者医生办公室，房间有内置的相机与话筒。小型学习小组被安排在第二个房间，可以观察、记录以及简短的讨论。

如果你所处的环境不能用配对观察室，可移动屏风可以将观察者与医生和患者分开。非此即彼，安静的观察者可以“偶然”经过，在旁边坐下记录或观察（“鱼缸”技巧），如果没有观察者在旁边，可以用录像带“悄悄”记录后，放给观察者看。如果在诊所安装设备，需要安装的尽量不显眼。

相机的放置要让医生与患者至少占镜头主体的四分之三。除非你能远程控制相机（尽管通常那样），你不要经常调整不同的角度或给面部表情放大特写。这样摄影工作会分心，并且在视频回顾时作用不大。在体格检查过程中，患者需要脱衣服，因此要保证相机放好后要挡住镜片，不能看见检查过程，在检查过程中只能录音。

时间

使用音频视频教学需要花时间。回放整个或仅是一些片段叠加都需要相当长的教学时间。为了有效的处理视频，需要部分组织者具有相关的专业知识，特别是在全程中选择技能与行为。小组成员记录了具体的磁带时间或者视频剩余时间，就能够快速的找到或回放，在回顾磁带后，学习者能够指出这些特定的时间点。

Roter 等（2004）最近发表了一种可以解决时间问题的方法。他们描述了一个创新的视频反馈方法的使用，通过学习者的录像带刻录到一个互动的 CD 光驱平台上，用已有的编码系统进行编码，允许快速搜索特定的沟通技能，从而节省反馈过程的时间。作者看了教员和学生的可接受性，也做了一个短程的教学辅导的评估（1 小时说教与角色扮演，做成的 1 小时的视频）。所有当事人都接受这个方法，这个辅导与沟通的一系列变化有关，通常情况下是正向的。

忧虑

录像带的使用可能会增加观察的恐惧和忧虑（Hargie and Morrow，1986）。如果学习者观察和接受反馈时心绪不宁，忍受现场摄像机且被要求观看自己在彩色胶片上的行为，这会很糟糕。记录和回放的优势（自我评估、学习者的参与、客观性、准确性、特异性的反馈、描述以及行为的微观分析）会导致学习者很狼狈（Beckman and Frankel，1994）。这个方法需要小心处理，我们将在第五和第六章中深入探讨如何实现。

尽管有这些潜在的问题，录像仍然是沟通技能教学最有价值的工具。与其阻止录像产品的使用，还不如提高学习者与教师的效益来克服这些困难。学习者的短期效益，从第三章所描述的研究中看非常清楚，同时长期效益也在积累。学习者可以把偶然遇到的场景记录下来，在阶段结束后复习，可巩固学习。课程负责人也可以保留一个记录，发展一批访谈，为以后的教学做辅助，或者用于准备录音设备。录音记录也可以作为学生评估的开发与研究，我们将在第十一章中作介绍。将患者和学习者的录像带延伸，用于研究和教育，这是一种具有强制性的附加权限，直接超过了获得原来允许的使用范围。

真实患者

在沟通技能课程中，患者的教学用途有几种形式。

根据真实咨询预制录像

通常情况下，实习期以及医学继续教育阶段的实践学习，多用根据真实咨询所制作的录像来学习，这样学习者可以根据自己的实际情况抽空学习。在英国，这成为全科医学研究生沟通技能学习的一种标准方法，而且非常推荐这种方法。根据早期讨论，这种经验材料的研究状况非常重要，而且也非常接近真实情况。什么能比在医生的工作地录制的真实的咨询录像带更真实呢？参与者能促进访谈，他们发现困难的具体问题，可以在组内获得帮助。

除了基于问题的工作以外，真实咨询录制的录像带可以用于另外两种途径。

- 学习者能录制一段时间内他们的全部咨询，以确保在过去证实有困难的问题（如：解释哮喘患儿的父母抵触类固醇吸入器的使用），用磁带录制好，以备之后回顾和讨论。
- 一旦信任录像分析完成，并且建立好学习的支持性环境，学习者就可以录制完整的临床过程，且随机选取咨询过程用于分析。这让学习者的表演产生了更精细的情境。

将预录的影像设备用于沟通课程有它的弊端。患者不能就他们的表演向医生当面提供反馈，也不能进一步的排演——替代方法是角色扮演。我们知道录像与观察本身并不够——让新的行为习惯称为学习者的一部分，进一步的排演也是非常必要的。因此，我们需要在整个的实践期采用记录来设计排演。这使用模拟患者就非常容易：小组能直接观察“患者”与医生之间的互动，视频记录也可以即时反馈，而且表演者可以进行进一步的排演。然而，因为真实的患者不会在教学的时候出现，所以当使用真实患者的预制录像时，排演会比较困难。小组中的一个成员要从患者的视角观看录像，然后在反馈和排演时扮演患者，这点非常重要。我们将在第五章中对这项技术进行更加充分的描述。

将患者的现场访谈应用于沟通

一种可选择的办法，是让患者通过访谈表达对学习者的帮助，将这个访谈用于沟通课程。例如，作为临床医生的组织者，可以邀请挑选出来的患者参加课程——假如学习设施附属于一家医院——或者安排护理人员与住院患者一起参与。

一些医学院可以依靠有价值的第三方来源提供真实的患者，即志愿者或社区患者项目。这个项目从社区吸引患者，这些患者愿意叙述自己的部分或全部工作史，无论是志愿工作还是有微薄收入的工作。社区患者会通过医生引荐、陈列在医生休息室的宣传册或者通过媒体发布广告的形式来招募。这个项目的协调人，常常由一名医师陪同，除了他们口头叙述的工作史之外，按照健康问题，或者他们所代表的问题，以及他们是否愿意接受体格检查来筛选申请者，并维持志愿患者的“原始”分析。人口统计学信息以及联系方式也需要记录下来备查，如姓名、电话号码、家庭住址、电子邮箱地址、医生姓名、照片、可用的时间、年龄、种族、交通需求，以及书面同意参加及被录像。在他们第一次访谈之前，这些患者需要参加情况介绍 / 培训课，来帮助他们理解自己的角色、他们将与学习者做什么，以及在各种课程中有什么样的期望。他们经常参与培训，提供及讨论反馈资料。随着时间发展，这些项目有效地维持了患者并为社区以及其他临床技能课程提供了可靠而有效的服务。课程负责人和组织者通知这些志愿患者的协调人，对于一个给定的课程，他们需要一个代表某种特定难题、问题或目标的患者。协调人将寻找合适的患者来处理所有安排，如果要求不能全部满足，协调者将寻找或培训符合要求的社区患者。

依赖真正的患者，通过这些方法具有相当大的价值。例如，在大学生沟通课程的开始，学习者渴望看到真正的患者，并且珍惜在沟通课程的安全范围内与患者实践的机会。来自患者的即时反馈对学习者极其有价值。如果一系列问题的处理从患者的角度看很敏感，或者患者想了解更多的信息，比学习者假定的还要多（Kent *et al.*，1981）。不幸的是，有时患者太支持学习者，以至于很难给出建设性的建议。

使用真正的患者仍有其他困难，除了一小部分可以通过较多的志愿以及社区患者项目来完成。

排演的局限性

虽然尝试了可能的替代方案，反复的排演对真实的患者来说仍然很困难。他们的问题体现在两个方面，应对由咨询指出的特定问题和每一次排演的表现都不同——毕竟他们不是表演者。这些问题增加了现状的复杂度。通过排演，让患者表现出原有的病史记录，这相对容易，但是允许几个学生用不同的沟通技术后，让患者隐藏抑郁，这明显是另一码事。

限制患者的类型

仅确定某些类型的患者参加——例如退休的人白天都有时间。患者倾向于那些全科医师看的慢性疾病或住院但病情稳定的患者。他们无疑是选择对象。

现实主义

我们可以看到，访谈这种方法本身有巨大的影响力。一个真实的访谈更注重现实主义，而不是访谈的设计。因为这是一种重复的访谈，当他们看到医生时，许多患者不能以之前同样的方式呈现出他们的症状或关注点。这些患者不会长期有严重的问题，或者他们仅仅能告诉医生他们过去存在的问题。从他们初次访谈以来，大多数人的情绪气氛会减轻。我们几乎不能期待一个患者反复熬过对医疗执业的愤怒或接受坏消息。所以，我们不要求以这种方法教导如何处理高要求的情境。

同意书

在患者被要求去帮助学习者的情况下，同意书都是主要的争论点。真实的知情同意书是必要的，同时，患者需要有拒绝参加或在咨询结束后改变主意的机会（Southgate，1993；General Medical Council，1995）。保障措施例如告知患者不能进行私人检查、未成年人需要成人陪同、录像带只能给医生以及负责他们教育的人看、保护录像的安全并且在特定时间后需要抹去，这些内容都需要清晰的写在同意书上。在咨询的前后需要给患者充分的知情同意，并且需要患者签字。

获取志愿患者的知情同意，去录制患者与学习者的咨询练习，这是非常直截了当的。然而，有一定程度的冲突证据表明，患者反对在医生办公室录制他们的真实咨询。有五项来自英国全科医师的研究展示了以下结果。Martin（1984）发现拒绝回答率很低，只有16%，这个数据低于医生亲自让患者参加的比率。然而，Servant 和 Matheson（1986）发现了异乎寻常的低数据，只有 6% 患者同意参加，这些患者积极的“选择参加”（也就是说，积极的志愿患者可以拥有自己咨询的录像带），而且 Myers（1983）发现给患者越长的时间考虑录像记录的事，患者越容易拒绝。Bain 和 Mackay（1993）发现有少于一半的患者参与手术并且在问卷上说他们对参加感到压力，同时有四分之三的说他们感到不安。Campbell 等（1995b）关于匹配患者的研究，从两次实践中发现，拿到自己咨询录像带的人与没拿到自己咨询录像带的人满意度没有差别。

患者对真实的咨询记录感到有强迫性，与他们同意参加是为了“讨好医生”，或者为了确保不影响自己的护理情况两者之间有明显的联系。这是一个重要的道德事件，我们鼓励你在合作时，适当的仔细调查主管部门、专业团体、制度的伦理、法律顾问等。

让前台接待员而不是医生去向患者获取同意书，这会降低被强迫的可能性。然而，我们发现前台接待员需要接受培训，为了确保患者能给出真实的选择，他们需要让患者清楚，如果患者不愿意参加录像，医生是不会介意的。

模拟患者*

自 20 世纪 60 年代首次引入，模拟患者成功的用于沟通教学、评估和研究（Barrows and Abrahamson，1964；Helfer and Levin，1967；Jason *et al.*，1971；Werner and Schneider，1974；Maguire，1976；Stillman *et al.*，1976，1977，1990a；Callaway *et al.*，1977；Kahn *et al.*，1979；Kurtz，1989；Anderson *et al.*，1994；Hoppe，1995；Kurtz and Heaton，1995；Kaufman *et al.*，2000；Madan，1998）。又称职业患者、项目化患者或模拟患者（特别是为了评估和研究目的，训练始终“扮演”一个角色），模拟患者扮演特定的医学问题和指定的沟通案例，进行现场互动模拟。最初，真实的患者去录制疾病的标准化演示，这些患者本身是之前有经验的（Barrows and Abrahamson，1964；Helfer *et al.*，1975b；Stillman *et al.*，1976）。现在一般情况下，模拟患者用的更多，无论专业或业余表演者或社区培训，但没有正规表演背景，自己有在外面表演经历（Barrows，1987）。

模拟患者为学习者实践和在安全的环境下学习提供了机会，这样不会伤害到真正的患者，又非常接近真实情况。使用模拟患者能让学习者和全体教员接受且能起作用，是教导和评估的一种可靠而有效的方法（Fraser *et al.*，1994；Vu and Barrows，1994；Hoppe，1995；Bingham *et al.*，1996）。模拟患者作为真实患者的替代品研究示范，学生、居民和实践医生都无法将真实患者与训练有素的模拟患者区别开（Burn *et al.*，1976；Sanson-Fisher and Poole，1980；Norman *et al.*，1985；Pringle and Stewart-Evans，1990；Rethans *et al.*，1991；Saebo *et al.*，1995）。模拟患者可以为沟通技能课程提供有效而丰富的机会。我们在深层次上讨论了模拟患者的使用方法，因为这种方法对于共性技能课程非常重要，也因为一些教员和学习者可能在之前没做过实践模拟。

---

* 他们的贡献贯穿模拟病人讨论的全过程，我们感谢 Brian Gromoff，一名专业的表演者 / 导演同时是这个领域的开拓者，在卡尔加里大学模拟病人项目指导了 13 年多，为消防员、急诊、医疗服务以及加拿大医学会议的执照考试培训模拟患者，同时我们感谢 Steve Attmore，剑桥大学临床医学院模拟病人协调员，East Anglia 地区三所医学院校的模拟病人，也通过他的公司 Simpatico，为医学或非医学工作提供表演者。

模拟患者的优势

排演

模拟患者为反馈期的排演提供了理想的因素。这将最终提供给学习者：放松的实验、一遍又一遍的排练技能，做那些在外面很难与真实患者完成的内容，并且可以大声坦白地说："这次做的似乎不太好，我们再来一遍！"模拟患者很愿意为学习者寻找错误，并且提供多种机会给学习者反复尝试，以便让学习者安全的练习技能、在没有任何不利的条件下"笨拙地"尝试一项新的技能。当然，这只可能在表演者出席的咨询会的小组讨论时进行。如果小组会之前的访谈录像回放时模拟患者没有出席，都是不能进行的。

在沟通课程里，模拟患者的使用非常灵活。他们能够参加包括（或）不包括在本章之前描述的，为特定目的建造的配对房间内置单向镜上添加了录像记录。或者，他们能简单的参加学习者的一个组来练习访谈技能，不需要任何一个现代的技能实验设备。当他们静静地观看时，表演者和学习者需要坐在离小组其他成员一定距离的地方（"玻璃鱼缸"技术），或者表演者作为小组的一部分与小组成员一起参与访谈和排演。

即兴创作

模拟患者可以重复访谈的一部分，也可以在咨询的任何节点上重复访谈，适当的反应和每一个不同的时间可以让参与者尝试不同的处理。模拟患者可以灵活的适应学习者的不同方法。例如，学习者对建立密切关系的技能不熟练，模拟患者可以看起来很焦虑或者像真实患者一样变得很安静。另一方面，模拟患者能够通过泄露他的想法和情绪，让学习者更熟练地找到线索。

这些即兴的方法非常重要，因为他们能够使不同行为的价值起作用。他们也可以让学习者在咨询的任何一点上停下来，去讨论发生了什么。表演者能够保持在进程中断的地方，当学习者或小组其他成员准备继续时，他又可以从停下的地方开始继续进行。如同我们描述的那样，期望真正的患者在复杂或困难的情境下反复排演，并且能够根据学习者的熟练程度改变自己的行为，这是不公平的。与此相反，表演者的最大优势就是他们被训练，能够立刻重新进入状态，就像之前什么都没发生一样，并且每时每刻都能给出新鲜的表演。他们熟练的适应性是无价的。

标准化

模拟患者也提供了标准化（如角色重现）。标准化等级的不同取决于如何模拟。教学的情境需要以相同的情况展示，或者情境在一种合理的可接受范围内。不同的学习者在不同日子能够面对同样的挑战。组织者和项目负责人能够评估解决的标准，并且提前反馈乃至自己尝试沟通挑战。在高风险测验的情况下，标准化需要在较高层次完全始终如一的展现事情情况，以便考生的评价面对相同的考核。模拟患者的标准化作用，可以开展大量的临床能力评估和临床技能研究。

定制化服务

模拟患者的使用，提供了根据学习者层级和他们需要的定制访谈。模拟患者的案例可以多种多样，以便根据基本技能的精通程度而增加考核的层级。导师和项目组织者需要与表演者紧密地在一起工作，以确保做好决定，避免表演者自己不适当的修改角色，无论他们渴望做什么都需要获得许可。

特殊问题与困境

模拟患者能通过案例展现特别的困境，因此，能对特殊的问题提出有帮助的想法。在沟通课程期间，如果学习者的个人经历与案例情景有相似的地方，项目负责人能够提前计划，并确保课程中如传递坏消息、文化问题、上瘾或发怒等情况不会发生。让患者而不是模拟患者参与沟通单元，重复他们的困难，或者重复他们情绪紧张的经历，这是非常不适当的。使用模拟患者可以解决这类问题。

实用性

模拟患者可以随时使用并且不会打扰到真实的患者。一经通知，一些具体案例被研制出并用于沟通或其他方面。他们可以模仿门诊患者、上门服务、突发事件或者床边咨询，不受患者真实性的约束，在沟通技能训练中有更好的选择。

时间效率

使用模拟患者具有时间效率——特殊的技能，可以单独练习，而不需要观察整体访谈。浏览一个快速演绎的疾病医疗过程，观察到许多阶段，以便学习者能够看到沟通技能发生作用的最后结果。在一天内学生可以观察的事件，在现实生活中可能要几个星期。如卡尔加里大学本科生综合课程上的一个案例（见第九章）：一位缺血性心脏病患者，从门诊观察到住院治疗，之后发生猝死，他的妻子一直伴随身边，在医生告诉坏消息时，妻子威胁要采取法律行动。

反馈

模拟患者在沟通技能训练中的一项重要的优势，在于他们有能力从他们所处的患者身份这个角度给出见解，为学习者提供反馈。一组接受过医学培训的学习者和组织者也容易在讨论中忘记患者角度的观点。的确，可以说医疗培训让医生彻底的从患者的角度看问题，而没有他们医疗经验的积累，那种模糊的世俗观点，只会提供一团不可洞察的迷雾。然而，模拟患者可以说明他们作为患者是如何感受的，提供其他人不可能提供的反馈（Jason *et al.*，1971；Whitehouse *et al.*，1984；Barrows，1987）。模拟患者训练中，组织者和学习者自己得益于有效的描述和详细的反馈。

简易化、指令与评价

沟通课程中，模拟患者也被培养成组织者、讲师和评估人，进一步拓宽了他们的角色作用。他们通常也被称为患者教师（Helfer *et al.*，1975a；Carrol *et al.*，1981；Stillman *et al.*，1983；Levenkron *et al.*，1987；Nestel *et al.*，2002）。他们不仅仅以患者的角色给予反馈，他们也作为组织者，用很多相同的方法为学习者评论角色外的访谈技能。当学习的关注点不只在沟通过程技能时，模拟患者作为组织者通常的作用较小，但也能整合过程、过程与感知技能。模拟患者的反馈能用于教学测评（Stillman *et al.*，1976，1977，1990a，b；van der Vleuten and Swanson，1990；Sharp *et al.*，1996）和学习者技能的总结性测评（Stillman and Swanson，1987；Langsley，1991；Grand Maison *et al.*，1992；Vu *et al.*，1992；Klass，1994；Pololi，1995）并且能在沟通技能研究和沟通技能教学中起到重要作用（Burri *et al.*，1976；Roter and Hall，1987；Roter *et al.*，1987；Monahan *et al.*，1988；Hoppe *et al.*，1990）。

模拟患者使用的挑战

几个实用性的问题影响了模拟患者在沟通课程中的使用。

开支

模拟患者是昂贵的，并且这种开销与包括视频设备采购在内的费用成本不同，这种花费是反复的。表演者在表演和准备时间都需要合适的报酬，我们不能低估了他们的时间成本。我们可能幸运地找到了退休的或“休息”的表演者自愿提供他们的时间，但我们不能依赖这个。

表演者通常渴望参与沟通课程。他们的理由有：这是一个改进他们即兴表演能力的时机、学习刻画各种性格和问题、学习反馈技能、享受专家指导的福利以及增加（如果断断续续的）就业。表演学校经常提供那些更加乐意免费提供帮助的学生表演者，正如我们将看到的，主要争论点在于经费上的考虑。

这种有关人事的全体教职员、训练员以及教育工作者在建设案例、选择和培训模拟患者以及制定评估的成本，和提供场地、设备以及行政支持的成本一样，也需要考虑在内（King *et al.*, 1994）。

选拔

模拟患者的选拔过程，在培训前以及培训期间都很重要。模拟患者不是专业或业余的表演者、戏剧学生，就是没有正规表演背景但在社区培训过的成员。对医疗执业态度消极的人都会从候选人中删除。模拟患者要给人愿意帮助医生和学习者的印象，而不是贬低医生和学习者。很多人缺乏与健康专业人士直接沟通的经历。模拟患者对正在讨论中的议题和技能提供有价值的观点，这以其自身而言是有益的。当这人可能被选为模拟患者时，愤怒、防御以及敌意的等级是需要多考虑的。任何潜在的问题涉及的特定情况，都是个体尚未解决的问题。在模拟时，私人议程通常是不适当的，而且会导致模拟患者与学习者两者之间的问题。

戏剧专业学生已证明是卓越的模拟患者。然而，学生有时对他们的角色缺乏全面的理解，他们可能会表演过火，要根据他们的表演水平，帮助学习者而不是在争辩中胜过他们。他们也会每年离开，这就意味着每年都需要在培训上重复花费努力，并且有一堆模拟患者得不到发展。通过口头宣传或广告的形式，招募社区没有表演背景的成员也是值得的。他们来源于现存的患者群体、社区组织，关注疾病基金会或者业余戏剧团体，或者单纯是感兴趣的公众。寻找的目标是那些乐于帮助医生学习、能力并不仅仅是记住角色还能够灵活的适应不同的访谈形式、能够口头或非口头宣泄情感、体力好且情绪稳定的人（Pololi, 1995; King *et al.*, 1994）。

除非本人预先认识训练员，每一名候选人都要经过申请和访谈程序仔细地筛选过。从大社区中筛选个体需要特别小心谨慎，对他们的保护要像对你自己一样。获取候选人的就诊史是一个非常重要的部分，在这个过程中，需要确定模拟患者不能担任的角色，会唤起来自于他们自己的经历、产生偏见的隐藏情绪，或未解决的困境或没有帮助的表演。

幕后的动机

虽然大多数学习者讨论模拟患者如何的逼真和有用，但学习者偶尔会感觉自己正在被组织者和表演者“建造”。学习者有时认为，他们需要发现角色隐藏的方面，就像要剥开洋葱的外皮从而发现真正的肉。因为只有表演者和组织者预先知道患者故事的细节部分，就会出现他们故意的计划挑剔学习者，这种怀疑可以通过表演者预先在组内的介绍而降低（或至少知道表演者实际上将会怎么做以及为什么）。当然，这种情况常常是对学习者沟通技能的挑战，但至少学习者要把这看成一次实践技能的机会而不是一种“建造”，这很重要。使用发生在实际应用中的真实的事件作为案例作为模拟的基础，而不是装配案例，这也有助于解决这个问题。

管理时间

另一个需要考虑的实际问题是时间，记录一个新的模拟患者的情况，定期存档更新，发展患者的角色，招募、培训以及追踪模拟患者，找一个合适的时间把他们组织起来。写一个新病例以及定期的存档更新需要内科医生的辅助。在一个大的项目里，让项目负责人一个人做所有这些事情是不现实的。需要明确的委派职员，来实施模拟患者项目以及协调模拟患者的培训与再次培训。

在卡尔加里，医学院模拟患者项目负责人的任命（来自表演、导演、制片和戏剧表演的背景），在本科生和研究生的课程里，包括职业培训和评估，广泛而有意义的模拟患者项目遍及教职员工。虽然这个项目起源于沟通课程，但一批符合标准的患者和成熟的案例，可以被项目负责人用于任何需要的课程。新的案例可以根据专家的要求、角色发展进程的知识以及以及训练逐渐完善，否则不能用于医学院各种课程。这使模拟患者的使用范围拓宽到沟通课程之外，使沟通技能教学为全体教职员工更大程度的接受与综合应用。

训练

模拟患者需要培训（King *et al.*, 1994）。模仿者需要参加培训，在多方面准确描绘患者的行为，描绘特定的角色，并且给出出于善意而有建设性的反馈意见。在开始培训扮演某个特定角色之前，模拟患者需要一个沟通项目的一般方向，气质以及这部分的教学方法以及他们需要教导、评估学习者的一些责任。模拟患者需要就沟通技能课程的目标与方法进行协调。他们需要明白什么是医疗保健的沟通培训，什么是达到的目标和领会的难点，学习者参与项目尝试将改变他们的行为。

培训模拟患者的问题

因为培训对于模拟患者项目的成功非常重要，所以对培训部分要特别关注。

理解患者如何表现

模拟患者培训的一个重要的地方，是真正的患者在接受医生访谈时是如何表现的。模拟患者可能不重视研究证明的，经常在医生和患者之间出现的老一套行为模式。例如，可能没有直观的去模仿患者那种常常给出隐蔽的而不是直观的提示他们优先需要回答的问题，或者他们有时在医生第一次提问时，会回避医生问的他们自己的想法或问题。类似的，模拟患者可能不重视真正的患者经常不回答医生那些他们不明白的地方，除非明确需要回答的。

观看真实的医生与患者咨询的录像带，能够帮助表演者明白这些困难的地方。模拟患者需要训练他们描述这些行为方面的经验——观察、反馈以及排演对表演者和对学习者一样重要。定期地对模拟患者在角色描绘的技能的检测、反馈和精练是非常必要的。

教模拟患者对精确措辞的开放式问题作出合适的回答是特别重要的。他们可能不明白一个患者在回答开放式和封闭式问题时有什么不同。因此，他们可能不会回答适当挑选的有适当疾病信息的开放式问题。当把这些问题交给他们自己回答时，我们常常会看到模拟患者回答这些恰当措辞的开放性问题时用“我不知道”或一到两个词回答，或者因为理解错概念，暴露很多他们的事。然后他们等待特定的封闭式问题来透露信息的特定部分。遗憾的是，模拟患者这样无意中会鼓励学习者不用开放式的提问或者用不恰当的封闭式提问。

如果案例是特定的，模拟患者的回答可以用于各种这类问题，训练模拟患者回答好开放式提问可以简化。这样的资料更容易开发也更加现实，当案例的作者是一线医疗保健人员服务提供者时，并且这些案例是他们真实的患者——这种模拟能或多或少体现真实患者对开放式问题的回答。

如何回答开放式提问，以下有三点值得注意的地方：

- 在访谈一开始，采访者问："你希望我们今天谈论什么？"或者"你今天希望我们问你什么问题？"
- 当采访者在与患者讨论病史之前，拿出患者的问题清单，问："发热和疲劳——你今天还有其他症状吗？"
- 在搜集信息期间，采访者试图鼓励患者说自己的事，会问这样的问题，如："告诉我你上周发现了这个问题怎么拖到今天才来？"或者补充一个开放式要求，如："请继续——告诉我哪疼？"

书面的例子包括模拟患者如何回答开放式问题的具体的指示见附录3。我们可以看到包括每一条必要的指示，重要的规范（案例用于证明或其他高风险的评估）和将用于格式化的小组教学的案例。

懂得如何给予反馈

如果模拟患者要去给出反馈，他们需要明白，给出善意的、建设性的、客观的反馈的原则是支持学习者，使他们能够改变。除了反馈的原则，我们将在第五章中讨论细节，培训模拟患者明白这三种可能的定位，在给出反馈时是很有帮助的：

- 在角色中，是"中立的"
- 在角色中，仍具有感情的
- 离开角色

标准化角色的"中立性"，是我们在大部分情境中要求模拟患者所采用的立场。表演中，模拟患者应停留在角色中，不能在反馈之前就停止该角色的情绪。例如，如果患者在角色扮演的最后在生气或哭泣，在小组反馈开始时，表演者就要暂停这样的情绪状态，应该迅速坐下，保持"中立"。当组织者要反馈时，模拟患者的回答要符合他们扮演的患者的角色，但要回忆的距离稍远。模拟患者要训练用"我"来叙述，这里的"我"代表的是患者而非表演者。

> 组织者："琼斯夫人，我想知道，当安妮尝试消除你的疑虑，说医生把你的最佳利益放在心上时你的感受。"
>
> 标准化患者："当你尝试消除我的疑虑时，我似乎感到更加生气——我想那个时候如果你给我一些空间可能会有帮助。"

请注意，就像组里的其他成员，模拟患者常常直接给学习者反馈建议，而不是在组里谈论学习者。这轻微的变化是惊人的，模拟患者给学习者的反馈是私人的，所以更容易接受。这也促使表演者提出有建设性且出于好意的反馈意见：

> “安妮，当你尝试消除我的疑虑时，我似乎感到更加生气——我想那时候如果你给我一些空间可能会有帮助。”
>
> 而不是
>
> “当她尝试尝试消除我的疑虑时，所做的这些让我感到更加生气——我想那时候如果她给我一些空间可能会更有帮助。”

如果反馈意见是上述的第二种（在角色中，但仍带有情绪）可能难以给出有建设性的反馈意见。通常，角色给出的反馈意见，仍然带有情绪，会带来学习者和患者在访谈过程中经历的情绪和困境，而不会从发生的事情中学到东西。

> “我感到很生气，并且我依旧这么做——我的医生只是让我恶心，聚集在一起，为什么你不能走开？”

换句话说，明确的让患者在反馈过程中在多个点回溯角色，以便学习者能尝试替代的办法，而不仅仅是谈论这些，在这过程中用“角色带入”的方法很有用。

跳出角色进行反馈是第三种可能的角度，也会有问题。这里模拟患者重新提到患者时用“琼斯夫人”同时用“我”来陈述的是表演者的观点而不是患者的观点：

> “我认为琼斯夫人在这种情况下可能会更生气，我不确定如果我去看医生她这么说我会怎么感觉——我认为大多数病人会感到更恼怒。”

这降低了反馈意见的影响。学生可能不能听到真实的、患者在当时对学习者干预的回答，这很危险，一般情况下，模拟患者将要说的是代表患者的，而不是关于某个特定患者的感受。这是一个决定性的差异，模拟患者不是提建议的，所有的患者可能会有相同的反应，但学生需要学习如何估计和对个体患者以及他们不同的回答作出反应。

在某些情况下，模拟患者要定位在患者指导者和中立评价者的角色。例如，表演一名精神患者太过困难，而不能持续保持患者不稳定的思想和情绪。这里表演者就没法中立的提供反馈，不是以角色给出反馈就是完全给不出反馈。

当模拟患者被要求采用患者指导者的角色（如之前所描述），对特殊的沟通技能的使用给出分析与评论。他们明显需要从患者的角色中走出来，从而作为一名指导者。模拟患者需要小心的考虑他们给出的评论，并且明确标注出哪些评论是作为患者给出的，哪些评论又是作为组织者给出的。

> “当你尝试去消除病人的疑虑时，作为琼斯夫人的角色我觉得自己更加生气。我们可以看看你可以用来有什么沟通技能让琼斯夫人的反应不同？”
>
> “现在我们跳出角色。正好在这个地方，昨天有一个学习者这样做的……”（描述一下另一组的学习者怎么做的有效的解决了当前这组正在纠结的问题）

表演者可以作为一名优秀的组织者提出有价值的“角色之外”的反馈，但如果课程的主办单位希望表演者有效的承担这个职责，他们需要给表演者们提供一定程度的作为组织者的培训。模拟患者需要学习如何即作为患者，又担任组织者。如果他们给出的反馈不仅仅是作为患者角色的也是角色之外关于沟通技能本身的，他们需要一个强烈的意识“什么内容”的沟通技能是针对过程的，“什么内容”是针对个人的指导。

理解在同一个学期如何几次重演同一个角色

在教沟通技能的学期，模拟患者在前期需要反复多次扮演同一个角色，以至于不同的参与者可以练习和排演他们的技能。表演者不得不学习如何精确的重新开始同一个患者的表演，而且每次表演要尝试不同的方法，要给出恰当并且不同的反应。表演者也需要学习如何在每次描绘开始前，回到同样的情绪。以这时可能发生的一种困难为例，不同的学习者与同一名模拟患者练习，随着每次对故事更深的感受，患者可能会更加沮丧或更加生气。在这里表演者就需要迅速摆脱自己的感受，恢复到最初的情绪状态，开始与不同的学习者练习。

理解如何根据要求进行不同的表演

模拟患者要面临更进一步的挑战，是能够根据组织者的要求和通知，表现出角色的不同难度。有时，参与者希望难度可以比书面提供的大。例如，他们希望去练习如何解释患者喜欢上网阅读查找治疗方案的行为。假如他们知道的比刚开始演这个角色更多。或者组织者会问学习者如果患者更加生气并且有口头上咄咄逼人时他们如何处理。这些表演者不得不快速改变契合度和行为，表演者可以逼真的增加或减少情绪化程度，就像组织者在他们背后加了一个虚拟的恒温器一样。

准备一个明确的角色

在卡尔加里，一个特定角色的培训进程，包含模拟患者学习书面案例，他们将和训练员描述和论述这个案例。紧随其后是排演，由训练员或有时是项目中其他有经验的表演者扮演医生的角色。训练员、模拟患者、有时是写这个案例的医师，以及更难得的是这个案例的原型患者，为了更加真实的描绘，讨论知觉错误、回答问题以及提供建议。Rashid 等（1994）和 Thew 以及 Worrall（1998）描述了训练模拟患者的一个途径，是以录像带中的原始咨询案例为基础来使用。

对于更复杂的案例以及特别是在标准化时是很重要的（例如：假如表演者参加的是认证考核），额外准备可能包含在小组学习时，看其他人表演和自己相同的角色，然后参加案例作者的反馈并且再次排演，直到标准化等级符合要求。这些排练和演出的录像带可以用于学习者的复习，适合独自复习和其他训练者一起复习。通过由写这个案例的医师或看过这个案例的临床医生来管理访谈，这个模拟可以“考核”真实性。如果体格检查的发现或特定的沟通挑战是模拟的一部分，这些教学（如果可能）和考核与前期经验同样可行。

根据案例的复杂程度，训练一个角色要花费 2～8 个小时，如果模拟患者担任的是患者指导者就需要更长的时间，并且提供口头或书面的反馈（King *et al.*，1994；Pololi，1995）。一旦这个案例“用于表演”，训练者那些用于反馈和核查的促进和学习的会议或测验一定可以让模拟患者维持一贯精确的描述。这一切都太容易了，而不能开始混合案例或无心地去改变或遗忘关键部分。往往需要简洁的现场指导或更大量的再次训练。

开发模拟患者案例

模拟如果基于真正患者的案例会更加真实，出于保护患者的姓名与细节会更改为匿名。通过增加或降低问题的复杂度，让情境更合乎个别的学习者。一个模拟患者案例常由案例开发小组设计，这个小组可能由原先给这个患者看病的医生、项目主办单位、模拟患者训练者、涉及评估项目的教育工作者和其他卫生专家组成（King *et al.*, 1994）。

尽管可能有不同的途径，我们偏爱的案例开发方法以书面案例为成果展示。报告可能在长度上有差异，从几段到多页，依赖于案例的本来和它预期的用途。有关的细节由标题下的病史构成（现存问题、问题史、既往病史、家族和社会史、患者的视角——想法、关注点、预期、对生活的影响、感觉等）。较长的报告通常以案例以及它的环境（地方，例如，急诊室、病房或医生的办公室，以及环境，例如，第一次见面或随访、与医生的早期关系）的小结为开始。这些报告也包含了患者的个性、情感和人际关系的相关细节。简洁的指导涉及与患者沟通的多个方面，包括例如，患者最初提供了多少信息或者只有当明确询问时患者才提到的项目。如果它们是案例的一部分，沟通的挑战被清晰的阐明，并且经常包含一些特定的措辞，这些特定的措辞是模拟患者要求吻合的。既往病史和家族史信息没有明确书面写出，如果表演者希望，他们的个人史可以填满，但是必须避免文不对题，即需要注意力又与案例不相干的内容。一个案例通常包括一个案例剧情，这仅仅在与模拟患者咨询开始前读给学习者听的。它包括背景以及学习者面对患者前需要知道的一两条信息。

为了案例可以让沟通和体格检查融为一体，我们提供必要的体检结果、实验室或其他调查结果。这些材料可以表现为幻灯片或 X 射线的电脑图或扫描形式呈现，没有真实患者的姓名和使用许可。有的案例，我们提供了原始及随访数据，增加在一段时间内会出现的并发症，在下午的模拟过程中，也许有学习者会遇到。

这些"手稿"包含的信息——它们不能包含对话，除非是临时的改进意见（通常与具体的沟通挑战有关）。我们提供这些案例报告给组织者也给模拟患者，以便组织者能在学习者与模拟患者后期见面之前，向学习者解释语境。组织者也需要一个书面文件来澄清预计学习者会引发的细节。一些组织者宁愿他们像学习者或者医师第一次看到患者一样，仅在他们与学习者合作完成案例之后来观察他们看到一份新的案例报告。

为了写模拟患者的案例，很多条款需要开发。它们的构成和复杂多样性符合多种项目的需要和特定情况的预期用途（见附录 3 协议与完整案例的例子）。

在过去的几年里，几所医学院校为他们的沟通和其他临床技能项目创立了案例参考。其中一些学校把他们的案例编目分类并且乐意分享，通常收一些包括生产成本的费用或者用相似复杂程度的个案进行交换。

不用书面案例教学

尤其在研究生和医学继续教育培训阶段，我们将在第十章进行描述，与模拟患者共事的一种不同的方法是基于实践工作，让学习者彻底面对真实生活的困境。这里没有预先写好的书面案例。反之，参与者和真实的患者描述一个情节，涉及沟通的问题与挑战。表演者呈现了患者的角色，并且努力尽可能准确的再创造患者角色，以便通过不同的途径尝试并获得更多。为了融入角色，鼓励表演者从学习者小组带来的案例中问一些细节。适当逼真的个性描述，演示出医患会话的困境，这种角色扮演可以重复多次直到学习者明白。

这种做法需要模拟患者高度的即兴技能，并且仅适用于训练有素且有经验的模拟者。

学习者在模拟中扮演的角色

在模拟患者情节介绍中我们已讨论过，需要明白他们扮演的角色。在教学和评估两阶段，我们更多让学习者描述他们自己。如果学习者是一年的医学生或者三年的神经病学住院医生或从事外科医生工作，我们通常会邀请他们参与模拟。换句话说，我们倾向于选择案例和脚本，是那些独有的学习者，在目前环境下或在不久的将来可能会遇到的问题。这符合实践学习的原则，使学习环境更接近真实生活而且和可能发生的密切相关。

有时介绍学习者去挑战将来几年内面对的事情是必要的，以便他们能开始懂得一些复杂的问题，他们注意到年长的人正在奋斗。例如，英国的医学生不允许承担手术操作同意书的签字，然而，他们必须领会到这项困难与工作的关系，特别是作为我们也不能完全依靠住院医生实习期项目提供合适的沟通训练。同样，学生和一年的住院医生不允许参与"心肺复苏"，然而，这是一个问题，需要小心探究。

角色扮演

角色扮演的优势

角色扮演是另一个有价值的方法，我们在沟通课程中优先使用（Bird and Cohen-Cole，1983；Simpson，1985；Maguire and Faulkner，1988b；Coonar，1991；Koh *et al.*，1991；Mansfield，1991；Cohen-Cole *et al.*，1995）。我们已经讨论过如何角色扮演是包括排演在内的整个实践方法中的主要部分。我们鼓励小组成员在咨询练习和排演技能过程中扮演医生的角色。我们也已经看到，那些早些在咨询时已经被记录的以及其他的情境，即真实患者或模拟患者都无法参与到访谈的讨论中，角色扮演者可以采用患者的角色来促进反馈和排演。

这里我们讨论一个角色扮演的特殊形式，为了整体的访谈，由学习者担任患者。角色扮演患者的学习者可能扮演一个特别的角色（例如，通过描述细节的印刷"脚本"）或者作为一种选择，他们可能需要基于一个医学问题自己"创造"角色，因此他们需要有亲身经验或者作为医生看过这种病。第二类的学习者（不懂案例的）就扮演医生。当让学习者描述自己的经验时，鼓励他们像他们所期望的那样通过适当的细节改变，保护自己的隐私，不告诉任何人。也提醒小组这些案例的机密性，所以经验都来自真实的患者。

以下是角色扮演的明确优势：

- 便宜——事实上是免费的！
- 即使有也不是所有训练都需要。
- 通常是可获得的——不需要计划也不需要多组织，只要项目负责人想，任何时候都可以。录像带不需要预先准备或者表演者是受过训练或预定的。
- 允许一些学习者扮演患者的角色——对他们自己来说是一次有意义的学习经历。
- 角色扮演便于特殊访谈技能的反复练习，准备通过瞬间的观察、反馈和再次排练。
- 可以在任何教学期沟通课程的内或外，任何组织者或学习者想练习与特殊主题有关的沟通技能时使用。熟悉角色扮演的小组，用这个方法很容易。

角色扮演在各种情况下都适用。

疑难案例

角色扮演可以用于即兴的方式来说明疑难案例，学习者有工作的经验并且在小组中学习。相反，角色扮演在这有特殊的价值——当其他参与者扮演医生时，经历了困难的医生会袒护有问题的患者。替代的技能可以证明，初演医生者在经历了第一次患者感受的同时，他能够获得有价值的见解。

问题脚本

学习者被要求发展自己的角色扮演，来论证特殊的问题或访谈的领域，哪个领域是当下学习的热点。这些角色扮演基于脚本，这些脚本是学习者在现实生活中作为学生、医生或患者所经历的。

特定的议题

患者和医生角色的原稿，可以通过组织者在学期之前编写，以便特殊的问题可以进行细节上的开发和讨论。这里有一种途径是对患者和医生这两个参与者进行描述，对随后的访谈进行录像和分析，将同样的方法用于模拟患者。作为一种选择，角色扮演可以在小组中同时以医生、患者两人一对或医生、患者和观察者三人一组的形式表演。每个小单位可以在没有录像带的情况下表演和分析访谈。有一个人作为观察者帮助剩余的几对练习，并且在分析时提供有价值的描述性反馈意见。这个技术用于大组中也和小组中一样——每个人能够运用一次自己的沟通技能。

触发视频

在他们看了准备好的视频之后，学习者会被邀请扮演录像带中的患者和医生。当证实难以获得实践材料，以及可获得的材料只有准备好的录像带而没有参与者时，触发磁带有特殊的价值。和我们之前讨论的一样，仅观看和分析触发视频使学习者能够在知性上理解沟通技能并且增强学习者的反应，但它本身不太可能改变行为或增强技能。然而，参与者角色扮演的加入，可以转变触发磁带的使用成为更可行的方法，可以提高技能的发展。录像带充当排演和新技能角色扮演的出发点，学习者提出问题的处理方法再看录像带确认。

角色扮演的劣势

使用角色扮演的劣势与参与者扮演角色的难度系数有关。参与者不是表演者，他们可能对角色扮演的难度没有意识，特别是当他们已经与其他参与者建立了人际关系后。尤其是，他们会发现很难摆脱自己的医学知识和反应，好像他们是现实生活中没有背景、专业知识和经验的患者。学习者更容易角色扮演一个自己经历过的问题（为了保护隐私做了足够的个人细节更改）或者去描述一个真实的人，例如是角色扮演者在现实生活中或视频中看过的患者角色。从零开始扮演一个角色对于学习者来说更困难——大多数学习者发现最困难的是即兴表演他的病史，除非有合理的细节背景提供。如果“患者”不能沉浸在自己的角色中，常常会觉得“患者”和“医生”很假。这种不自然是对角色扮演最常见的批评。因此，在学习者准备角色扮演时给予关怀是必需的，尤其是“患者”，需要帮助进入角色扮演的状态以及事后情况说明。

在实践学习中“不真实”的问题

所有的实践方法，我们已经讨论了他们在提供机会观察、反馈和练习时的价值。很遗憾，所有这些方法都有可能被学习者（有时是教员）批评“不真实”。用真实患者的录像制品是不真实的，因为技术和同意书可以影响访谈。指导一个访谈，让一个朋友来扮演患者的角色，这和与真实的患者互动是不相等的。

这些困难是被公认的——毕竟他们是真实！任何观察方法势必会干扰到访谈过程。然而，他们依旧是我们帮助学习者发展技能的最好的方法。尽管我们承认学习者的保留，他们没有展示他们自己最大的优点，我们需要增强关注意识，即过程管理中，现状不是那么精确的，但焦虑状态会最先被观察到和被批评。

消除这种表演焦虑的一个有价值的方法，是承认处境是不真实的，但去证明一个论点，即很遗憾，现实不允许去观察和实验。这是一个可以安全犯错误的机会，免于伤害，并且反复的重演访谈——这在现实中是不可能发生的。并且无论如何，在现实生活中，事情不会按计划进行——我们的表演总会比我们最好的差，由于打断、颠覆性的想法或疲劳。在状态不是最完美时，我们不得不找到一个方法去处理多种局面。

（郑爱明　译，王锦帆　审校）

第二篇

实践中沟通技能的教与学

第二篇介绍：在实践中教学与学习沟通技能

现在，我们把注意力集中到教学与学习的沟通技能的实践策略上。我们已经发现沟通课程需要：

- 以技能为基础
- 集中精力反复观察，以活跃的小组或一对一学习的形式反馈和训练
- 高度重视经验的方法，例如说播放与真实、标准化患者沟通或者角色扮演的视频
- 采取基于问题的、经验的学习方式
- 将认知内容和学习态度结合起来

我们也对卡尔加里-剑桥指南的使用作为沟通课程的基础论据进行了描述——该指南提供了一种方法，既系统定义了技能的学习，又对那些技能进行结构分析与反馈。那么如何把所有这一切付诸实践呢？学习者如何将所有这些元素进行处理？如何组织教学学习和安全经验最大化？如何利用这些经验进行学习？学习者应该如何反馈和学习呢？和我们使用什么资源和策略，可以在最大化参与和应对不可避免的困境中进行沟通技能教学和学习呢？

在这本书的第二篇中，我们用观察方法来促进和参与沟通技能教学，使我们能够满足这些学习。因此，我们将在第六与第九章中进一步讨论，两种会话对各级医学教育至关重要，即专用沟通教学课程设置，除了实际患者护理和不那么正式的"及时"沟通技能。在日常教学活动与真正诊所的实践中进行专门会议，使他们更大深度和广度容易满足是至关重要，所有组成部分形成技能教学上面的标识。然而，及时沟通教学，这是经常被忽视的课程规划，需要加强，突出并验证。注重沟通技能在日常工作的情况下变得尤为重要，一般是由学习者无意暴露出的技能问题，表现出了"隐性课程"，没有技能教学，正式沟通课程在学习者的眼中将会贬值。

因此，沟通计划的成功取决于两种教师——教员促进专门课程和临床教师与学习者（包括居民）的实践。这本书的第二部分论述了两组教师的需要。

第五章探讨了实现两个关键活动沟通技能的教学策略，即：

- 如何分析沟通能力
- 如何有效地在经验中提供反馈。

因为学习者是如此活跃的参与者，从实践经验中学习，因为能够准确反映和详细的实践。这是一个重要的职业技能，组织者和学习者都将受益于这一章。

第六章详细介绍了如何有效地进行不同类型的交际教学。主要针对辅导员，包括小组的组织者，临床教师，教职员在病房或诊所时即时授课，这一章提供了意见：

- 如何构建一个学习会话
- 如何适应第五章中描述不同的学习环境的策略

第七章再次针对组织者和学习者。在前两章的基础上，它提供了一个"大杂烩"的工具和策略来最大化参与和学习，在小组或者一对一的情况下，包括：

- 参与者
- 支持自己或他人的行为改变和技能发展
- 处理情绪和应对困难，如防御或冲突。

许多这样的资源也可以发挥其优势在处理患者，特别重点是患者教育和行为改变。

第八章总结第二篇，通过探讨如何扩大和巩固教学经验和讨论，特别是通过及时的相关研究和理论的介绍。

用适当的改编：这里大部分的策略，我们提供适用于专用的和及时的教学课程。事实上，许多相关的资源也是医学教育之外的沟通计划，将增强参与者的有效性。在任何学习小组或一对一的情况下，重点是临床教学技能的提高或改变行为。

第五章

在经验式教学中分析访谈和反馈

引言

教学和学习沟通技能——事实上任何临床技能——都需要一个持续螺旋式的练习，仔细观察和分析问题的能力，自我和他人的详细反馈，讨论如何深化技能或提高的是什么工作，再试一次演练的机会。在这一章里，我们专注于两个关键部分的螺旋循环：

1. 如何在沟通技能教学环节进行分析与反馈：

- 为什么在沟通技能教学中需要组织反馈和学习？
- 传统的反馈长处和弱点的规则
- 另一种基于议程导向结果的分析（agenda-led outcome-based analysis，ALOBA）

2. 沟通技能教学中如何有效地反馈反馈：

- 建设性反馈的原则
- 描述性反馈

沟通技能教学中进行分析与反馈

为什么在沟通技能教学中需要组织反馈和学习?

我们知道，说教式的教学方法，不是由自己在教学中展示成功的沟通技能，而改变学习者的行为。说教式的教学也有一定的特点，虽然教师在许多领域找到了有力证据：

- 它是安全的，没有挑战到大多数学习者的费用
- 它的结构——老师有一个一开始就进展到最后的计划。这位老师处于控制之中，能在短时间内传授大量的信息
- 它的主题是显而易见的——一系列讲座可以覆盖一些详细大纲

相反，虽然经验技能对基础学习是必要的，以便学习者的沟通，如果我们要创造技能，则必须克服。介绍了几种成功沟通方案的困难。

- **这是潜在不安全的**——更具挑战性的一个方法是，学习者把更多的风险交给自己。自我批评是不容易的，在挑战的环境中，否定或不支持——领导者或其他学习者，可以阻止深入的学习。学习沟通技能与不学习其他技能一样，因为沟通密切相关的自我概念，学习者可以感知改变，对他们的个性构成威胁。额外的努力是必要的，以确保一个安全环境的支持。

- **它是没有结构的**——更“凌乱”的工作环境——不说教的教学结构。更多的学习者参与协作学习，构造会话，以确保所有有用的学习。这是很容易的，经验学习小组，使低效利用时间成为可能。
- **它是随机的**——组织者也不能完全确定的技能，将覆盖在任何一届。焦点将取决于发生在观察到的采访，会话的流动和学习者的特殊需要。组织者可能难以保证技能的学习上，学习者在课程上可能产生的问题，随着时间的推移出现看似随机的碎片。

面临的挑战是，尽量减少困难与体验式教学的同时，最大限度地发挥宝贵的学习机会，沟通教师发展结构，分析与反馈。在体验中会获得安全和学习的几种方法（Riccardi and Kunz1983；Pendleton *et al.*，1984；Gask *et al.*，1991；Lipkin *et al.*，1995；Silverman *et al.*，1996）。在这里，我们对比了既定的方法组织反馈的另一种方法，即议程为导向的结果为基础的分析咨询。

反馈的一般规则：优势和劣势

首先，我们描述了一种结构反馈的方法，已被广泛用于沟通技能教学。这种方法最初是有关医学教育正式反馈（Pendleto *et al.*，1984），通常被称为“Pendleto 规则”。该规则已成为许多出版的教学方法，在医学沟通技能的一部分（Pendleton *et al.*，1984；McAvoy1988；Cohen-Cole 1991；Gask *et al.*，1991）。

这些反馈规则主要是为了提供平衡和安全的咨询分析。Pendleton 和他的同事们观察到，在医学教育反馈的趋势——强调学习者的疏忽和失误，忽略了支持性和建设性的建议。学习者通常被认为是一个破坏性的，没有学习意愿。Pendleton 的团队因此建议减少潜在危险的规则。他们指定了一个反馈的顺序，重点放在好点，并确保实现反馈的整体平衡。

这些基本规则已经被其他人所解释，并不总是以彭德尔顿和他的同事最初的意图。事实上，Pendleton 等（2003）最近评论了“O”很热心的应用反馈原理最初的建议，事实上，规则被作为法律而不是指南”和“提升到教条的地位”。随着时间的推移，这样的一个解释，为方便参考，我们称之为“反馈——常规规则，在广泛使用中。

反馈的传统规则可以概括如下：

- 简要澄清事实
- 观察者首先说什么做得好，以及如何做
- 小组的其余部分（或单独的一对一工作的促进者）然后评论什么做得好，以及如何做
- 然后，学习者说什么可以做不同的，以及如何做
- 小组的其余部分（或单独的一对一工作的促进者）然后说什么可以做不同的，以及如何做

这些规则的教育原则如下：

- **正强化的力量也是安全的**。Pendleton 和同事们建议，在提出任何建议之前，应该先讨论“学习者的强项”，然后“取款前要做存款”。这防止负暴击论产生，坚持讨论强度第一，螺旋提出攻击防御。是为了形成更有利的氛围。
- **自我评估第一**。学习者应该有机会先对自己的面试发表意见。对于学习者来说，有机会在困难面前对某事进行批评是有益的。多的防御可以减少这种方式。为促进，了解

学习者的问题意识，通过他们的自我评估是重要的"诊断"信息。能体会到学习中发生困难，学习者有没有认识差异。

- **要建议不要批评**。传统的规则强调重要性，常常说有些事情做得不好。对于学习过程，指导者必须作出关于如何纠正困难的建议。规则性建议反馈，只应在变革中，可以提供一些不仅仅是"什么是错的，什么可以做，怎样做"的建议。

这些规则的发展作出了重要贡献，在早期的咨询分析中为解决困难提供反馈意见。规则是有帮助的，实施者只接受负面的批评。但是，随着医学教育工作者在这一复杂领域获得了越来越多的经验，它已经变为明显限制学习方法潜力的规则。该规则的核心原则——平衡反馈，今天一样重要，他们保持自我评价和改变的建议至今保留。然而，建议，应该有一个严格的命令，可以创建问题，不一定提供安全是Pendleton主旨的反馈。

传统规则的潜在困难是什么?

对学习者人为分离的优点和问题

为了确保安全，建议的规则相对来说是严格有序的反馈，参与者提供良好建议之前讨论问题、学习者进行鼓励的沟通。组织者可能觉得有必要扮演一个"警察"进行指挥。这可以创建关于反馈的过程。可以相信，当他们被认为是最合适的时候，通过预防点来进行讨论。相当长时间可以提出单独意见，咨询具体沟通，然后进行相互联系。

> 学习者可能想说：
> "我想我自我介绍的很好，但是我可以检查一下是谁带着病人走进房间的。"
> 或者
> "我知道你对我的问题的理解很透彻，但是我觉得如果我用更开放的问题，我还能发现这么多。"
> 坚持传统的规则，组织者不得不干预：
> "保持，我们只在好点的时刻。"

传统的规则似乎表明，比起支持交互式讨论来说，通过严格遵守秩序确保安全是更重要的。然而经常参与者评论说，这个方法是过分溺爱的，建设性批评是抑制的。如果我们试图推动一个交互式方法咨询本身，我们应该试图阻止我们的沟通教学吗？强调无处不在的危险需要严格的规则，矛盾的感觉很不安全。

反馈评价的措辞

尽管他们的目的是防止破坏性反馈对学习者有不利影响，传统规则下给出的反馈仍然是学习者作为评价和判断心理可以遇到的。通过对"什么是好的"与"什么可以做不同的"相比，传统规则在不经意间为反馈设定了判断色调，如下：规则试图改进他们这种认知评价，然而，反馈随之而来的是随后的建议而非批评"。虽然这有助于学习者大脑中形成"可以做什么不同的"，最近仍然被看作是一个伪装。"表现不佳"是什么，特别是因为它是如此直接与"做得好的是什么"对比。因此，学习者可以感知最初的积极反馈是高人一等或虚伪(如糖衣)的。

正如我们将在本章的后面看到，评价反馈往往会产生防御，减少和抑制学习安全。学习的过程中，我们需要在"好与坏"的评价框架中，找到不同的措辞方式反馈给学习者，这能更容易接受。

反馈过程中发现学习者的议程

该规则不鼓励发现学习者的议程，直到在学习后期。坚持好的建议可以防止学生不得不注意早期的机会，让学生感觉到沟通很困难，学生很乐意从小组其他人那里得到帮助。

矛盾的是，这种方法可能使接收反馈的人更加焦虑。她可能得不到自己初始良好技能的评论，她担心自己的问题正在被他人评估。不确定性可能会导致焦虑，这可能会阻止她听到好意见，从而减少在非常重要的学习潜力的反馈控制。

时间的低效利用

很多时候，团队花费了太多时间在“好”上，留给协商困难的时间太少，缺乏建设性的帮助。这是很有诱惑力的——尝试为支持发生率找出所有的好的建议，特别是如果有困难方面的讨论。

这个过程可以反馈重复，也可以多次重复训练一个技能。因为所有学习者的优点，凸显在整个咨询中，其次，是分好所有的组，然后集中各组学习者的建议，咨询在纵横交错——从一端到另一端。这样，很难集中精力在咨询某一个困难部分，并详细考虑它。

基于沟通过程导向的结果分析

这类基于结果的分析（agenda-led outcome-based analysis of the consultion，ALOBA）是另一组策略。在经验学习中，分析访谈和给予反馈最大化（Silverman *et al.*，1996）。它旨在克服上述传统规则的缺点，我们在构建规则的优势，防止不平衡的负面批评，促进自我评估。除了改变反馈是有组织的方式，这种方法鼓励混合运用经验学习，集中在学习者的议程，恰当引入概念、原则、研究证据，进行更广泛的讨论。潜在的随机和非结构化的经验交流技能教学，是克服学习者弱点，可以更容易开发一个发展的、系统的沟通课程。Agenda-led 这类基于结果的分析，是一个组织者更集中的方法，描述为让学习者迅速了解核心问题的一个方法。它基于第三章总结的学习原则，并包含了反思的时间。在这里描述的方法，在小组和工作——是医学教育各级教学之一，在床边或诊所教学“活在当下”的讨论，也同样适合分析：

- 现场面试（面试并可能进行录像和其他学习者和（或）组织者观察 - 反馈立即），或
- 预录的录像访谈（即进行面试和录像远离其他学习者或组织者 - 观察员后来看录像带并提供反馈）（Riccardi and Kurtz1983；Kurtz1989；Heaton and Kurtz1992b）

以议程为导向的结果分析原则

框 5.1 描述议程为基础的结果，为基础分析大纲形式。本节提供了在 ALOBA 方法每个原理，并进行了较为详细的解释。

框 5.1　议程为导向的结果为基础的分析原则

组织反馈过程

- **从学习者的议程开始**
  - 问学习者经历了什么问题，他希望从小组的其他方面得到什么帮助：
- **看看学习者和病人试图达到的结果**

- 看结果，学习者和病人在试图沟通。讨论学习者目标在哪里和怎么有效达到、总是依赖于面试官和病人在试图沟通。
- **鼓励首先自我评估和自我解决问题**
  - 允许学习者在小组分享想法之前提出建议。
- 参与整个小组的问题解决
  - 鼓励团队一起工作，生成解决方案，不仅帮助学习者，而且在类似的情况下帮助自己。

给彼此有用的反馈

- **使用描述性的反馈，鼓励非评判方法**
  - 描述性反馈确保非批评性具体的评论，避免模糊的概括：
- **提供平衡的反馈**
  - 鼓励所有团队成员提供一个平衡的反馈工作，没有什么工作，从而相互支持和最大化学习。我们尽可能多分析为什么它不工作。
- **提供建议和建议；形成替代方案**
  - 建议，而不是规定的意见，并反映学习者的考虑；考虑替代方法。
- **善意；重视和支持**
  - 尊重和理解对方是团队的责任。

确保分析和反馈会导致更深入的理解和发展具体技能

- **排练的建议**
  - 尝试替代语法和练习的建议：学习任何技能的时候；观察；反馈和排练都需要改变。
- **将面试视为本小组原材料的馈赠**
  - 运用访谈法作为一种原材料，在整个小组可以探索沟通问题的礼物，问题和技能一组成员，可以为学习者被观察者，要多不被关注的恒定的中心。所有小组成员有责任为排练建议。
- **介绍理论，研究证据和更广泛的讨论**
  - 提供介绍概念、原理，阐明学习小组作为一个整体的研究证据和更广泛的讨论。
- **构建和总结学习这样一个建设性的终点**
  - 构建和总结学习的整个会话，使用卡尔加里——剑桥引导游确保学生组建成一个整体概念框架所产生的个人技能。

如何组织反馈过程

从学习者的议程开始

这种分析方法的关键是领导一开始问讨论什么问题，议程的学习者观察有经验者的采访中的表现，并帮助她。这种方法的优点是什么？

- 允许一个问题被发现和早期承认，防止焦虑和不确定性，防止阻碍学习者的能力，以欣赏反馈。
- 这种结构化组织可以更有效的针对一个集体性问题，并试图解决它。
- 咨询的具体部分可以得到解决和深入分析。

应该从学习者议程与常规建议表现好的地方开始学习，事实上，学习者的议程的优势，通常是更安全、更支持自我的评估。因为学习者为自己确定一个问题领域，并邀请小组其他成员帮助，防御降低。只承认她的困难，让学习者更加放松，并且能听到别人的印象。破坏反馈是一个罕见的问题——小组从一开始就形成了一种支持的气氛并欣然接受任务，帮助学习者解决替代策略。这里的关键一步，是公开邀请组员援助反馈，以帮助解决困难。

正如我们将看到的，平衡反馈仍然是必不可少的，但它遵循从这个最初的步骤，发现学习者的议程。促进者和学习者常常会觉得坚持识别好的第一点似乎是紧张和做作的，他们觉得学习者的表现中很难找到任何好点来识别。但事实上，学习者可以简单地被他们自己不成文的议程设想为心中最重要的事，加以承认。正如在与患者协商时，我们受益于发现和接受学习者的思想和感情，而不是阻止他们的表达。

重要的一步，是提供学习者从她议程开始的机会，如果她有一个问题，并希望与小组分享，议程或无法表述它最初，她可能会要求从小组第一个反馈。这是很好的，但不是这么多的分析都必须依从学习者的议程，但我会将机会首先给予她。

看看学习者和患者试图达到的结果

我们在第二章中概述的沟通原则之一，是有效的沟通需要在结果方面进行计划和思考。你部署的技能训练内容和方式，取决于你想实现什么教学目标。而对愤怒的患者，如果你希望迅速结束协商，避开潜在危险的局面，你将以一种方式行事。但是，如果你希望了解愤怒和重建关系的根本原因，学习不同的技能是必需的。

因此，在发现学习者的议程之后，下一步就是问学习者想要达到什么样的结果。讨论学习者想在特定点上学习的地方他在面试之前看了那些能有效地实现目标的技能。我们也要求小组考虑不同的患者脑中受到什么影响，在特定情况下什么技能有效。

以这类基于结果的方法有两个优点。首先，它旨在透视一个国内外都十分关注的鼓励解决问题。通过询问配对问题的患者，“我想去哪里？”和“我们如何到达那里？”，学习者和小组积极参与制定自己的目标，并在发现适当的技能来满足他们自己和患者的需求。

其次，在基于结果的方法鼓励非判断。它不再是一个本质上是好是坏的问题，是否做了什么有效实现特定目的（“似乎工作”和“似乎没有工作”到你选择的结果）成为一个问题。技能并没有承担道德标签，他们只是能在不同的情况下实现不同的目的。

这不仅仅是语义，这类基于结果的方法是减少防御性和促进学习的一个主要因素。没有一个预期结果的基础讨论，反馈是给予对方的，你被迫评判时，隐蔽的说好或坏，这带来的建议有一个明确对或错的方法。至少，反馈是主观的，个人的判断是建设性的，学习者可能只是不同意使用。

结果为基础的方法，是面试中使学习者陈述她想取得什么，然后收到反馈的方法和技能。这种方法，不能帮助她评价自己的目标和满足患者的需求，也不能帮助她检查沟通中，什么是有效的和无效的，面试评价语言的反馈，自然就转变为非评价模式了。

鼓励自我评估和自我解决问题

传统规则强调的重要性，总是给学习者以空间，首先评论。这个初步的自我评价，得益于学习者和辅导员的帮助，是我们的一般方法。

然而，我们也促进相关概念的自我解决，学习者尽早向组织者提供反馈。按照常规，当轮到小组作出评论时，小组成员被要求提供另一种建议，当他们给出“什么可以做的不同和如何”的反馈，这意味着被观察的学习者离开了讨论，直到一个替代方案已提交。因此，学习者被动接受他人的想法。

与此相反，我们鼓励团队不要立即提供解决方案，而是简单地描述他们看到什么，并反馈这一回学习者。

> “凌晨0点45分，我看见你在看笔记，找出你上次和病人就结结巴巴的话。你认为呢，苏？”
>
> “是的，我认为你是对的，也许我可以把笔记记下来，以后在最初的几分钟，对病人只是保持眼睛接触。”

这让学习者有机会承认自己所发生的事情，和问题解决之前小组的建议。该小组可以提供进一步的帮助，支持交互实现。自我评估和自找问题解决减少潜在的防御性，让学习者接受建议，他们也能为自己工作。

参与整个小组解决问题

我们已经看到，如何从学习者议程和使用结果为基础的方法鼓励解决问题。一旦问题已经确定，结果确定，整个小组可以就如何解决困境平等建议。它成为一个问题的问题，而不是学习者的表现。当然，学习者应该有机会首先表达，这种方法的关键是要让学习者和组员在一起，该小组可以讨论产生解决方案，不仅帮助学习者，也帮助组员们自己类似的情况，他们无疑会面对未来或已经面对过去。这创造了学习者和小组之间的平等性，并防止合作中权威者的产生。

这些基于议程导向结果的分析，最主要的四原则有助于增加个人反思的时间，提高学习沟通技能重要性的认识。

如何给彼此有用的反馈

使用描述性的反馈鼓励非判断方法

描述性的反馈是一个非常简单但重要的提供非批评性的具体方法，是行为和善意的反馈。在本章的后面，我们将探讨如何通过短语反馈描述未经初步解释或评价而看到和听到的。

提供平衡的反馈

传统的规则正确地坚持平衡反馈，不仅支持学习者，而且最大限度地开展学习。我们通过分析，了解什么事情是通过分析而解决它的。

但是，有必要先做建议严格关注好点吗？我们发现，如果有精力提供支持性的环境，如果这类方法是使用分析咨询，如果小组合作共同解决问题，那么反馈的顺序就不是至关重要的。组织者以确保平衡反馈的讨论方式，他可以用更加灵活的顺序来组织，就可以放弃坚持一成不变的优点在前的方法，任何困难都可以讨论，不设定特定的咨询内容。因此，使学习者之间建立交互和学习小组效益最大化。这种方法要求组织者在整个会话监测小组和学习者的气氛。在某些情况下，如果已经出现学习者防御，它可能是更重要的问题的影响所致，但在大多数情况下，如果组织合作得很好，最后达到一种平衡，是必要的。

在传统医学教育竞争的世界，不可能自然而然地支持成长中的学习者。这种方法工作，需要花费相当大的努力来创造技术支持环境，解除防卫和鼓励合作学习，而不是强加规则，保持学习者的检查，我们宁愿公开讨论我们的方法，探索潜在的收益和困难，促进和鼓励支持气氛的方式。我们可以尽力仔细观察平衡和支持，如果有必要的话，请重新引导，检查学习者的需求，并为学习过程提供结构，以帮助每个人达到目标。

这种方法显然需要推动者具有相当多的技能和专业知识。然而，一旦议程为导向，以结果为基础，以问题为导向的分析想法，个人防御问题基本上不是一个问题。

提供建议：生成替代品

鼓励学生提出建议，而不是规定的意见，是提供给学习者考虑。关于一个“最佳”答案的共识不是目的。实验性而非确定性，开放的思想而不是教条主义，重视不同的观点而不是给予规范的建议，这些方法是帮助解决问题的方法，这不是医学的常用手段！对这一模型，我们试图在医疗面谈中促进重要的技能：协作和平等的，而不是家长式的，是与患者合作的优越方法。

善意、重视和支持

在合作学习中，小组每个成员的责任，是帮助和支持他们的同事和组织者确保实现合作发生，这大大加重了对该组织成为一个值得信赖的学习者社区的责任。就像在咨询、建立和维护一个支持性的关系是必要的，使所有会议的任务都完成。创造一个支持性的环境而牺牲一切，为了最大化学习是每个人的责任，也是相互尊重和敏感。

如何确保分析和反馈，实际上导致更深层次的理解和发展的具体技能

排练的建议

必须排练，练习和探索价值的建议，不仅通过讨论，通过他们与患者彼此大声互动。排练或实践是学习任何技能的关键，见第三部分“观察、反馈和彩排”。彩排允许学习者尝试建议看是否有利，实验的确切表述，将想法付诸实践。彩排本身是进一步反馈，进一步新的建议和更多的彩排。它允许学习者尝试不同的想法，以安全性练习去迎接未来困难的局面。

重视面试，作为对本小组学习的原材料

对被观察的人的利益进行齿轮分析和反馈的方法，而不是对整个群体，这反而增加了个体的压力并诱导了他们的自觉性。我们可以如此关注参与者，我们试图保护她并确保反馈与她的需求相关，这只会使她更加“现场”，并且实际上会给人带来不适的感觉。

相比之下，agenda-led 这类基于结果的分析是故意为了支持小组活动，并鼓励开发学习者的社区。参与者提供了一个礼物组，组里的每个人都享有特权能够经验和所有学习。面试是视为一种资源来提高技能的跳板，进一步学习，而不是材料进行评估。学习成为一个小组活动，并不仅仅围绕着参与面试。观察面试提供的原材料组，可以用来探索沟通技能和问题，一小组成员学习者参与面试，每个人都会做出排练的建议，尝试选择其他参与者和接收反馈学习者，不再是关注整个中心的某个议题。

我们显然有两个并列的教学会议沟通技能的目标：

1. 帮助学习者遵守议程，包括整个学习小组，在解决问题中受益。
2. 概括了具体的沟通技能和问题具体面谈，为了观察整体结构学习。

本打算使用面试作为“原料”或“跳板”，进一步学习需要与小组讨论，并成为小组合作的一部分。

介绍概念、原理，研究证据和更广泛的讨论

在适当的地点，将远离与采访权限问题的小组，组织者可以：

- 解释沟通的原则。
- 在场（或要求本小组其他人提出）研究证据。
- 通过演示（建模）、讨论、头脑风暴、练习等来阐明特定的技能或概念。
- 把注意力集中在面试的具体领域。

组织者可以展开本小组目前的讨论，并提供任何这些方法，以帮助学习者进一步探索技能或主题。经过这样的教学，组织者可以回归学习者初次面试时是否有帮助。

为了应对问题和学习者已经确定的问题，这种教学需要引入要点，它将帮助大多数学习者，补充他们的探索。错误的观点是小组所有的工作必须从领导经验入手，而没有任何帮助。组织者有知识，可以照亮工作小组，共享这些知识是有价值的，只要组织者鼓励平等的贡献，不占用时空，语句简短，避免预设思想，学习者可以自己想出和表达。因为他们的愿望，学习者可以决定领导者的价值贡献，接受或拒绝它的实用性。

用这种方式进行面试具有重要的优势。首先，学习者明显放松，因为聚光灯被移除，并且有机会坐下来反思。本小组更加投入精力解决在学习过程中，处于一个以学习者接收反馈的平等地位。其次，它使学习者看到更广阔的画面和结构，拉动一起学习这样一个建设性的终点的达到。我们已经提到了经验学习是潜在的非结构化和随机的，这里有一个方法来解决这个问题，用一种微妙的混合的体验式学习，小组工作和简单的说教式的教学。

系统性的沟通课程：结构和总结学习使学习者演变发展

沟通技能教学和学习，自然关注眼前的议程和学习者的问题。面试中，可以观察到学习者的技能随时偶然出现，我们怎样才能确保学习者显然随机拼凑产生的个体技能，符合任何类型的总体概念框架？学习者如何保持概述在本次学习中作为一个整体表述？组织者如何齐心协力的构建的特定技能，并被确定为阻止会话继续的技能看起来像“无”似的？

作为第一步，沟通训练课程需要定义课程内容。在2章，我们提出了卡尔加里剑桥引导描述了一套全面的个人技能，使一个建议的课程为医学沟通技能培训课程的重点，也为构建这些技能方面提供了一个框架。

1. 日常教学情境中，卡尔加里引导运用结构学习随时间推移的应用

定义我们的教学，需要使学习者能够随意拼凑起来的技能应用在他们的学习中。我们通过使用指南，将日常教学会议作为一个简洁的、可访问的载体，总结组织者和学习者的交际能力。这提供了一个备忘录，学习者和组织者可以很容易地练习在会话和互动经验学习的随机性的方法。它提供了一个框架内，将个人技能融入一个整体的模式。通过列出的技能可观察的行为，已被证明是有用的，适合不同的咨询，指导适当的范围内需要强调和练习。

我们鼓励学习者，继续引导在他们面前的观察和反馈，直接在一个单独的纸上写下笔记。引导不打算作为一个清单项勾的手段给予反馈，清单培养“通过/失败”的心态，扼杀了学习而不是促进它。相反，鼓励参与者和组织者写详细的，具体的和描述性评价形式来引导他们的讨论。我们有创作版本的指南提供空间记录，评论在指南的结构部分（见附录2）。在任何时候，鼓励观察者要重视咨询面试官的意见。引导是一个自我和同行评估的工具，可以为学习者提供一个记录别人的评论并带走。

2. 使用指南的方法总结

本指南的第二有效利用，是有助于总结和记录学习发生的会话，学习者结束后可以更精确地构思自己的学习，以议程为主导的结果分析，是最后重要的一步。组织者（或另一个组的成员）可以重申，进行了讨论和解释，他们如何适应组织能力咨询的内容。在特定的咨询或教学会议中，她可以概述一下前面学习过的内容。学习者在以后使用指南时，在诊室或床边需要练习的技能，可以记在备忘录上。为此，我们开发了一个夹层口袋卡版本的指

南，学习者和临床教师可以很容易地使用他们。组织者可以开始下一次会议，通过询问参与者如何发展这些技能。

在这里，结构化的学习随着时间的推移，最大限度地利用了经验的方法，这是必不可少的沟通技能计划。我们将在第九章看到，沟通课程需要在一个“螺旋”的方式，“一次性的”课程设计是没有价值的。沟通课程需要作为一个整体贯穿医学教育，内置重复细化和增加复杂性。本指南提供了一种方式拼凑，随机产生技能，在这个螺旋课程中发挥他们最大的优势。因为指南对我们的方法如此重要，我们在第十章中仔细研究了如何使用和适应不同层次医学教育的学习者。

沟通技能教学中有效的措辞反馈

以议程为主导、结果为基础的分析的一个关键因素，如上所述是使用描述性反馈。在这里，我们继续研究分析沟通技能的策略，并通过深度描述性反馈来反馈。议程为基础的成果提供了一个整体框架，组织沟通技能教学，而描述性反馈指定如何用反馈的框架内，以确保非评判和具体意见。

学习者在医学上可能很少经历一个学习动机良好支持下的观察，他们觉得老师还能给评判建设性的批评（Ende *et al.*，1983；Mckegney，1989；Westberg and Jason，1993）。指导方针要求我们提倡各级组织者和小组成员的医学教育促进诚实，但非破坏性的措辞反馈，能使接收者轻松的接受吗？

反馈，像其他沟通，是最有效的，当它是一个互动的过程，而不仅仅是单向交付演讲告诉别人你认为他们做了什么或做什么不同。正如在医患访谈、互动的“飞盘”的方法，而不是推铅球的方法，以便在教学交流和学习的舞台是成功的（Barbour，2000）。然而，不管你构思得多么好，你的反馈信息多么好，如果你所做的只是把信息传递出去，然后走开，你就不会达成相互理解的共同立场，并获对方的肯定。互动，协作和相互讨论的所有消息，这两种方式都需要让学习者听到，吸收和发挥潜在的反馈作用。

建设性反馈原则

建设性意见的下列原则绝不是新的。他们有超过四分之一个世纪是可用的（Gibb1961；Johnson1972；Riccardi and Kurtz 1983；Silverman *et al.*，1997）。然而，他们并没有在相当程度上渗透医学教育。即使在交际技能教学中，对反馈原则的理解决不是手段。

反馈应该是描述性的而不是判断或评价

避免语法在好的或坏的方面的反馈，或对或错。诸如“糟糕”“愚蠢”“聪明”“懒惰”“了不起”之类的术语对学习者没有什么价值。负面评价如：

> “开头很糟糕，你似乎忽略了她。”

势必会产生抵触情绪。作出了一个判断，这意味着，观察者是比较的人进行面试的一套标准，对人失败。对比此：

> “在面试开始的时候，我注意到你正朝相反的方向看你的笔记，这妨碍了你之间的眼神交流。”

这是描述性的，非批评性的反馈与结果，作为一个学习者更容易吸收。它仍然指出问题，但在某种程度上，这是不被看作是一些不足之处学习者。同样的，积极的评价也于事无补时需判断地：

> “开始优秀，很好的表现。”

这几乎没有传达为什么沟通是好的，仅仅再次暗示了一个给予肯定的标准。对比它：

> “一开始，你给了她充分的关注，从不失去眼神交流——你的面部表情表明了你对她所说的话的兴趣。”

沟通技能在本质上既不好也不坏，在特定的情况下，他们只是帮助或没有帮助实现特定的目标，因为描述性反馈是这样一个关键构成性批评的组成部分，我们在本章后面详细阐述。

作出详细的反馈而不是一般的

一般或含糊的评论，如：

> “你似乎不是很移情”

不是很有帮助。反馈应详细、具体。你可以看到和听到，专注于具体的描述特定的行为，。模糊的一概而论，不允许一个点看全部可能的变化，可能会有帮助，很可能只产生应答“噢，是的，我是！”。对比：

> “从外面看，我不知道当她告诉你她的不幸时你有什么感觉。你的面部表情没有变化时，你是专注于她的故事——我觉得她可能不知道，如果你同情她。”

这导致建设性地为寻找共情概念和特定的技能，让患者体会到移情。

当反馈使用单数第一人称：“我想…“的确如此比我们认为的…”“大多数人认为”。专注于你的个人观点，这种特殊情况，而不是一般情况。

注重行为的反馈而不是个性

描述一个人作为一个“大嘴巴”，是评论一个人的人格你认为他是什么。他说：“你好像说话太多了，患者想打断我，但没法进去谈话。是对行为的评论。你认为一个人做了什么，行为很容易改变，个性更少，所以我们更倾向于认为我们可以改变我们所做的，而不是我们所做的。”

反馈应让学习者受益

居高临下、嘲笑、优越的评论往往会让观察者受益，而不是帮助和鼓励学习者。反馈应提供服务的需要，而不是学习者需要的馈赠。它不应该只是一个提供给被反馈者的“反馈”的方法。这种反馈会让我们感觉更好，或给我们一个心理优势，但是这对学习者不利，最终对整个学习团队也是不利的。

反馈应信息共享而不是提供建议

通过分享信息，我们的接受者得到了反馈自由，并决定自己最适当的行动是什么。相反，当我们给建议后，经常告诉别人该做什么，就剥夺了他们的自由决定。在学习者训练中，显然共享信息和给予建议有细微的界限，但我们应该给予共享信息为主要反馈形式，对替代方案提供选择和帮助。

检查反馈的解释

对建议者的反馈，应负责检查他们反馈的后果。就像在咨询时，重要的是要强烈意识到接受者的语言和非语言反应，并明显地看看他们的反应。我们应该高度注意我们反馈的后果。反过来，接受者应该检查他是否理解正确的反馈："我认为你的意思是……"这可以防止失真和误解，因此，如果有一个防御性的暗示，就容易发生误解。最后，它有利于给予者和接收者的反馈，来检查是否组里其他人分享了他们的印象。

接收者可以使用限制反馈的信息量，而不是足额给予信息

考虑有反馈的人减少的可能性，将有效地使用学习者的信息。我们可以满足一些我们自己需要而不是帮助学习者。如果我们现在不关注学习者最相关的领域，我们可能会觉得已经失败，我们必须学会相信，其他的学习机会将出现在我们的重点涵盖的部分，如果没有学习者行吗？

反馈应该征求而不是强加

反馈最有效地在于，听到接收者积极寻求并要求具体问题的帮助。我们已经涵盖了这个概念的重要性，当我们讨论议程分析咨询。重要的是，该小组已事先商定如何以及何时给予反馈和接收。

只反馈一些可以改变的东西

提醒别人一个"缺点"是不容易补救的。一个紧张的怪癖或口吃可能是一个问题，可以承认敏感，但详细的反馈的行为本身可能是无益的：

> "如果你不这么口吃，慢病而痛苦的病人能够理解你好多了。"

更有用的将是：

> "很明显，你口吃已经生活多年了。有没有什么你想从小组中得到帮助，或者是你希望我们接受和工作的东西？"

同样地，如电话中断的组织问题可能会更难以改变，如果学习者是居民或学生，而不是医生的负责单位，如何处理电话中断，而不是如何防止他们可能更多的建议，在这种情况下，学习者的作用就发挥不了。

描述性反馈

我们如何鼓励学习者给予适当的反馈，符合上述原则，将积极提高学习？答案是使用描述性的反馈，一个简单的和易于理解的方法，自然允许反馈：

- 非评判
- 具体的
- 针对行为而不是个性
- 好心的
- 共享
- 与接收者核对

描述性反馈是一个为小组保留一面镜子的过程。而不是“做得好”和“什么可以做不同的”，我们的替代品：

- “这就是我看到或听到的”
- “你觉得呢？”

通过描述你看到什么面试，你将几乎总是产生具体反馈。这里需要一个视频例子展示方法。如果患者开始往下看小提琴和她的手指，减缓她的演讲，看起来要哭的，然后面试官问她如何让看待的家人，她回答说她很好，她恢复了平静，永远不会回到她为什么看起来不舒服，你能给的反馈有两种不同的方式：

> “我认为你真的错过了一个大线索时，她显然有重要的事情要说，你害怕问她。”

这是判断，反馈的一般假设，对他人格的评论暗示学习者的行为动机。

对比此：

> “在3分23秒，这是一个有趣的点，当她开始往下看，用手指拨弄，她的演讲慢下来而且看起来要哭了。然后你问她关于她的家庭，似乎从来没有回到过去让她心烦意乱的事——约翰，你如何认为的？”
>
> “是的，我不知道怎样才能让她开口。”

这是描述性的反馈，是非评判和非常具体的。它也非常有效地导致讨论的结果，学习者正在努力实现。如果学习者实际上没有忘我，不想进入患者的感情领域，因为他落后一个小时，然后他达到了目的。他能拥有对他的行为有贡献的思想和感情。即使是这样，小组也可以在这一点上练习，如果他们有足够的时间在另一个场合，或者他们可以考虑替代患者的考虑点。

注意描述性反馈最初集中在什么、何时、何处，以及如何而不是为什么。从观测值来推断，评论为什么做事情，很容易导致对动机和行为深入假设有争议的问题（Premi，1991）。

以下是一些例子。请注意，积极的反馈也受益具体的描述。

比较：

> “我认为你是伟大的方式，你让病人告诉他的故事这么容易。”（一般，评价，而不是非常有帮助的学习）

与：

> “开始你问她，然后让她说话，当她似乎停止，你等了几秒钟，说“嗯”，她继续——告诉你关于她的问题和她所有的恐惧，用她自己的话说如同驾驶着飞机。”

或者：

> “这是可怕的，你只是向她授课”

与：

> “当你向她解释情况时，你给了她很多信息，详细地讲了两分钟，没有停顿。她没有提出任何问题，但我注意到她在大约40秒钟后皱起了眉头。约翰，你如何认为的？”

请注意，描述性反馈与议程为导向的结果为基础的分析原则的适用性。首先，反思被观察者鼓励自我问题解决。二对所发生的事情的描述直接导致了它似乎有什么影响。这反过来又导致学习者希望发生什么，而学习者或患者想什么结局并取得了成就。最后，学习者可以考虑什么技能将有助于使他们到达那里。

描述性反馈的目的是：

- 减少防御性
- 促进公开讨论
- 增加实验
- 援助的表示和考虑现实可用的选择
- 最终促进改变自己的行为

为了更好的描述，我们试图创造一个鼓励学习的非评判的气候。当然，一些判断是参与选择什么类别的行为，我们所做的一切，是有选择性知觉偏差。但通过互动，我们的语言从好的和坏的评价框架转变为描述框架。我们看到什么，我们改变反馈的方式被接收，甚至可能是我们认为的方式。如果观察者已经形成了判断，她应该停止使用评价语言，使接收的反馈可以利用描述性信息本身而不成为防御。这并不是说，分析和解释永远不应该包括面试的人，应该给每一人机会，第一个推论自己。如果这是没有成果，那么它可能是适当的移动到一个稍微更易解释的模式。

下面是这个分级方法的一种：

> 简：“你紧接着问了四个问题，而病人只是回答是或不是。”
> 组织者：“约翰你如何认为？”

如果约翰回答“我认为我得到了一些有用的信息与这些问题”，而不是“是的，我觉得很难继续”，你可以进行如下：

> 组织者：“我刚刚回到你说的是什么，简？你怎么看约翰的问题？你认为他们有什么影响？”
> 简：“我认为约翰的那些封闭的问题只会让病人给出答案而不是讲述他的故事。”

请注意，在上面的例子中，简仍采用非批评性的语言，没有好或坏，但已经通过推断因果关系分析路径。

（郑爱明 译，王锦帆 审校）

第六章

教学展开:在不同学习背景中促进沟通技能教学

引言

在实践中,你怎么运用沟通技能教学,将日常工作事务为导向、结果为基础的分析原则得以实现?以及如何在不同的情境中,使这些有效的教学和学习原则得以应用?

本章探讨了在各种情况下进行沟通教学的实用性,本章针对的是所有参与沟通的老师,包括:

- 小组协调员
- 在专门环节中上一对一教学的人
- 在病房或诊所工作但目前也有教学任务的临床人员
- 有一定教学能力的住院医生

在本章,我们提出:

1. 如何用简单的单页图架构一个教学会议,并在实践中应用以日常工作事项为导向、结果为基础的分析。

2. 如何以日常工作事项为导向、结果为基础的分析方法,例如:

- 小组中的体验式沟通环节
  使用模拟患者和视频设备
  使用真实志愿患者和视频设备
  使用一个真实患者预先记录的录像带
  没有视频或音频
- 一对一的教学沟通环节

3. 以日常工作事项为导向、结果为基础,教师和学生分析各个环节中常问的问题。

4. 在诊所或临床现场教学

- 沟通过程教学本身
- 更有效的利用榜样作用

这一章中的学习内容与各级医学教育相关。如果医学生、职员、住院医生或执业医师/教师认真学习沟通技能,他们都需要参加专门的沟通教学环节。另外,所有学习者都需要适当的参与在诊所或临床"现场"教学,以增强他们的技能,以获得更好的发展,在实践中改变和优化他们的行为举止。专门教学和现场教学之间的平衡,取决于学习者水平和沟通课程的目标。

实践中以日常工作事项为导向并以结果为基础的分析

在前一章所描述的反馈，传统规则因其简洁而有吸引力，它由几行文字简单封装一个非常令人难忘但灵活性相对较差的结构，用这种结构来咨询分析。我们发现很难使自己的建议言简意赅，这是因为，我们的教学环节并不完全按照预定路径进行，更多地依赖于主持人话语的导向，以确保各个环节按计划进行。理想情况下，学习者承担自我评估和反馈给同学的重要责任，因此，需要指导他们如何获得有效的反馈。我们鼓励学习者自己阅读第五章，并用我们的方法来开展会议，之后，我们与他们一起讨论以日常工作事项为导向、结果为基础的分析的原理（见框 5.1）。接着，我们根据图 6 中所示的简单的单页图，在实践中应用这些原则。

协调人会发现以下两个事情很有益：经常审查 ALOBA 原则、使图表保持在图 6.1 附近以便在任何会议上作为一个快速参考图。但是请注意，我们建议使用灵活的结构。反馈是一种相互作用而不直接传递的过程，它是动态的和螺旋的，与咨询是完全相同的。请不要将图表中所列的方法视为一成不变！

毫不奇怪的是，构建体验式学习和把 ALOBA 付诸实践的这个计划（见图 6.1）与卡尔加里剑桥指导框架极为相似。正如以卡尔加里指南作为参考，我们整个教学会议已经明确建立关系，并提供结构作为“导火索”。这两个任务有鲜明的区别，遵循一个步骤性更强的进程，并随着会话的进行，按序列粗略地排序。不管主题是否沟通技巧，建立关系和构建会话都是重要的通用技巧，并是任何组织或一对一教学会议协调员的主要职责。实现这些任务所需的技能与卡尔加里指南中列出的相同，但这些适用于学习组而不是患者。在第七章，我们讨论建立关系的技能和发展一个更详细的支持性学习环境的技能。

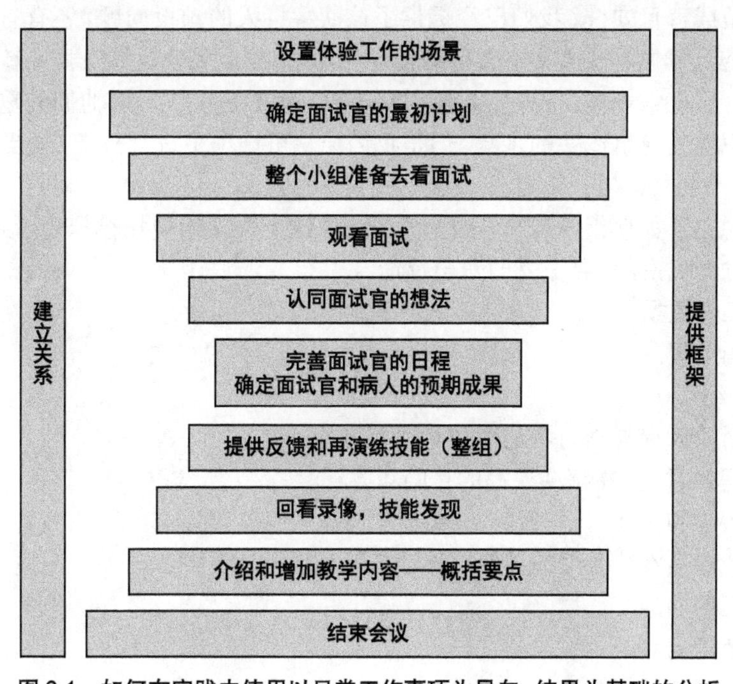

图 6.1　如何在实践中使用以日常工作事项为导向、结果为基础的分析

同样，进行一个会话的步骤，直接对应在卡尔加里剑桥启动的连续任务，收集信息，解释和规划及结束（体格检查明显例外）。另外，引导者的大部分技能用于与学习者交流以及与患者交流都同样有效。简单地用“医生”和“患者”替代“老师”和“学习者”。

我们刻意将会话的结构描绘为一个沙漏，来证明识别学习者的反馈会议日常工作事项的重要性，以及学习者希望组织帮助其实现目标的重要性。该图还强调考虑患者试图在面谈中实现各点结果的需要。在任何交流会议中，这些日常工作事项考虑和成果是这些焦点的起源。

如何在不同语境下使用以日常工作事项为导向、结果为基础的分析的例子

以日常工作事项为导向、结果为基础的分析同样适用于专门的经验交流教学会议：

- 与真实或模拟患者
- 现场或预先录制的咨询
- 参与者之间的角色扮演
- 带或不带音频或视频记录
- 小组教学
- 在一对一教学

根据学习情况，日常工作事项为导向、结果为基础的分析（ALOBA）的使用方法是不同的。为了说明这些差异，我们提供了一个这样情况的详细描述，然后描述一些不同情况下教学所需的这种方法的变化。

一个专门的体验式交流教学会议：组织一种形式来管理模拟患者和录像设备

以下是我们在培训中为辅导员提供的详细、几乎一字不差的资料。虽然我们并不期望任何人遵循细节或盲目安排，我们已经提供了该次主持人的预设问题，还有有步骤的措辞。可以按照或适应这样的详细资料，来帮助辅导员理解如何管理一个教学环节，并且培养他们的引导能力。像往常一样，它是把步骤付诸实践，而不是仅仅理解他们的重要性的过程。我们很少跳过下面任何粗体字的步骤，但是我们会从可选项中进行挑选，适当简化工作，以适应情景需要。

这个例子说明了如何组织一个沟通教学会议，这个会议用现场模拟患者访谈录像给其他学习者和促进者观察，辅导员立即作出反馈。

体验组织工作现场

- 搭建开始的议程：
  - 欢迎、介绍
  - 探索与讨论如何与学习者的整体学习相适应
  - 概述课程的时间，并解释课程的目的和方法
  - 表现出兴趣和关注
- 帮助学习者聚焦本节课程的话题。选项包括鼓励本团队：
  - 确定自己的问题
  - 讨论患者的问题
  - 确定咨询部分的目标

- 检查和讨论相关的框架（如：卡尔加里 - 剑桥指南，与口译员一起工作时，要考虑患者性生活史的询问步骤
- 我们要解释，在应用于实际生活前，这是一个练习重要技巧的机会。这不是一个具有批判性质的练习，而是一个让你在安全的条件下，练习和演练在面对一些未来几乎肯定会遇得到的情况时，对学习者很有帮助的技巧（学习者想练习几次就可以练习几次）。
- 用足够的细节来描述具体的场景，设置阶段定位组（如设置信息和已知的医疗记录等）。
- 明确学习者在情境中的角色定位。例如，你就是你自己，你在病房正在进行与患者的初次面谈，了解患者情况。住院医生建议你和刚被确认的患者 Joan Henderson 说话，今天上午，我们将集中精力开始面谈，并从患者身上发现什么原因使她进医院。
- 要求各组织讨论该方案在第一个学习者进行面谈之前提供一般问题，设置自己的目标，目标如下描述。
- 设置咨询室和设备（放置家具，拍照角度等）。

确定学习者的初始日常工作事项

- 当他们进行面谈时，鼓励其中一个学习者开始这个过程，每个人最终会给本团队提供原材料来进行学习，当作给团队的一个礼物。
  - “你个人所从事的工作中有什么特别的问题或困难？”（尽量让学习者尽可能地具体化—这会让学习者获得经验变得更容易）。
  - “你想练习和提炼什么？”
  - “你面谈的个人目标是什么？”（在白板 / 板上写）
  - “这个团队如何最好的帮助你？”
  - “你想要什么样的反馈？你有什么特别想寻找的吗？”

准备整个组织观看面谈

- 询问指导者是否想知道关于这个场景的其他事情，以使其工作。
- 向面谈者强调，在他需要时，允许他随时开始、终止或者需要帮助时暂停。如果学习者没有想尝试整个谈话，那么，跟学习者协商请他参与整块谈话。如果面谈者没有适时终止面谈，那么主持人会适时中断。（例如，在谈话中的一个特定节点或者设立规定谈话时间。）
- 鼓励团队从旁观察时做简短记录，作为一会儿在描述性反馈过程中的辅助材料。这可以在空白纸上自由完成（在这种情况下，请参阅卡尔加里指南的细节，以作为反馈会话的进展）。另外，观察或者反馈笔记可以记载卡尔加里 - 剑桥指南中相应的技能或者技能设定旁边。如果会话被录像，建议记录次数或用录像机计数将问题的反馈与面谈中的具体要点联系起来。在某些情况下，这些笔记可以在反馈会话后给面谈者，以使其在个人视频审查使用。
- 当其他学员在关注进程中沟通技巧的时候，安排一个学员记录面谈内容。如果面谈涵盖了所有进程指南中的主题，那么，最好安排一部分组员观察或者反馈进程指南中的一部分内容，例如，关注病史采集，其他人去关注其他方面，例如，关系建立、解答和制定诊疗计划等。根据要求，将卡尔 - 加里过程和内容指南的副本分发给适当的组织成员。

观察面谈

- 在整个咨询过程中，密切关注指导者和团队，以了解与面谈有关的信息，这对你组织反

馈有帮助。在视频审查或反馈过程中，尽可能记录下在特别注意的面谈中有特定点标签的记录器上的时间或数字。

- 在面谈中，让指导者和团队时刻收集他们的想法，确定他们想提高反馈的一两个最重要的点，确保在工作和问题之间提供平衡。
- 在思考时间内，你以促进者的身份能清晰地理清自己面谈的思绪，包括你看到的新颖的模式，你自己在面谈中的日常工作事项，实现特别困难的反馈的方法，尤其是将反馈结果很好地运用在工作的哪些方面。

学习者对面谈的感受

- “你感觉如何？”
- “那是怎么进行的？”

完善个人的日常工作事项和确定所期望的整体结果

- “在面谈前，我们可以回到你翻转图上的日常工作事项吗？它改变了吗？在这一点上你希望得到什么反馈？新的领域出现了困难吗？我们能找出问题吗？你为自己的优势感到惊讶吗？”
- “你想做些什么不同的事情？鉴于我们已经发现的问题，你想探索哪些不同的结果？”

- 主持人：聆听、澄清、总结和检查。
- 主持人：考虑是否在这里添加您自己的或组织的日常工作事项。

提供反馈和(重新)演练技能(全组)

- 与学员讨论回看面谈最佳的方法，选择关注哪些片段，另外，是否选择在反馈或者重新演练前回看录影带中的部分内容。
- 从学习者开始，选项包括以下：
  - “你是否已经有了一些想法，如果你清楚你想要达到的结果，你会如何看待这个问题？”
  - “你清楚地知道你想尝试什么……？”
  - “你已经定义了问题并提出了建议……你想再试一次吗？”
  - “告诉我哪些内容进展顺利，特别是与你定义的目标有关的部分”
  - “哪些内容，特别是你特定的目标内容进展的不好？还有哪些与患者构建关系的目标内容进展不好？”
- 明确学习者和患者需要讨论的特定领域的结果：
  - “是你的患者想要达到什么目的？你对这个问题有什么看法：你和患者的结果是一样的吗？”
  - “刚才是否按照你想要的进程发展了吗？患者得到想要的反馈了吗？如果回答就说：好啊！”什么样的选择可能更有效，甚至更有效？如果回答没有就说：“什么替代内容可能使你或患者达到目标？”
  - “你忽略了其他重要的结果吗？”
- 定期从组中获得描述反馈和想法：
  - “你说发起人特别好，你能更具体地说明你的意思……你看到了什么？”
  - “根据你刚刚告诉我们你想要获得的结果，你会想尝试另一种方法吗？”
  - “这是一种行之有效的方法！其他人想尝试另一种方法吗？”
- 使用卡尔加里剑桥指南来构成反馈，并作为替代资源。在观察时写笔记来增强具体性和特异性。

- 当参与者提出建议时，询问指导者是否愿意尝试一下，或者他们是否愿意其他团队成员这样做。
- 邀请模拟患者谈谈他们的见解和感受，并进行进一步的演练。如果模拟患者必须继续与其他团队工作，确保重新排练开始的比较早（例如，响应学习者对具体反馈的请求，或者，每当有可以替代的练习机会出现的时候）
- 当团队已经琢磨到细节问题时，询问演员关于角色定位问题
  - "当我问你最担心的是什么，你是怎么想的？"
- 让指导者和其他学习者考虑他们自己的情绪和态度。
  - "那么，你当时感觉如何？你怎样对待这些感觉？"
  - "当这种情况出现时，你在想什么？你对这种情况的态度如何？你刚才对患者的态度是什么？你如何处理那些态度或情况？"
- 记住要：
  - 练习和排练组织建议的新技术
  - 确保正面和负面的反馈之间有平衡
  - 使用患者的反馈
  - 在适当的时候展示自己的技能
  - 使用卡尔加里剑桥过程和内容指南
  - 包括讨论过程、内容和知觉技能如何相互影响。

  (1) 鼓励组织考虑过程技巧如何影响获得的内容/理解所提供的信息，反之亦然：
  - "如果你用一个开放式的问题来开始现在的病史，而不是一系列的封闭的问题，会发生什么？"

  (2) 鼓励组织考虑思维过程如何影响面谈：
  - "你刚才做了什么假设？他们是如何影响你的面谈？你需要检查你的假设吗？"
  - "在面谈时你在想什么？"

回顾录像带，技能识别

- 看沟通的微观技巧和所用的确切词汇。
- 重放的录像的部分内容展示具体的语言和（或）行为（除了面谈开始或结束的时候，如果观察员在观察期间用录像机写下时间或计数，这通常是唯一可行的）
- 鼓励学习者在会议结束后复习录像带：
  - "这是一个很好的录像带，让你再看一看 - 特别是你如何启动，然后记录里 8 分钟发生了什么。"

介绍/强化教学点：概括

- 听取学习者、患者和团队成员的意见后，加入调解人的想法。
- 在适当的时候介绍理论、研究和更广泛的讨论。
- 通过与相关理论或研究相结合，强化团队思想。

结束会话

- 与学习者明确刚刚经过的日常工作事项
- 要非常小心的权衡哪些工作做得好，哪些工作最后做得不好。

- 做一轮寻访，了解每个人都学到了什么（一个收获），还有，反馈是否有用，是否能够让人接受。
- 总结在卡尔加里 - 剑桥指南技能上的体会。突出讨论过的技能，他们如何适应更广泛的场景与指南结构。给学习者书面反馈，或者适当的时候给支持人书面反馈笔记。谢谢模拟患者。
- 解释相关的讲义内容（例如：与本次课程目标有关的文献或前几次课程中出现的问题）。

真实患者和录像设备的组织工作

只有少数的改变是必要的，当同样的方式吸引着与自己历史有关的真实患者（如他最近被老师看到的或是自愿患者计划库的患者）。最好在患者入组前，确保患者理解学习者的水平、会议的目的，会议将如何进行（包括录像、如何被称为超时，事实上，一个团队将观察患者是否会被邀请给反馈等）。如果没有这样做，就得到他们的同意。与患者简要讨论一下他们当前或过去历史的哪些部分可能是要适当集中精力，并根据需要简要地指导他们。向他们保证所讨论的任何信息都是保密的。如果患者加入反馈会议，介绍组织的每个成员，并在你会问他们的模拟患者同时要求他们的反馈。真实患者可能会发现很难回去和排练替代方法，特别是关于感情的尴尬，面谈中情绪化或其他敏感的部分。在患者离开组后，仔细考虑患者或排练是否包括在这一步。感谢患者参与。

一个专门的沟通教学会议：一个真实患者预先录制的录像带的组织工作（没有患者出席）

在没有模拟患者的组织会议背景下，使用一个真实患者预先录制的录像带，前述详细的例子需要改变。这里的面谈和录像，其他学习者和教师观看录像再提供反馈。在这种情况下，你应该考虑以下改变。

为体验工作设置场景

- 在这里，重要的是要承认学习者的努力，提供视频和感谢组织带来他们的磁带。
  - “谢谢你把你的视频作为教学素材的礼物，我们可以使用他们，观察特定的医生日常工作事项，并使我们远远看到沟通场景，获益匪浅。”

决定是否确定学习者的初始日常工作事项

- 在学习者没有日常工作事项先验知识的情况下，可以通过观看视频得到帮助，不会被预想的面谈所影响。
  - “你想告诉我们你现在的问题，还是在看录像后讨论你的日常工作事项？”
  - “你有什么特别喜欢的观察和评论？”

准备整个团队观看面谈

- 在这里，团队需要确切知道学习者知道什么，和开始与患者交谈前什么感觉。请播放录像的学员设置场景，描述他关于患者的先前知识，和列出情有可原的情况。
- 若团队中没有患者，可选择一个团队成员从患者的角度来看咨询，并准备作为排练的患者传达患者的观点。

回放面谈

- 音频质量是一个潜在的问题。检查 / 澄清任何事实（例如在一个地方录像听不清）。
- 随着面谈的进行，有时按下停止键讨论各部分，对教学效果是有用。在开始之前就是否这样操作达成一致：

- “这看起来像你的开场语结束了，你认为呢？”
- “你说你担心时间不多了，看看这个片段中，有没有什么可能会对你的问题造成影响？

- 如果在评论之前观看整个视频，对于团队来说，做笔记来帮助回忆他们所作出的反应和问题是很重要的。

完善个人的日常工作事项和期望的结果

如果日常工作事项已经确定：

- 问“在角色扮演之前，我们能回到你的翻转展示板上日程安排吗？在改变了吗？”

或

- 在这里初始日常工作事项设置

提供反馈和再演练（整个组织）

同样，如果现在没有患者的话，在提出建议后练习和重新演练新技术，组织成员中的一个人扮演患者，然后要求学习者发表作为患者的感受。

专用沟通教学会议：没有视频或音频的审查的组织形式

若没有视频或音频录制，以日常工作事项为导向、结果为基础的分析时，需要稍作修改。然而，因为我们不能使用录音来帮助我们讨论，我们必须注意更多其余 ALOBA 方法的部分细节。

录音可以提高准确可靠的自我评估、以学习者为中心的方法、更大的客观性以及鼓励特定的和描述性的反馈。没有录音的话，观察员做确切措辞的评论，以及观察到的行为，详细笔记变得更重要，这样可以用来支持描述性和具体的反馈。学习者没有机会重看面谈和观察自己的表现。因此，使用卡尔加里剑桥指南或其他任何有助于结构观察的事，来提高记忆或反馈的准确性是有用的。

专用沟通教学会议：一对一形式

现在，我们考虑在一对一教学中，使用以日常工作事项为导向、结果为基础的分析时所需作的修改。这种形式提供了更多的与个体学习者相处的时间。然而，在一对一的教学中，用支持性的同僚团队与熟练的主持人有两个相当大的优势。第一，团队之间允许用更多不同的方式进行交流。第二，他们能获得更多技能。一对一的这种工作模式，时间单位内获得的效率可能也会减少，因为每次只有一个学习者受益。一对一教学中这种模式所产生的问题并不是以日常工作事项为导向、结果为基础的分析所特有的，但对于提供反馈的沟通技能却是很常见的。

以日常工作事项为导向、结果为基础的分析，遵循上述两个例子中列出的步骤。然而，在一对一的教学，只有学习者和调解人是可以提供意见和建议。随着不同备选方案的数量减少，很容易发生单纯意见不合的情况，出现一个更具防御性的学习者与教师环境。力量和知识的差异使问题进一步复杂化。在不愿或不能学习者提出些许建议的例子中尤其如此。

从同行接收反馈的优势都将丢失。只有组织成员全部作出贡献并且如果他们还没有解决问题的时候，调解人提出建议或进行角色扮演。一对一教学中只有两个主体——学习者和协调人——可以提供建议或证明的替代内容，协调者在反馈过程中需要采取更明显的作用。同时，协调者必须确保平衡、管理风险、支持学习者、提问题、深化讨论和介绍认知材料。在反馈过程中，对核心成员的需求使其他角色的需求很难满足。除非可以在反馈过程中使用模拟患者，否则在一对一教学的情况下演练存在很多问题。当其他人正尝试一些新的想法，学习者和协调者必须轮流扮演患者而不是让一个专门的组织成员从患者的角度看访谈，并在随后的演练中扮演患者。这可以很好的实施，但调解人和学习者必须要灵活应对并做好准备，另外一个不情愿学习的学习者可以很容易破坏进程，而那些最需要练习的人会因此而错失良机。在这里只大声练习短语的往往是更有效的，而不是进行更正式的迷你角色扮演。

问题调解者和学习者在以日常工作事项为导向、结果为基础的分析常问的各个步骤

当他们开始从事沟通教学会议和将日常工作事项为主导，以成果为基础的分析付诸实践时，学习者和调解者在各种环境中提出类似的问题。在这里我们提供一些他们最常问的问题的答复。

你如何向有抵触心理的学习者解释经验工作，并怎样解释这个模拟和体验式教学是不良的真实场景的代替品？

说明体验工作如何提供机会练习面谈技巧是很重要的。让学习者放心，它不是一个绩效评估—那些人去信任只提供查找，洞察工作可以先后由其他组中的问题。承认这并非是真实的生活。演练只是一个工具，我们可以用来处理安全沟通中的问题并直到我们可以找到解决办法。

在模拟患者时，模拟患者的练习提供很好的机会来提升自己，并强调和他们一起工作不为了评估，而是学习者一个练习的机会。不应该参与者感觉他要表现的和现实生活中一样，然后会根据他的行为给他评估。这样太人为了，这更像是一个玩的机会，直到你成为你想要变成的人。学习者能够根据他需要的而进行安全的练习，一些技能很有可能在将来遇到的情况下帮助他。换言之，这是一个机会来做一些事情，让你扩大自己的知识面而不是被判断，评估或用作炮灰。

模拟患者虽然是人为模仿的，但使用模拟患者的巨大优势是，它是一个机会来进行成千上百次的排练，来让你记住。所以这个练习的目的不是看你在第一次排练中有多好，而是把它当作一个出发点，不管你喜欢与否，它都会对你有帮助。

为什么要担心学习者在咨询前知道些什么？

在观看面谈前，该团队需要了解其背景，在他开始咨询前，应保证学习者是差不多水平的。这是参与者和真正的患者之间特别重要的预先录制访谈。在面谈开始前，无论这是一个新的了解还是只是一个回顾，让学习者进行面谈来说说他对患者的了解，他在与患者交谈前读过的笔记等。如果团队不知道在咨询中发生了什么，和没有学习者后来收集的信息

的话，预录制的面谈是很有帮助的，它可以使团队从录制视频中以学习者角度知道发生什么。如果看一个模拟患者或真实患者的现场访谈，该团队应给予和学习者相同的信息和指示。

我宁愿只是观看和评论—我们真的需要做笔记或使用卡尔加里指南吗？

推动者和组织（和学习者，如果所有人都在观看录音面谈）做笔记是非常重要的，因为他们看咨询作为一种辅助来进行反馈。我们给协调者和组织的指示是作为咨询的，不必对其进行任何初步分析。如果录像带被使用，我们也要求他们注意磁带上的关键点的时间，以便我们可以更容易地找到和重播。观察员记录历史的疾病和疾病方面内容的详细信息是很有帮助的，以至于至今为止面谈的内容可以涉及沟通过程。记下评论或问题发生对你也是有帮助的。能够查看卡尔加里剑桥指南的技能目录，对进行结构反馈是同样重要的，以一个备忘录来帮助平衡和选择具体技能等。当学习者熟悉卡尔加里 - 剑桥过程和内容指南时，他们可以将笔记与指南中的特定技能联系起来。

为什么都强调对患者角色的反馈？

我们不能过分强调患者角色在反馈和排练中的重要性。当模拟患者时，这些很容易获得。模拟患者可以根据自己独特的经验提供即时反馈来作为面谈中的患者和重播的部分，这样学习者可以尝试的这些建议和使用替代品。真正的患者也可以加入组织开展的反馈会议，提出他们的看法和态度。

然而，当我们在审查预录协商的视频时，演练和反馈可以证明这很难进行，因为在反馈会话中，真正的患者很难找到。我们可以通过邀请组织中的一个成员来观察面谈以解决问题，这就像他们是屏幕上的患者一样，每当演练方案时扮演患者并准备好患者的反馈。这种方法有几个优点。

- 提供了一种新的技能和方案预演

扮演患者角色者，将从患者的角度观察会诊，并在一定程度上以患者为中心而非以医生为中心。虽然医疗培训从这个角度看势必落伍，一个以患者角色出现的人，改变了医患会话的氛围。模拟患者目睹医生或医学生茶歇时的谈话，医生用“他们和我们”称呼医患时，感知到了双方产生的对立情绪。患者的存在，使我们降低了姿态，鼓励我们去倾听患者的观点。轮流扮演患者角色会让学习者洞察到，当被拒绝时他们与模拟患者有同样的感受。体验患者的视角对于任何学习者来说都是有教育意义的。我们从自己的疾病中学到了很多关于医患关系的知识，这是另一种不必生病就能体验的方式。

一旦我们开始解决问题，平衡反馈成为一个可有可无的存在吗——有何想法？

对方法不熟悉的协调人，用此方法来沟通的话经常会发出抱怨，因为很难确保“什么有效”和”什么不那么有效”。从日常工作事项为导向、结果为基础的角度来看，咨询会强调学习者的困难。如果你只注重问题，也许很容易错过成功。

当然，这种方法并不存在一个明确的积极方向。自由裁量权和责任还是掌握在调解人的手中（最终由团队决定），以确保最终能够实现平衡。

这里介绍了几种可能的方式使讨论更有效果。地点的选择取决于组织的工作方式，支持程度由组织成员决定，也取决于学习者做咨询时的焦虑程度，以及已建立的信任水平。这里是一些例子。

- 一种方法是先发现学习者的日常工作事项，然后反思或回放面谈的相关部分。其次邀请学习者开始讨论哪部分有效，并讨论继续会发生了什么困难。这相当于将常规规则应用于咨询的一小部分，但这两者间存在很大的差异。首先，日常工作事项已经被众人知晓和承认，因为学习者已经从组织寻求帮助，因此更能听取大家的意见。其次，重视咨询的每一个环节，防止其过程混乱。反馈限制在面谈的一个部分，什么有效和什么无效并不是由时间划分的，组织可以采取问题为导向的方式来协商。
- 当组织已经建立并且高效工作时，常用的方法是信任组织和“顺其自然”。从学习者的日常工作事项开始，反思或回放面谈中的一部分，让学习者根据他自己的建议解决问题。继续进行描述性的反馈和方案的演练，在大多数情况下，学习者和群体的反馈将包括有效工作的评论来进行问题分析。协调者应该确保深入分析哪些工作有效以便学习。如果积极反馈没有出现在反馈会话中，协调者应确保有足够的时间结束。通过声明该组织处于不给予平衡反馈的危险，协调者可以公开询问组织他们的反馈意见，然后开始为自己提供一个例子。
- 有时学习者热衷于改变自己的建议。继续这么做并让他有机会扮演不同的角色，这是很重要的。演练中也可以得出反馈，通常情况下，这些反馈大部分都集中在使用什么新方法工作比较有效。学习者提供了他自己的自我评估，解决自己的问题，并使他的建议得到了进一步的反馈和排练，这样应该就足够了。没有什么是必需的。罕见情况下，原来的咨询进行的不是那么顺利，一些有用的技能已经被证实，根据重播进行反馈比根据事实进行编造更为诚实。要求学习者试行用以替代的方案，并讨论这些新的成果和技能。否则，强迫进行“积极的”反馈可能会让他们感觉自己不诚实。
- 观看一部分面谈有助于学习者慢慢察觉到实行的困难。通常适当使用技能，会使学习者发现哪些事情出了岔子。例如，患者可能已经放弃了几个没有被他们关注的线索，但是如果学习者没有使用非语言交流的技能，他们就根本不会出现。虽然学习者的日常工作事项也是错过的线索。提前知道什么工作有效然后让指导者提问这方面，以确保平衡反馈。
- 如果该组织尚未确定，或如果进行面谈学习者缺乏经验或他身体不舒服，在日常工作事项已确定后，应该立即说明“乔治，现在你已经告诉了我们你的日程安排，你是否愿意在深入讨论日常工作事项之前，花几分钟的时间来看看我们的总体情况如何？”因为乔治已经要求组织为他的问题提供帮助，他将能够从这种积极的反馈中获益。这些建议不需要是详尽的。随着分析进行，你在这里花的时间，会让团队知道用以达到平衡的额外需要量。
- 另一种方法，是领导在最初议事日程设定的过程中，将“什么最有效”纳入进来：“好的，你想让我们集中精力在哪方面呢？我还想建议我们关注一些你用得很好的方面，这样我们都可以从中学习到东西，这也是我觉得很有价值的地方。你认为呢？我们应该先干什么？”注意在咨询中与日常工作事项设置相同的方面。

考虑学习者的感受真的那么有必要吗？

在面谈后和修改日常工作事项前，确定和承认学习者的感受很重要。就像是咨询本身，形成情感气候的意识很重要。更重要的是要发现，如果学习者感到沮丧，尴尬或苦恼，要接受和支持他。这并不意味着我们应该对面谈中发生的事情进行辩护，并试图通过让他确信这是完全正确的方式来拯救学习者。相比提供过早的、全局性的、可能是不准确的反馈，有更适当的方法来提供支持并且缓解学习者的苦恼。

想象学习者开始说：

> "这很糟糕，这件事我处理地很残酷，我谈论他时竟如此匆忙。"

以另类全局判断回应：

> "我不同意他很好，你得到了所有你需要知道的，当你迟到时你能多做一些什么吗？"

只是仅仅降低了学习者的自我评估，并且提供错误的保证——毫无疑问使他的不幸加剧了这种情况，他也确实存在一个问题。除了在这个问题上有积极的反馈外，更适当的是接受学习者的感觉，对他表示认可和同情来提供帮助：

> "我知道你对这次的访谈并不开心，我猜测时间压力对我们来讲是一个问题，并且我们一直都处在相似的位置（对组织进行核实取得他们的支持）。我确信这对我们构思策略解决问题是有帮助的。"

另一种，提供另外一些事的支持和反馈而不是问题的技巧：

> "准确讲这也是我的访谈的日常工作事项，认识到问题是成功的一半，因此，做好它。我们怎么样才能最好地帮助你处理它呢？你自己已经有了好的想法了吗？"

你也可以让学习者在这问题上拓展补充，让他继续谈论。这能经常帮助学习者识别大量困难问题。打趣问题（类似于与患者一同患病）也给了老师喘息的空间。那么可能发生学习者日常工作事项变得更接近于协调者和组织的日常工作事项，帮助个人谈论困难并帮助学习者找到解决措施。

若学习者日常工作事项少了一些我认为重要的东西怎么办？

正如在这一章前面所讨论的，学习者应该先被给予机会来找出他的问题。在确定面谈的细节之前，我们花费时间建立和改善参与者的日常工作事项。我们询问学习者他之前存在的问题，他想要从团队中其他成员得到什么帮助。这些答案可以写在白板纸上或木板上，这样团队就可以定期地参考它们。

在大多数情况下，学习者和协调者的日常工作事项足够一致，这样协调者可以知道要将哪些重要的反馈在随后的讨论中合并起来。然而，有时候，学习者忘记了一个重要事情，这事情是协调者认为不该被忽略。协调者可以等到参与者的日常工作事项被详细探索后，再引入新的日常工作事项项目，或者他可以将它添加到日常工作事项设置过程，就像医生可能会在咨询中增加患者的日常工作事项。

所以，你想要探索你在面谈初期经历的困难，在知道她为什么今天来这儿，和怎样向一个焦虑的患者解释高血压的风险等方面的困难。我想知道我们是否可以也花一点时间，来研究如何判断患者可能希望从我们这里获得的信息，我认为在这个面谈中，这可能是一个有趣的并且可探索的领域。

协调者使用哪种方法取决于组织的成熟度和参与者的防御水平。如果学习者已经展示了防御性的迹象，随着讨论继续进行，最好坚持学习者最初的日常工作事项，并测量在讨论进行时进入更多威胁区域的可取性。如果团队合作的很好，可能通过邀请团队所有成员以及协调者，来提议他们也想探索的领域，开放其他项目。仔细地协商日常工作事项，因为教师和学习者之间的关系对一对一教学尤为重要。

我如何处理不同的看法以得到一个合适的结果?

探索结果是头等重要的—日常工作事项设置期间，研究学习者想从反馈中知道什么，以及再次采访过程中研究学习者和患者都想获得什么。有时候，学习者想要的总体结果与患者、协调者或其他的团队的意见都不一致。分享这些不同的结果能够使得没有评判探查技巧的人获得这些技能，我们着眼于这些技巧，尽可能在脑子里想一下能够获得不同的结果，而不是意味着一个特定使用技巧在本质上是对是错。

学习者："我并不想研究太多的她血压的问题，我们安抚她，这只需要检查1个月。—这一阶段，我不想探究与高血压相关的风险，这只会无谓地困扰她。"

协调者："别人会想要怎样来实现这一点？'那么患者呢——她想要什么？'或者'是的，我很感激。我本想要找到她是否已经很焦虑，关于高血压她已经知道什么。我想知道是否有一种评估它的方法，这方法是否会起作用？我猜想，我们能找到两种方法——如何消除疑虑，如何发现患者是否已经很焦虑，并且看我们是否能互相帮助。"

面谈中，以特定的点探索结果，还允许协调者让学习者向后移动一个阶段，来理解他们和患者寻求的结果，来更有成效地探索替代者：

"当你问她的家人是如何相处的，我可以问，你的目的是什么？你正试图实现什么？"

"你能想到任何可能帮助她寻找到扰乱她的声音的任何替代方案是什么？"

"我们能少研究点这个吗—有人能想到一种解决方法吗？"

我如何让学习者排练替代方案?

鼓励学习者在反馈过程中尽快试行方案，这是为了从理论上保持清醒，坚持在实践中的试行方案。否则，很容易止步于概括，理论，猜想和假设，而不是朝着可用技能的具体确定和实践迈进。

试着把你的一些想法付诸行动——回想患者是怎么说的"我真的担心这可能是癌症…"

"所以你认为用开放式的问题可能会更好的工作。你觉得呢？假设我是患者，问我……还有谁想尝试另一种选择？

我如何平衡个人需要与团队需要?

因为以日常工作事项为导向的分析面谈，始于接受面谈的学习者，初始阶段的讨论，往往局限于学习者和协调者两个人，他们一起设置了日常工作事项，并协商要如何处理标识出来的问题。然而，重要的是，要尽早把其他的学习者带入讨论中去，否则他们会成为沉默的旁观者角色。

在会议的早期阶段，个人的需要和团队的需要之间难以平衡。例如，如果学习者能够立刻想出他自己问题的可能解决办法，给他机会让他自己扮演不同的角色，虽然这样会使参与者很长时间并不参与讨论。但还是尽可能邀请团队成员给出建议并进行角色扮演。一旦别人促成了彩排，该团队的本质将从为学习者学习变成为团队的所有成员学习。然后才是协调者的责任，他们要鼓励每个人去贡献，鼓励每个人去相信团队，鼓励每个成员拥有自己的想法，以在之后的总结或重新定向中发挥作用。

我如何好好利用录像？

如果时间允许，经常回放磁带，特别是当你很难记得在面谈中到底发生了什么的时候。在反馈会议中，回放部分录像会使所获得的反馈更加明确和具体，并且帮助“患者”更好地进入角色和进行。反馈着眼于组织观看现场访谈的情况下，协调者也鼓励学习者在会后观看完整录像。他们要求组织写下具体的指导意见和建议，包括时间和计数器数字，这样学习者可以带走笔记，在他晚点回顾录像时用来当作参考。

为什么花时间添加研究和理论？

正如我们已经确定的，及时引入认知材料和深入探讨体验式工作是沟通技能协调者很重要的责任。尽管在经验上的工作中，到目前为止很大比例的时间都用在学习者的讨论，和他们自己探索沟通技能上，当处理敏感问题时，从面谈中总结问题，可以帮助我们更加灵活地进行沟通学习。在第八章，我们描述了在经验学习会议中如何在实践中实现这一点。另外，协调者可以通过阅读任务和项目工作，让学习者领悟文学。

为什么花宝贵的时间停止会议？

反馈和分析以实际的和建设性的笔记形式记下来是很重要的。我们必须留出时间总结已经发生的学习，并且将学习内容构建成概念性框架—正如我们已经讨论的，作为总结工具来使用的卡尔加里—剑桥指南在这里帮助很大。参与者被要求总结他们学到了什么，和他们想要采取的方法，这样的循环也有宝贵价值。

诊所或病床边的现场教学

正如在这一章前面所呈现的例子中的描述，专用的沟通会议对沟通课程至关重要。在这本书前面的章节，他们用文章说明了它能够实现教学和学习的沟通技能所需的所有标准：

- 成为基础的技能
- 在活跃的组织或一对一的学习中，使用重复的观察，反馈和预演
- 相当重视经验方法，例如视频的磋商，真实的或模拟的患者，或角色扮演
- 以问题为基础的，经验学习的方法
- 结合认知材料和学习态度

然而，现场沟通教学常常被课程计划者忽略，也被要求从这些专用的会议中加强和验证学习。没有了它，正式沟通计划会很容易被学习者忽略。但目前的教学不能被视为唯一的沟通教学技能，因为在这种情况下，它是难以实现上述的所有所需的标准。目前工作的主要困难是：

- 再次演练取得满意的结果
- 从不使用此方法的患者获得建设性反馈
- 在患者面前讨论敏感问题
- 现实中专家和患者的时间是否冲突
- 需要注意多样性的任务，包括患者护理本身
- 可能的教学日常工作事项所涉及的项目，包括临床推理，体检，调查，治疗方案等问题

另一方面，诊所和医院所开展的会议遵循专用的沟通教学会议是必要的，从中可以学到很多。此类教学的最重要就是在许多诊所或病房为基础的教学会议上直接观察。学习者并不是观察与患者互动，而是简单地告诉上级他们的发现。任何给定的反馈往往集中在内容，而不是面谈的过程，如果在讨论过程问题中，缺乏观察的话不可能得出有用的分析。

那么，在日常活动中，你是如何在诊所或床边组织与真正的患者的沟通技巧教学？鉴于固有的困难，什么是最好的方式来适应日常工作事项为导向、结果为基础的分析，来支持更正式的沟通课程？

- 沟通过程教学其本身
- 建模的优势

沟通过程教学其本身

某些组织因素使在病房和诊所内的沟通教学更容易发生。首先，最好是有单独的教学查房，而不是患者的护理查房，这样就有足够时间沟通和进行其他教学。其次，也许更重要的是，最好在一个单独的教室里，避开患者开展教学会议，这时在诊所或医院沟通教学效果最好，然后再去看看患者，接着返回再次讨论（Kurtz，1990）。这使日常工作事项为导向、结果为基础的分析的问题导向的方法更有效。我们可以先讨论患者和他们的问题，并与他们知识共享。沟通中的问题可以被识别（例如观察患者出院时的感觉，一个复杂的历史或向他们解释复杂的治疗方案），学习者可以为面谈设置日常工作事项和目标。然后，该组织可以到患者的床边，学习者可以观察与患者的互动。在床边讨论后和医生适当的示范 / 建模后，该组织可以继续探索学习者多久才可以实现了他的目标，以及他想反馈问题中出现了什么问题。组织可能还要重新演练。

为什么留在患者身边进行反馈和重新排练更好？患者的即时反馈很有帮助，但仅限于患者自己发现自己的问题。患者对照顾他们的人表露自己的真实感情是不容易的，所以得到的反馈可能是过于积极的反馈。然而，主要的问题还是在患者面前讨论敏感问题。例如，如果你发现患者看起来不安，你已经发现了非语言暗示表明患者不高兴，但是很难作为一个教学内容上报给组织，你尝试各种方法来要求处理这个问题。相反，重要的是如果学习者没有发现患者的异常表现的话，你要自己注意观察，并且告知患者。然后，你发现的例子可以在以后避开病床进行讨论和实践。

更有效地利用榜样作用

向榜样学习是沟通教学中最正式的方法，但它也是各个项目成功的基础。如果学习者发现他们的角色扮演方式与正式沟通课程所提倡的不一致，我们所有的辛勤工作都可以白费了。

向榜样学习有很多种方式，利用方法教学并不像看上去那么简单。首先，临床教师和其他角色模型需要更加了解自己如何使用适当的沟通技巧，使学习者可以在行动中观看和欣赏这些技能（Cote and Leclere，2000）。虽然这是最明显的一种榜样学习方式，扩展榜样学习的内涵，这不仅包括与患者演示沟通技能，也包括根据关注什么样的角色建一个例子，在查房时学习者讨论病例。

例如，在远离床边讨论患者时，需要慎重选择角色模型。首先，从生物医学的角度来看，只讨论内容太容易了。从患者的角度来看，它否定这一重要领域中的重要性，可以完全省去。临床教师不妨经常在学习者查房时，表现出对目前患者的关切。其次，过程问题可能根本不被提及—角色扮演者参与讨论问题是不常见的，因为在整个过程中都扮演着患者，他们可以探索如何运用这技能来帮助他们解决问题。然而，他们记下这方法和技巧是至关重要的，他们使用这种方法的话，由于某种"魔法"而不是蓄意的使用技能，学习者容易假定过程已成功。

同样，当学习者在床边观察患者时，鼓励学习者使用能够对他们有帮助的技能，而不是阻碍他们沟通学习的技能是很重要的。学习者经常被鼓励去直接采取不恰当的提问方式，无意间忽视有效的沟通技能教学：

> 忘记开放式问题——我们会一直在这里——只要按照我给你的问题清单。
> 或者
> 忘记患者的一系列问题——如果我们不处理这些，就去投诉？
> 或者
> 不要告诉我关于患者的事（或个人/社会历史）——我只是想知道"事实"。

当他们在病床边教授医学问题的时候，还有说明为什么在其他情况下这样无法与患者沟通的时候，临床教师必须解释清楚，这是很重要的。学习者很少观察他们的导师正在进行的全面医疗采访，而只是看到他们的之前所做的，给患者解释和定计划，或是治疗患者。学习者更多地观察他们的前辈在病床边解决问题或教学，不幸的是，他们误把这个患者护理当做是现实世界中患者护理应该是的样子。学习者并不是很注重在第一次与患者建立关系时用到的沟通技巧，以及他们给患者解释和为其制定医疗计划时用到的沟通技巧，为患者治疗时用到的沟通技巧等。不幸的是，学习者会认为有效沟通仅能用来解决问题。这并不是说真正的关怀和模范交流就不需要了。学习者并不经常遇到这个问题，如果有的话，他们的老师也很少直接谈论它（Kurtz *et al.*，2003）。这是一个关于学习者在医院安置的经验方面特别的问题，而不是在家庭实践方面。正如 Thistlethwaite 和 Jordan（1999）所述：

看来，在病房为基础的教学中，学习者很少以患者为中心进行协商。他们也不太可能观察到医生在教学过程中询问患者的担忧。当这种情况发生时，外科手术更常见于内科科室。我们缺乏鼓励医生和学习者深入了解患者的社会历史，这可能对患者的问题和随后的结果有影响。

尽管榜样的学习会对学习者内在的内容产生潜移默化的影响，但它的其他方面的作用往往不太明显。事实上，一些临床医生和医疗学习者待人的方式，在学习者与患者互动方面比任何正式的课程还要有更大的影响。这种隐性课程对我们所有人都有重大影响，包括那些教授专门部分的人，那些现场教学的人，和那些在医学院、医院或诊所与学习者接触的人。Suchman 和 Williamson（2003）对建模提供了宝贵的见解：

医学者学习中首先和最重要的来自于他们看到和经历了什么，而不是大纲中写的。如果他们见证了尊敬和协作互动，如果他们经历倾听，同情和支持，如果他们看到了差异接近和好奇的查询和对话而不是冲突和统治，那么这些互动会对他们对医学关系的本质形成框架。但是如果他们看到医学中强大的数字规律，他们看到他们的导师强调专业技术知识的重要性，特别是在自我和其他知识以上，如果他们经历欺骗或羞辱作为医学教育学的标准技术，那么他们将为他们的终身实践开发一个非常不同的模板。

如果学习者要整合和传播他们在医学院的经历相关的模式，那么它是我们每个人的责任导师（教师、研究员或者住院医生）更加关注我们自身的行为，更加明确地意识到我们在日常工作中制定的价值（和技能）。换句话说，帮助我们的学习者学习并改变他们的行为，我们必须投入我们自己的持续学习和行为改变。

在现实生活中，现场沟通教学中的榜样学习通常可以结合其他目标来完成。例如，在患者护理轮回期间，考虑一下和想要提高学习者介绍患者的有效性的人工作。外科医生在轮回期间改善了患者的介绍，并通过询问学习者很少提供的两个信息加强了解患者的观点的价值：

- “这个患者想要我回答什么问题？”
- “这个患者有什么问题需要我解决？”

这也能潜在地提高临床教师的意识，包括患者在讨论中观点的价值观。

其他方式的例子中，您可以在教学过程中模拟沟通技能并关注以下几个方面（Kurtz，1990）。

- 主动与患者仔细的接触，以从一开始就使他们个性化（如有必要，中断学习者这样做）
  - 介绍你自己并清晰了解你在患者护理中的角色
  - 告知患者对于轮转的期望，并请求他们许可继续
  - 通过提供与特定患者情况相关的细节来连接和个性化患者（例如“住院医师告诉我你的注射针会导致你一些痛苦。我们会找出对于疼痛该怎么做）。
- 使用第二人称（你）直接对患者说话而不是谈论患者，即使学习者使用的第三人称指的是患者
- 承认患者和学习者的意见：
  - “好，我现在明白多了。”
- 把所想的说出来——通过插入适当时间的谈论和问题，揭示你对缺少患者角度呈现的想法。
  - “这是我的问题——我们有疾病，我们需要决定如何帮助她确定她离开的合适时间？她想做什么？”（学习者回答说他们需要更多的信息。他们聚焦于以往情况和 3 年前癌症患者诊断的细节，没有得到从患者角度考虑的关于她想要的或者要的护理的任何信息）。

- “有没有人知道是否有人在家里照看她？”

- 使用问题提出替代观点，向学习者展示他们做出的未经检验的假设，如何导致他们误入歧途：
  - “所以你假设患者是医务部的管理者。如果您假设患者正在做的是考虑我们给予她的麻醉剂量是否合理，那么您怎么看？”

无论你正在聚精会神地倾听谁，用沉默作为加强回应的方式。当与患者或学习者交互作用时，参与、突出和尊重这种模式是有效的。

- 引出患者对他们的问题的信念：在适当地讨论他们之前，承认患者对信念的陈述：
  - “我知道…”（暂停，邀请患者继续）以回应患者的信念。当进行活检时，肝脏问题便开始出现了；其后回应患者的附加评论，然后解释活检是为了消除患者的错误思维。
  - “因此你担心你可能患了类似于造成你的母亲死亡的肺癌？（暂停，邀请患者继续）…我感谢你告诉我…”
- 有了上面所有的建模实例，我们偶尔会将这些技能教给学习者。通过明确询问他们是否注意到你做了什么，或者你为什么有可能做成这件事。

（朱　亚 译，王锦帆 审校）

第七章

教学展开：最大程度促进参与和学习的方式

引言

第五章和第六章描述了一种为学习和改善交流技能提供安全平台的促进方法。本章节聚焦于介绍另外一些便利方式，以利于创造一个支持性的学习氛围并促进最大程度的参与。任何学习过程中，这些是能够导致技能发展或个人改变的的基本要素，因此，在体验式沟通技巧计划中特别重要。

本章中，我们也会着手处理一些困难情境。因为即使通过我们最大的努力，我们所有促进或参与沟通计划的人，迟早都将面临一些不尽如人意的挑战，或者遇到我们不知道如何处理的障碍，例如：防御性，愤世嫉俗，缺乏信心，分歧，错误和不良的表现都是常见的。在此，我们提供一些自助的技能和战略以应对这些挑战。

我们在本章：

- 把有效促进与患者有效沟通相关联，并显示同样的技能和原则如何形成两者的共同基础。
- 提供一系列有助于发展有利环境和刺激最大程度参与和学习的概念、模式和策略。
- 思考实现如何将困难与紧张局面扭转为优势局面的策略。

由于沟通培训严重依赖于同行教学和自我评估，使得我们自己也成为了老师，所以当促进者和学习者都能够理解并学会使用本章中所列的各种工具与资源时，促进效果和学习效果都可以得到很大提升。掌握这些材料会带来双倍的回报，这同样适用于与患者和专业人士在职业实践中的互动，对学习者也是如此。

在与患者沟通中促进教学

沟通技巧和促进技巧的相似之处

有效沟通是有效促进的根基，实际上，与患者有效沟通所需要的技能，与卡尔加里 - 剑桥指南教学所需要的技能相似，这个技能相当于是对沟通和促进两个方面技能的总结。

将指南转换成给促进者使用的简明技能手册和自我评估工具，使用简单的“促进者”和“学习者”来代替“医生”和“患者”。研究促进技能的医生发现了一个让人放松的事实，他们的研究建立在熟悉的技能和结构基础上，正如他们已经在和患者沟通中使用的：

- 让会话开始（正如我们即将在本章后讨论的）——在咨询的开始同步开展。
- 组织小组的学习—探索学习者的日程表和他们想要实现的结果（正如在第五章中所讨

论的)；使用摘要和指示牌——在咨询的启动和信息收集阶段同步开展。

- 通过提问和回应来促进——开放式问题，细心倾听，鼓励，沉默，重复，释义，解释，澄清，内部总结，分享想法，发现学习者的想法，信念和期望（作为激励参与的话题在本章后进行思考学习）——在咨询的信息收集阶段同步进行。
- 建立关系——接纳，共情，支持，敏感性，整理线索（本章后即将讨论建立支持氛围与处理防御和冲突情况技能的基本元素）——在咨询中建立关系的阶段同步进行。
- 提供信息（正如第八章讨论的）——在咨询的解释和计划阶段同步进行。

有效沟通原则与有效促进原则的相似之处

在第二章中，我们指出了五种影响有效沟通的因素，这些原则都有效的增加了促进作用，并给我们提供了一个框架，来帮助我们决定如何最好地促进社会应用技能课程的学习。现在促进学习比单纯与患者交流更为重要，我们可以问自己在任何给定的单元会做什么：

- 确保相互作用（在学习者和促进者之间，在学习者和学习者之间）
- 适当降低不确定性（关于期望什么、会话的议程、促进者和学习者的责任、小组或我们自身是否值得信任）
- 展示活力（参与性、灵活性和反应能力）
- 帮助学习者思考的效果和影响（你的目标是什么，发生了什么？）
- 应用螺旋模型（在重复和复习中建立，鼓励学习者在理解和掌握技能的螺旋上升的过程中采取“下一步”）

我们向学习者介绍这些原则作为有效群体参与的框架，例如，螺旋状成为了如何学习技能的一个有用的模型。我们大多数人的学习历程都是先进展一段时间后出现暂时下降，也许就是当我们试图在新的环境中应用“旧”技能或我们的信心遭受挫折。我们受益于理解这种明显的挫折，虽然不舒服，但这往往是技能显著进步的前奏。

Westberg 和 Jason（1993）提供了确定哪些因素有利于师生关系的另一套原则，其中再次提到了与医生 - 患者进行有效沟通时候存在交叉的地方：

- 开放和诚实
- 相互信任
- 相互尊重
- 支持和培养
- 协作，培养学习者的独立性
- 灵活性
- 不断的发展

建立信任的关系和对促进者的信任都需要时间，像患者一样，许多学习者习惯于在师生互动中扮演被动角色，很难放弃熟悉的模式，走向更为协作的模式。同时，促进者更熟悉专制的方法也是事实。大多数医生在职业生涯中都需要表现出竞争性，同时，他们也目睹了竞争关系在各个专业医疗领域都是主要关系。将这种局面转变为合作关系并且在初期就开展合作的关系一定是非常困难的，这些都并不奇怪。无论如何，如果促进者能够将本章介绍的技能和原则去鼓励学习者，合作的效果就会得到增强，促进学习并预防一些可能的困难，无论是在小组内还是在促进者与学习者之间这都是有效的。

促进最大化参与和学习的策略

在信任和开放的氛围中，与在不信任和防御氛围中，前者更有利于更好的学习和技能发展。不幸的是，当学习需要我们重新评估自己甚至挑战我们的信仰和思想时，学习新技能或改变我们做事的方式，一定程度的防御和冲突是不可避免的。认知导致紧张，而希望改变的需要会变成有利于学习的潜藏动力，它使我们脱离了自我的舒适领域，然而这种不适也可能导致防御行为，学习者可以通过阻抗和探究来应对，把注意力和精力放在保护自己或减少感知到的威胁上，而不是学习和改变上。

鉴于这一现实，创造一个支持的环境对于任何沟通技能课来说都是非常重要的。例如作为支持的挑战，还是不足够的。没有挑战的支持是舒适的，但会造成纠结，没有支持的挑战则会造成潜在的破坏。所以，我们应怎样做来发展和维持一个支持性的学习环境呢？在使学生感到不适带来的恐慌中，来刺激他们的学习，同时我们怎样提供他们发展必需的支持呢？此时，我们又怎样避免必然会出现的防御和潜在冲突呢？

建立一个支持环境

在本章中，我们会对两种互相紧密联系的策略进行探究，一是发展和维持支持环境，二是在体验式学习中刺激最大化的参与。然后，我们提供如何在每次对话和课程开头建立支持环境的指导方针。

Gibb 的支持对抗防御的策略

建立一个安全的支持环境，对于学习团队中每一个人都是一项重要任务，但是，团队中促进者有更重要的责任，他需要做引导工作并随时准备处理突发情况。Gibb（1961）的工作是一个对研究发展和维持支持性环境特别有用的资源，当防御出现时将其降低到可控水平，当暂时性妥协出现时恢复安全和支持的环境。

建立在 8 年对小组讨论录音研究的基础上，Gibb 指出了 6 种可以作为集体支持环境特征的行为（下面每组的第一项），和 6 个选择类别作为防御环境的特征（下面每组的第二项）。不难看出哪一些类别描述了刻板印象中的传统独裁老师。

为了发展和维持支持环境——从而开启学习和转变的道路——有意识的使用描述、问题定位、自发性、移情、平等、协商。避免使用评价、控制、战略、中立、优越性和确定性（正如 Gibb 所定义的那样）。这就是无论当我们小组工作刚刚开展的时候，还是任何形式的我们无法确定如何解决的问题出现时，我们应该第一个想到的基本框架。我们发现无论这些情绪出现在学习还是医疗环境中，这个框架在处理防御和不信任情绪特别有效。

然而，建立一个支持环境，远比单纯使用支持手段和避免防御行为复杂得多。已经存在的防御水平，会影响其中各种类别产生的防御或支持的程度。如果团体中已经发展出了支持环境，参与者就可以更自由，更容易容忍不同类别的评论。另一方面，如果防御开始阻挡学习，那团体有意识的重新使用支持元素。当然这些也非常适合处理新的未知的情况。虽然关于防御元素的定义多聚焦在负性方面，这些元素并不总是消极的。例如，在不顾防御可能导致结果的某些情境中，评价与控制是适当的。

支持性环境	防御性环境
1. 描述 非批判性的介绍感知、感情、事件、真诚需求信息、描述性的反馈意见、直接观察对其他人的可见行为，避免使用诸如‘好’或‘坏’的词句。	**1. 评价** 通过评判；责怪，批评或表扬；对标准和动机提出疑问
2. 以问题为导向 相互合作；互相定义和解决问题，而不只是告诉别人该做什么。	**2. 控制** 对他人做一些事情，告诉他人应该做什么或应该怎样去感受和思考
3. 自发性（灵活性） 从“幕后动机”和其他欺骗中解放出来；坦率；为人灵活有及时处理失误的能力（自发性不应当被解释为缺乏组织性或缺乏计划性）	**3. 策略**（幕后动机） 通过隐藏计划或使用技巧来操控他人；隐藏意图
4. 移情作用（卷入） 原意与他人产生关系；认同、尊重、接受和理解他人	**4. 中立**（漠不关心） 漠不关心，分离，冷漠；把他人视为研究对象
5. 平等 愿意与他人产生关系，互相定义和解决问题，不强调权力或能力上的差异，平等不是无视知识和能力的差异，相反，它承认了贡献和每个个体的价值	**5. 优越性** 不能准确认识到他人的价值，总关注他人的不足，认为与一个人交流比与多人交流更好
6. 可商讨（试探性） 试探性；无偏见；愿意探索替代的观点或行动计划	**6. 确定性**（教条主义） 教条主义；拒绝考虑可以替代的选择，重视证明自己观点而不是真正解决问题

互相理解共同点：以理解和关联为基础

一个在 Baker（1955）的工作基础上建立的模型给了我们另一个建立支持环境的工具，鼓励参与以及处理防御。模型强调了 Baker 所说的“相互识别”的特征，或我们称为“相互理解共识”（Riccardi and Kurtz，1983）. 根据 Baker 所说，任何交流的有效性（或教学效果有效性）取决于交流者的共同性，一个人在与另外一个人相互作用中能准确地识别出对方的程度。很多近期的工作证实了这种假设，例如说，一个有 315 名患者和 39 名初级护理医师的研究中，Stewart 和其他工作人员（1997）发现“患者易于知觉到与医生的共同性”，关联更好的患者可以更好的从他们的不适和担忧中康复，2 个月后可以观察到情绪更加健康，去实验室化验次数以及转诊次数变得更少。Roter（1997）关于相互关系和合作关系意义的研究，也说明了“共同性”对医生 - 患者交流、小组教学与学习来说都是非常重要的。让我们深入了解一下关于巴克模型（见图 7.1），可以让我们理解为什么如此。

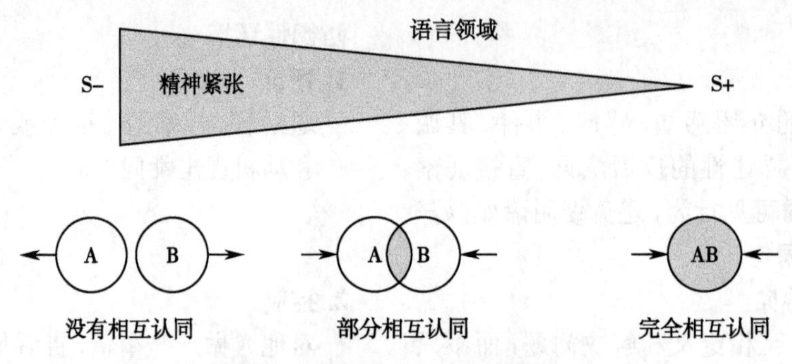

图 7.1　巴克(1955)交流模型

A 和 B 分别代表互动中的两个人，两个圆中的重叠部分代表着两个人在交流中拥有的共同性，一些相互理解是共性存在的，例如说，A 和 B 有着双方都可以理解的共同的文化或语言。如果只是识别单个人的共同点是不足的，共性必须相互地确认 - 也就是说，相互理解。当 A 和 B 在彼此交流中透露更多他们的背景，目标，信念等，更多的相互理解共同点可能就会得到发展(也就是“语言领域”)随着这种发展交流双方开始一起分享时间与经验。这种相互认同是建立在信任与精确性的基础上的。

当参与者出现停滞或周期性沉默时，这是他们相互认同状态的警报器。在模型中 S- 代表着让人不适的沉默，并伴随着高度的紧张，对应着缺乏能相互理解的共同点的事实(例如：由于冲突，尴尬，防御)。而 S+ 则代表着舒适的沉默，伴随着低等级的紧张，同时表现出高度的相互认同(例如：分享理解，放下防御)。这个模型使我们可以在任何时间确定交往的程度，或交往中存在的相互理解共同性的程度。

上句所说的“任何时间”是非常重要的。相互认同的等级是一个恒定流量。虽然成功或甚至暂时的“完全的相互认同”可以对关系产生持续的正性影响，但是却无法保证关系会永远保持在那个水平。一个新的误解或冲突出现在任何关系(或组织)，都可能再次回到负性沉默并再次感知到“没有相互认同”。这个模型提出的解决方案是通过返回一个又可以相互认可的共同点，重新建立一定程度的信任(如：双方都同意希望继续保持关系)然后以此为起点重新发展相互理解的共同性(如：双方都同意的对问题的描述)。

巴克的模型如何帮助我们的？

- 它强调了关于降低紧张程度、处理误解和建立支持环境最重要的一点，建立共同的参考点(例如：通过共同商定来确定目标)。
- 它给了我们建立信任、发展关系和鼓励参与的有效方法—做任何有助于建立相互理解的共同点的事情。
- 它对大多数人都会体会的，当在不熟悉小组中出现短暂沉默时体会到的不适，或在面对不熟悉的陌生人时或产生一些误解时产生的不适的原因做出了部分解释。
- 它提供了一种降低这种不适的方法，也就是通过分享经验或尝试建立(或重新建立)共同基础。

正如我们的促进工作，通过反映和反馈，我们发现能够在脑中保持多个想法的最有效的方法就是寻找共同基础。第一，有效的交流(或教学)并不是要接受者所听所说的与我们所理解的内容完全相同。不能仅仅因为一个消息被发送或听到就说这个交流是准确的交流。我们不能依靠大多数情况错误的逻辑—我假设我准确的看到了 X，我假设了你准确地看到了 X，所以我假设你看 X 的方式和我看 X 的方式一样（反之亦然）(Schutz，1967)。反馈和讨论所引发的相互理解共同性，是有效交流的基础。

第二，交流并不是谈判。如果别人与我们的观点意见不同，我们常常错误估计我们的交流—或我们的促进工作—已经“破坏”或被误解。但是意见不同与误解是不同的（Verderber and Verderber，1980）. 事实上，意见不同有可能是由于规范化交流引起的。相互理解的共同基础，可能只是先准确地相互理解双方不同看法，然后双方同意将这份差异视为有效的和可接受的而接受。这是当人们关于“最佳”进行方式存在争执时最有用的观点——指出双方完全一致不是必需的，往往可以化解分歧，节省大量时间，它也有助于听听另类的观点。精力应该用准确理解所有可选方案上，而不是争论哪一个方案是“最好的”。

起步：为支持性环境奠定基础

建立共同性和为支持性环境奠定基础的一个重要机会，就是在与学习者的第一次会面和每次讨论的开始时。我们提出的如何开始的许多建议，是为了提出实际可行的方法来确保我们实践 Gibb 的支持性环境行为和 Baker 的相互理解共同性模型。

再一次强调一下学习讨论与咨询是平行关系。关于如何与学习者建立关系，到卡尔加里 - 剑桥指南提出的开始会话的技巧与下表中有惊人相似性。

- 预备
- 建立初步的融洽关系：
  - 表现出足够的兴趣与尊重，采取适当的行为
  - 介绍：自我与参与者
  - 相互了解，建立信任
  - 适应接受，将成见抛于脑后
- 发展安全支持的文化环境
  - 明确了解基本原则
  - 讨论目标和责任
- 通过分享与讨论建立日程
  - 确定首要目标（不要秘密计划）
  - 发掘学习者的需求与日程
  - 学习者与促进者共同商讨日程，同时考虑双方所需

预备

使促进者觉得自信与舒适的关键就是充足的准备。在学习者抵达前就要准备好材料、器具和会面场地。

建立初步的融洽关系

如果我们希望学习者表现出信任、尊重、开放、诚实、同情心、温柔、幽默、灵敏度和友好的行为，我们也需要表现出品质，同时我们自己也表现出兴趣与尊重。

相互介绍，包括背景和名称的喜好，这是一个不熟悉的学习小组的好的开始。介绍包括简短的热身或破冰训练，这是为了能够促进参与集体增加互相了解彼此，相互分享各自的背景或经验。甚至我们已经暂时参加一个已经开始一段时间的小组（例如：代替一个缺

席的促进者），再开始的几分钟，我们邀请每个人通过说一些关于自身的其他人都不可能知道的信息，来使大家对彼此留下印象。这是通过大家一起听、一起回应、一起笑和其他一切可能的连接行为，来建立相互理解的共同性的机会（关于老家，家人，类似的娱乐，等等）。建立信任和支持环境的基础有这惊人的缓解作用。这样的练习也可以被用来使参与者安顿下来将他们的成见抛于脑后。和其他“准备开始”的活动一样，我们将自己视为和其他成员一样的优秀小组成员为小组做出贡献。

发展安全支持的文化环境

下一步就是询问学习者哪些是他们希望的小组运行的基本规则。这些可能与确保每个人说话和被听到的权利，建立保密规则，促进诚实和建设性而不是破坏性的批评，在求助咨询中要求暂停、出勤规定等都密切相关。这就像介绍环节，通过小组内部决策和开放共享为合作建设规范。

讨论目的与责任似乎是显而易见的，但是这些常常不是公开完成的。尝试明确准备为刚刚开始课程或会谈的学习者提供些什么。例如说你希望有一个平等的模式、保留学习者、促进幽默、学习者能学会理解所有内容并答谢。他们说：表明你打算提供建议和选择、接受易错性等。如果你理解错了，就要求学习者更正。讨论保持支持性的环境，例如学习，这是集体中每个人都有的基本责任。

通过分享与协商建立日程

明确会谈或课程的目标是有帮助的，它能够降低不必要的不确定性。怎样宣传一个课程或会谈是非常重要的——它可以帮助学习者知道应该期待些什么。课程开始前应明确结构化课程目标的分布和需要被促进的人的信息、课程的基本原理、它的长度以及将使用的方法。

当我们会见学习者时，首先我们要求他们确定他们想要的目的和目标，从而确定他们的学习需求与日程。与已经参加一次或两次会谈的学习者，我们着重于长期目标。例如，我们给学习者一个较短的时间记下他们的个人目标，然后与小组其他成员一起分享，也许两个一组或三个一组。倾听别人的想法常常会导致修改和添加自己的个人目标，从而导致共同性的出现和对于共同目标的尊重。这些表格是灵活的——随着课程的进行，学习者无疑会改变原来的想法。在以后的课程中，我们可能拿出整合过的这些原始表格，鼓励学习者继续考虑他们希望达到的结果。

通常在讨论目标环节结束时，我们会回顾一下课程组织者为课程设置的目标，比较一下目标是否有重合的地方，同时也检查是否和个人目标或集体共同目标出现出入。这个讨论很可能导致修改预先计划的课程目标。就像和患者一样，然后我们商谈一个大家都接受的课程日程。

在讨论长期目标之后，我们转向给定的会话共同短期目标（例如：之前会谈确定的，或有课程组织者准备的）以及个体学习者对具体咨询的目标。我们对于后者会在咨询的开始（你有什么特别的事想给我们看的吗？）和咨询之后（你有什么特别的事需要我们在会谈中特别关注吗？）都做出询问。

然后，鉴于大家都希望达到的成果，我们会讨论大家希望小组如何运行。如果我们刚刚加入一个已经成立一段时间的小组，我们首先询问他们平时怎样处理问题，这样我们就可以跟随已经存在的模式，或询问小组成员是否愿意尝试一个新的方法。

经过第一次会谈，这些活动将会花一些时间。此后，每次会谈的开始我们通常只需要几分钟，就可以重建一个支持性环境并明确目标。但是，作一个整体来说，这份努力对成功会谈至关重要。

激励参与，在会话中思考与学习

一旦会谈有了良好的开始，支持性环境基础与协作学习已建立，对于最大限度地提高学习者的融入性和参与性，两个必要的促进工具就显得尤为重要，它们分别叫做回复技巧和提问技巧。正如同患者在咨询中一样，你回答学习者评论的方法、你邀请他们参与的方式以及你所问的问题都是决定会话效果的关键因素。这些技巧和卡尔加里-剑桥指南中提到的收集信息技巧一致，并将在我们的姊妹篇中详细阐述。

应答

对学习者来说，倾听与应答的技巧是有效促进的中心。他们和应用于咨询工作中的如下技巧是相同的：

- 细心倾听
- 鼓励
- 沉默
- 重复
- 套用
- 解释
- 澄清
- 深入总结
- 注意语言和非语言线索

这些促进技巧同时也是没有非指导性咨询的关键技巧。Roger（1980）、Egan（1990）以及其他人已经对他们做了详细讨论，大多数人已经将他们视为任何交流的重要因素，旨在鼓励客户在没有过度的专业性指导前提下更多的讨论他们的问题。

作为应答技巧的案例，我们将再次介绍早前提过的案例研究（Kurtz，1990）关于对一个医生临床查房的观察。学习者认为，他的能力特别有效的技能刺激了参与、水平思考和学习。毫无疑问的，这项研究表明，问题和响应技术是他的关键技能。在这里，我们来看看他用来刺激参与和学习的倾听与应答技巧，一有机会他就会采用承认和强化学习者的技术：

- 在别人高度集中时保持安静，专心地关注说话的人
- 经过思考以后重复或重申学习者的话："所以你想的是…""所以她回家和她的孩子过圣诞节"
- 注意语言和非语言线索："你今天看起来很累…让我们休息一下"
- 除非必要尽量不打断别人，注意非语言线索例如身体前倾或避免眼神交流
- 加强学习者的想法，大声回应："那是一个好主意""嗯…哦…""你的直觉是对的""好的，我现在理解的更多了"
- 在每次提问之后给学习者3～5分钟时间，用来思考与回答

- 要求特殊说明：能请你详细解释下你的意思吗
- 用释义方式核查你的理解：所以你最关心的是…

询问

促进工作中三种最有用的基本问题类型：

- 开放性问题，有多种回答的可能性
- 封闭性问题，常用一个或两个单词作为答案，且一般有且只有一个答案
- 苏格拉底式问题，按照苏格拉底的方法，通过几个小问题来鼓励学习者寻找他们自己的答案

所有的问题都适合于不同的时间，选择哪一个取决于你想要的取得的成果。鼓励学生、刺激参与和横向思维，适合使用开放式问题和苏格拉底式问题。

我们回到上面那个关于一个医生和他的主治查房的研究。我们来看看他的提问技巧。总体上来看，这位主治医师使用问题来挑战他的医学生小组和住院医师，让他们思考的更加全面或整合不同方面的信息。频繁使用变化的苏格拉底式问题，他给出的更多的是"思考"而不是单纯的测试，和评估学习者 - 例如共同解决问题或提出替代方案。下面就他促进工作中的具体例子展示了如何更加有效的使用提问：

- 联系学习者正在做的事情，在情境中提问，等于是重复一遍："所以关于这一点是如何思考的？"
- 从始至终明确鼓励邀请学习者进行提问："还有问题吗？"、"还有什么我们需要知道的吗？"
- 推进学习者在他们最初的回答基础之上思考，有时给他们适当的下一步的提示："你还有什么想知道的吗？""如果那是可行的你会发现什么？"
- 使用问题来给学习者机会，让他们能够相互将他们所知道的教给别人："你有发现一个最近的研究报道了吗…？关于这个你想告诉我们吗？"
- 邀请学生与你一起边想边说，特别是在询问有关你所疑惑的，或他们忽视的一系列相关问题之后。经过一些提问之后退一步然后提问："我正在做什么？"
- 通过提供意见来暗示问题或启发思维："我是这么想的…你觉得呢？"
- 用提问来提供另类观点，从而向学习者展示，他们的假设是如何可能会引导他们走上歧途的："所以你假设患者在操纵医生，如果你假设患者所做的是对这个问题的合理反应（或我们给她合理考虑过的麻醉剂量），那么然后你怎么想？"
- 当所有人都不知道答案时，邀请学习者对答案做出猜测："你愿意猜猜看吗？"

这位医生同时也采取了进一步的技术，称为边想边说。他通过说出他的想法，将他如何思考和如何解决问题透明化给学习者（或别人）：

- 频繁在揭示想法中加入时限性备注，例如："这是我的问题。虽然疾病已经没有什么办法了，但是我们需要确定我们应该怎样在她剩下的时间让她的功能保持完善"（学习者通过承认他们需要更多信息来作为反应 - 他们聚焦于历史和诊断的细节，同时错过了患者的观点和他所需要关键点）
- 经常总结，当你总结的时候随时插入出现在你脑海中的疑问。
- 邀请学习者"我们应该怎样解决这个问题帮你排忧解难"，解答你脑中一直思考的问题：

“我所想的是…。”

赞赏询问的原则（Cooperrider and Whitney，1999），增加了我们在小组（或组织）环境中互相提问和应答的另一个维度。赞赏询问的作用是建立在寻找什么作用更好的前提下的，更多的询问，要比只是寻找什么是无效的，以及较少的询问更有积极性和效率。简单来说，有意识地转移我们的关注点，可以提供相当大的改变的机会（Williamson *et al.*，2001）. 这个观点再一次说明了，集中于学习会谈或患者护理中已经生效的成分是非常重要的——例如，提出这些问题：*这发生了什么让你觉得是切实有效的？在患者护理过程中是什么可以激励你或让你更感兴趣？在学习过程中呢？什么阻碍了你？*

学习和改变的模型

接下来，我们思考几个学习或改变的模型，他们展示了学习者在发展新技能和行为模式经过的不同阶段。这些模型对于发展支持性环境的价值，体现在他帮助学习者和促进者的期望更加现实，从而在学习过程可以更加舒适和较少防御。

学习四级模型

学习的四级模型（Wackman *et al.*，1976），描述了我们在学习新技能中会经历的四个阶段。告诉学习者这个模型有着正性作用，也许是因为它给了他们许可接受这些阶段，甚至可以当他们经过这些阶段时他们可以对此玩笑以待。一旦学习者明白了经历每个阶段是自然而然发生并可预期到的，他们就获得进出这些阶段的自由 - 犯错、前进、退步和恢复 - 伴随着最小的防御性和更多的宽限期。

如果你把这些首先应用到你已经掌握了的身体或艺术技巧上的话，这些阶段可能会更有意义。试着回忆学会游泳的样子或演奏一种乐器，特别是当你已经是成人后学习的。

1. 开始认知阶段。以困惑和兴奋作为特征，这个阶段包括了一个这样的认知，即存在一些你从来没有想到过也不精通的处理事物的方法。当所有事情都是新的与众不同的的时候，动机已不是一个重要的问题。

2. 尴尬阶段。在这个阶段你已经增强了新技能或新方法的的认知，但是却发现不能很好的运用他们。你觉得自己是笨拙的，机械的，假的或尴尬的，就好像你已经不是你自己了。你可能会抱怨过自己变得很敏感，由于你缺乏明显的进展，你容易责怪你的导师或其他的同伴学习者，在这个阶段，你的行为似乎是被迫的，自发性会降低，而且自己也会感觉有些不自在。

3. 熟练感阶段。在这个阶段你依然感觉很敏感，但是已经开始更有效率的使用这些技能。你觉得舒适很多，开始将个人风格与新技能适应协调起来。然而，你的行动还是显得有些机械化，你也还需要仔细思考你在做什么。

4. 整合阶段。这需要时间，持续的努力和练习才能达到这个阶段。在这个阶段，你会觉得舒适，有能力和自发的使用新技能。他们会变成你的自然行为的一部分。

在现实生活中，这个过程并不是不可逆的。退步是很可能的，特别是当你处在压力之下、疲倦、被无关的个人问题分心时，或你尝试在新环境使用刚刚发展好的技能时。幸运的是，一旦你达到了整合阶段，即使当紧张情绪增加或出现新环境时，你的退步情况也会变得很少发生。

特别注意尴尬阶段是必要的，当你第一次进入这个阶段，或退步回到这个阶段，你可能会发现自己想出大量的借口不继续尝试，更少的使用新行为。我们在沟通技能训练中一些最爱使用的话如下所列。

- 这是假的，这不是我。
- 这一切让我感觉很难为情
- 沟通训练就是胡说八道
- 一旦你变成成人，你的沟通模式和相关的方式就会成型而且不会改变
- 我可以等会在学这些东西，靠我自己，在没有人在周围监视的时候
- 我也许不是最好的但是我足够好了

我们会在早期与参与者分享这个四阶段模型，然后再在合适的时间再回顾它。例如，减少逃避或减少上面提到的这些策略，我们复习这些模型，督促我们的参与者保持它直到他们可以掌握新行为——也就是说，最少到他们达到熟练感阶段。

这个模型可以降低防御性，使我们对我们自己和他人的预期更现实，对行为变化发展所需的时间更有耐心。这个模型也解释了反复练习、监控和反馈的重要性。想象一个网球运动员打的已经很好了，但还是去一个专业课程来提高他的技能。通过专业观察，发现一个正手击球的球拍角度问题，建议改正握把方式。现在他坚持按照正确的方式打，但是每一次击球都是一次灾难，甚至不如他以前打得好。他每一次击打都需要努力思考，所有自然性都下降了许多，他感觉比刚开始时还糟。然而只有进一步练习、反馈和鼓励才能使他将新技能通过到他的比赛技巧之内，这样他才能进步。最终，他的比赛技巧会变的自然而更进一步。他最终会达到第四阶段。

重构我们关于结果的想法

我们都很容易产生这样的假设，只有当学习者实现了行为的改变时才可以说教学和学习才算是成功的。这个概念有些限制，如果去思考促进者力争达到的不同结果或种种变化或许更有帮助。

结果的改变

与其只从行动的角度思考，还不如考虑以下四个替代结果：

- 思考（我已经意识到也愿意去思考如何改变）
- 态度（对于改变，我有一个积极的态度）
- 信仰和价值观（我相信改变是最好的方法）
- 行动/行为（我改变我行动的方式以及在真实生活中的行为）

如果我们评估出了学习者在进程的什么位置，我们可以更加精确的了解我们应该努力的方向以及下一步的目标。当然，我们最终的目标是完成行为的改变和学习者技能的提高。但是相比较尝试直接干预行为，如果采用更为间接的方法，将会有着更少的防御和更好的成效。假如我到目前为止还不愿意考虑改变，那么我绝不可能做到持久的行为改变，但如果我已经有了一个积极的态度，改变结果则会完全不同。

考虑四个结果，而不是一个（即行动）改变了我们评估教学效果和学生进步的方式。他使得我们不仅可以记录当有行为改变时候的变化，而且可以记录当我们发现学习者在态度、信仰、价值观等方面都愿意思考的时候出现的改变。

改变模型的不同阶段

将该模型与较新的上瘾行为不同阶段改变模型（Prochaska and DiClemente，1986）进行比较：

- 沉思前阶段
- 沉思阶段
- 积极改变阶段
- 保持阶段
- 复发（循环恢复到前几个阶段）

  或
- 成功

承认这些自然发生的阶段，帮助客户或学习者理解他们已达到哪个阶段，从而有助于确定如何支持或影响动机和发展。

信念与自信

Keller 和 Kemp-White（1997）已经确定了两个显著影响动机和改变结果的额外因素：

- 信念
  - 这个改变对你来说有多重要？
  - 你有多坚定？
- 自信
  - 对于知道如何完成这个改变（或拥有完成这个改变的技能），对此你有多自信？
  - 你觉得完成这个改变你有多少信心？

每一个因素都同时有助于为确定和着手改变做准备。这个方格中的模型表达了信念与自信的互动关系（见图 7.2），它提供了一种关于“量化”水平的信念和信心的定义，并描述了人们如何陷入了尝试改变的困境之中。

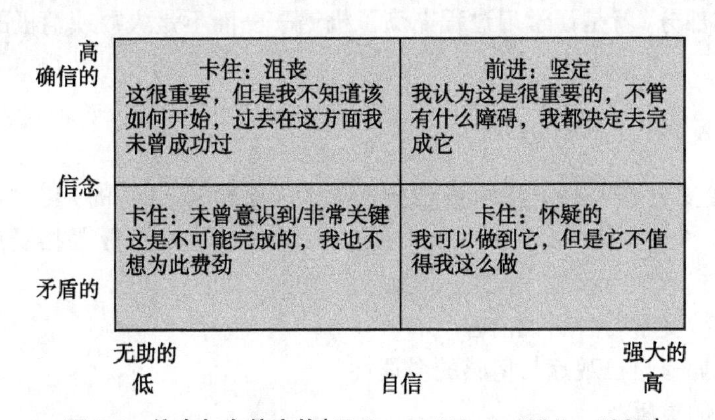

图 7.2　信念与自信方格（Keller and Kemp.White，1997）

Keller 和 Kemp.White 将他们的模型与 Prochaska 和 DiClemente 的改变模型相结合，在帮助患者改变他们的生活方式或遵循治疗方案过程中，临床医生不仅需要发现他们的患者在每一个变化或行为的改变中处于哪个阶段，还需要了解他们的患者在信念与自信方格中的位置。方格上的不同位置，要求临床医生在帮助患者改变过程中使用不同的技术。Keller 和 Kemp.White 也鼓励临床医生对自身使用方格，用来评估他们在帮助患者中所体现出来的承诺，并同时增加他们改变个人或职业行为的动机。

信念 / 自信方格对帮助我们自身学习新的交流（或促进）技能或帮助他人学习有着同等的效力。本书与本书的姊妹篇重点在于，不止增强读者的技能，同时也能够增强关于沟通技巧教学与训练中“为什么”、“什么”、“怎样”方面的信念与自信。我们医学上的促进和沟通方法在也旨在保护和提高学习者、患者和医生的自尊心，而这个元素是以信念和自信为基础的。

结合信念 / 自信方格，同时考虑学习的四级模型的自尊感（开始认知阶段、尴尬阶段、熟练感阶段、整合阶段）以及可改变模型的结果（思考、态度、信仰、行动），把这三者结合起来，可以提高这三种方法的使用效果。由此看来，增强信念、信心和自尊，既是沟通计划中值得我们努力工作的一个结果，同时也是达到最终目标的一个手段。

处理困难的策略

应对防卫和冲突情境：基础

总有些时候，你努力建立的支持性环境会被破坏，我们提出一套在学习者互相挑战或挑战促进者时采取的促进技能，特别是当这些挑战是侵略性的或会造成不适的时候。

本节中包含的技术，是在几乎所有冲突的情况下都适用的初级方法。它们是当你察觉冲突或防御已成为问题时，或解决存在已久的困难起点时，第一时间想到的技能。

将防御或冲突视为一种正向作用力

在体验困境之前，要对人们心态做好工作。参与者很少主动尝试创建问题。你和你的学习者如果可以将防御或冲突视为一种正向作用力是很有帮助的——学习技能的一个自然而然不可避免的部分，就是让学习过程充满了机遇——而不是失败或消极的力量（Foreman *et al.*, 1986）

使用接受性的反应

经常使用接受性的反应，特别是当强力情绪（正性或负性的）出现时（Briggs and Banahan, 1979）。它也可以被称为“支持性反应”或“感知性反应”，易接受反应提供了一种特别而有用的方式：

- 非评判性的接受学习者所说内容
- 感受学习者拥有自己观点与情感的合理性
- 重视学习者的贡献

这个方法是有效的，因为它建立在促进者和学习者共同性的基础上，即它通过分享学习者的观点，达到了共同理解的状态。

接受性反应的主要特征是，它表达了对他人的认可、接纳对方的感情或思想并承认别人拥有这些权利。表达对他人的接受，意味着彼此之间开始建立信任，但这不是为了帮助别人克服负面情绪或改变我们不同意的想法。它并不是提供一致性想法或分歧，也不是试图纠正误解或提供保证。如果这些纠正是必须要做的话，可以在以后的步骤中采用，而不是现在。接受性反应表达了理解、支持和接受他人的想法或他们为什么这么想。接受在这指的是承认而不是同意。

例如说，作为爆发愤怒的反应，接受性的反应可能是：

“我可以体会到你有多么愤怒 - 感到愤怒是有原因的。”

或如果某个人出现强烈分歧：

“是的，一定还有别的方式来看待这个——一个有趣的选择是……”

然后短暂停顿——给他人一些时间来体会被接受。不要尝试在这段时间提供帮助或建议，也不要试图讨论对方的感受或表现出不同。同时也要警惕短暂的犹豫，你要做的是接着以“但是…”起头继续你们的交流。

感知性反应可以帮助建立或重新建立接纳，并以此建立信任。对方经常会快速地对自己表达过程中呈现的情绪或想法进行回应。当然使用接受性反应也是需要科学方法的。通常在这个时候，接受性反应可以建立无防御环境的基础，是当事人能够重新建立共同性，从而建设性地解决问题、解决误解、仔细思考替代方案。我们在姊妹篇介绍医生患者沟通中，更加详细地介绍了接受性反应。

释义

频繁的释义——指的是用你自己的话，重述你理解的别人信息的内容或信息中伴随的感情。释义的作用，就是尝试证实你对信息的理解和别人想表达的意思是否一致。鼓励大家都参加释义，这是会谈的重要部分，从而保证大家都可以正确的理解彼此。努力使大家明白和接受，你所想的但未说出的假设，可能会导致你自己的或他人的感知出现扭曲。接受性反应和释义技术，在跨文化小组中特别重要。

重建共同性（Baker 模型）

在接受之后，通过“回到”有*互相理解*的共同性这个点来继续冲突管理。关于这个共同性用一个例子来说，就是诸如一次开放讨论或对问题定义的共同理解。通常最好集中于分歧的小问题的共同性，而不是大问题的共同性，从而更利于开始问题解决或矛盾管理，这是因为：

- 小问题着手，更容易建立共同性和取得进展
- 这种集中帮助参与者，发展了处理困难问题和着手解决的基础

无论什么时候，当沉默显得非常不适就立刻停止会谈，然后重建相互理解的共同基础。当沉默显得更加友好舒适后，继续进程尝试处理矛盾。这个策略也可以有助于防止简单的分歧发展成参与者互相人格攻击的自尊心冲突。而后一种情况非常难以管理。

回顾并有意识地使用 Gibb 关于支持或防御性环境的策略

每当冲突出现不可避免的防御性分歧时，这些策略（见第 158 页）非常有效。警告是必要的——仔细区分防御性行为与正当防卫。给别人贴上防御的标签，会导致他们与他们对

行动的正当防卫出现折扣。这种折扣会产生一系列的影响，给你自己与小组不合适的许可，例如无视他人所说内容或停止倾听。

学会并练习说："我很抱歉"或"我错了"或"我从未想到那个——感谢你的提醒"

真诚地说这些活，这些简单的短语有着神奇的作用。

将冲突管理视为一个螺旋上升的过程

人们常常将冲突管理视为一个线性过程，他们期望，如果一个点已经被讨论过或"拿下了"，那么关于这个点的冲突也就结束了。或者他们认为，一旦出现冲突启动并且防御性行为开启，他们就变得"无路可走"，只有无望的或至少非常坏的妥协情境。而回顾冲突管理则是实际更有效的选择，例如交流和学习，就像一个螺旋，学习者的进程是螺旋发展的，在稍微高一个层次的角度看待同一个问题，有时甚至在取得满意的结果前会出现倒退。当我们重复的"回到同一个地方"或遇到挫折时，螺旋模型帮助我们能够对矛盾的进程有更为现实性的预期。都谨记，螺旋模型鼓励促进者和学习者事实上进展大多都是平缓的，我们需要的只是在螺旋上迈出下一步，而不是某种跳跃式前进。除了他本身是一个螺旋的进程，冲突经常是学习和挑战的螺旋的一部分，一个显著成就的先兆。

处理影响学习的紧张情绪

在所有的经验性学习特别是交流技能训练中，一个可以确定的方面，是我们时不时地会遭遇强烈的感受。因为沟通与我们的自我概念和自尊心紧密相连，我们的感受会从轻度沮丧到彻底的愤怒，这些与我们刚刚讨论过的自信、防御性和冲突相互伴随。挑战假设并要求同事冒险尝试新的方法，或找出增加另一层感受的替代方法——对未知的恐惧，冒险，犯错或失败。这些焦虑在促进良好的小组或一对一学习中被证明是毫无根据的，但是我们大多数人仍然时不时会体验到它们。除了上面提供的材料，还有什么技术我们可以推荐给促进者与学习者来处理这些紧张情绪呢？

下面的许多讨论将关注感受是如何帮助或阻碍我们学习过程的，以及促进者应该如何处理这些感受才能将交流学习效果最大化。在这里，我们要区分交流技能学习中的感受处理与在咨询或集体治疗模式中的处理，这两者是有区别的。

团体促进和治疗之间的边界是很薄的。当医生或学生在一个支持性的小组环境中，他们暴露出来的情感，价值观和信仰可能是强烈，这是不奇怪的。给促进者提出的问题是，在小组内发掘这些情绪可以发掘多远——我们可以明确学习小组的边界吗？

当然也有这样一种可能，就是产生的情绪与手头的沟通问题无关，它是在已经建立起来的支持性环境中当下所呈现出来的情绪。在这种情况下，促进者需要做一些考量与平衡，是让个体适当地在此时这个小组内探索他的情绪，而不是继续小组交流学习。情绪浮现，并不意味着团体成员希望进一步探索它们——他们可能不适用于公众下探讨。当情绪与讨论中存在的交流问题相联系时，在没有长期支持以及没有相当能力去领导小组治疗的促进者的前提下，在小组中发掘这种个人情感是有潜在危险的。另一方面来说，一个有经验的促进者，就可以协助学习者发掘困难情绪，同时在寻找能够将学习经验惠泽到每个人的有用建议的过程中，能够促进整个小组的移情与合作。

在接下来的讨论中，我们来强调一下这点重要性，理解导致紧张情绪的感受与困难是如何影响小组学习的，我们开发了一些方法，使我们可以在这种情况出现时及时发现他，同时，我们提供了许多策略来处理会出现的紧张和情绪。我们不会检查有关咨询或治疗的技能，因为我们觉得他超出了大多数小组学习的范围，当然也超出了本书的范围。

区分紧张的不同种类

有两种不同的矛盾和紧张可能产生情感（Miller and Steinberg，1975；Stewart and D'Angelo，1975；Foreman *et al.*，1996）

1．内心的（自我内部冲突）

- 自信和自尊的问题
- 焦虑或神经质
- 过往经验的认同或共鸣
- 害怕犯错、失败和承担风险

2．人际之间的（小组内或个体间的矛盾）

- 鉴于定义、解释、精确度方面的内容冲突
- 鉴于哲学和意识形态差异的基本价值观冲突
- 由于误解造成的伪装冲突（即实际上不存在冲突）
- 简单冲突：一方必须失败，一方才能获胜
- 自我冲突，参与者互相攻击对方的经验或能力、个人价值、想象或谁比谁更厉害

后退一步来看，由于不同种类的冲突需要不同的管理技术，所以，确定情绪背后是何种冲突或紧张，是处理情绪以及管理冲突的第一步。刚开始，几乎很少出现自我冲突。更确切地说，任何类型的冲突，当涉及某个个体的敏感问题时，都有可能升级为自我冲突。由于自我冲突可能是所有类别中最具有破坏性的，通过立即转移攻击某人的话题到问题讨论，可以很有效的避免这种升级。当你作为第三方时，比自我攻击是针对（或来自）你时，这些要容易的多。当处理一些困难情绪 - 特别是当面对自尊冲突——我们需要有意地使用“第一反应”技能来管理冲突和上面描述的防御状况。

致力于提高低自信或低自尊

缺乏自信或低自尊会阻碍学习和改变，正如强大的自信和自尊可以提高学习一样。缺乏自信或低自尊常常伴随着焦虑或神经质，这些常常会影响学习、准确的信息交流以及能力表现。

然而，自相矛盾的是，低自尊和缺乏自信，常常是隐藏在表现出的傲慢和自负后的真实感情。虽然后两种行为也许是可以理解的，但它们常常是不合适的。它们可以从患者与同事中都得到负性的反应，并且可以屈从于在临床产生的不幸结果，例如歪曲或省略信息的收集，或者通过提议对治疗的看法或建议来搞迷糊你。

存在一些焦虑和缺乏自信，是学习中自然不可避免的过程。时间和经验往往会处理好这些问题。尽管如此，它仍然是有用的，他可以帮助促进者和学习者发展降低负性影响与增加自信和自尊的技能（Riccardi and Kurtz，1983）

1．给予小组（和你自己）一个准许去谈论这样的情感，也许每个学员通过讨论一些让自己感到不安的东西，自己去体会和反馈这些感受，然后学员会找到一些有用的治疗方法去

驱除这些不良的情感。

2. 在观看录像带和反馈会谈里，要反映出参与者是如何彼此观察这个方面的。我们要专注于提供描述性而非批判性的反馈，避免贴标签这种行为。如果这是一个“固定的”人格特质，例如，对于一些观察到的行为，应该准确地说给人的印象是傲慢或焦虑，而不是说“你真的很傲慢(或)焦虑”。

3. 鼓励学员使用呼吸放松、肌肉放松、意像疗法、瑜伽、冥想、自我肯定等生物反馈和自我暗示技术。

4. 有意识地去运用一些行为方式让你看起来放松和自信，即使你内心并没有这样的感觉。如果你看起来自信和放松，其他人也会倾向于给予你回应，然后事实上这些回应也会反过来帮助你感到真正的自信和放松(Mehrabian and Ksionsky，1974; DeVito，1988)。这些行为包括：

- 移动(例如手势，改变姿势，在椅子上移动，变化面部表情)——任何类型的可以减缓紧张的移动，同时也“允许”别人的移动；一些不对称的姿势，假如你身体一侧与另一侧看起来不一致，是一种可以让你看起来更放松和自信的简单而有效的方式(例如，一只手臂放在扶手上，另外一只放在你的腿上，而不是两只手都放在腿上)。
- 表现出活力或者反应性(例如，通过面部和声音的动态变化而不是单调的声音或僵硬的面部表情)——活力在反映一个人对另外一个人的重要性上有额外的帮助(我的反应越多，你就越认为在我眼里你自己是重要的)。
- 理清你的议事日程，分享你的想法，增强会话的结构，都有利于提高效率，减少由无目的性或无序性反映出的信心缺乏的问题。

处理害怕犯错误、失败和冒险的心理

没有人想看起来是愚蠢的。也没有人想失败。但这些是每一个人在提高交际技巧以达到专业水准的路上都会遇到的。这就是需要建立一个充满支持性氛围的重要原因，在那里学员会对冒险和犯错误感到安全。在第三章和第五章关于预演和描述性反馈的讨论中，以及我们在这章中所呈现的一些早期资料都描述了如何去实现这个目标。这里是几个特别有价值的具体技能：

- 强调和讨论一个能促进现阶段前进的选择，而不是试图提出一个最好的方法。
- 提供重复的机会，去再试一次。
- 鼓励学员在会谈的过程中采用“暂停”，并且当他们需要的时候，可以寻求观察员的帮助。
- 螺旋式的边想边说(例如询问学员他们正在尝试的“下一步”，仅仅询问他们的那些具体步骤而不是那些针对完美要求而做出的表现)。
- 鼓励学员，将所察觉到的错误或失败，视为可在许多人中作简单尝试的一个选择。
- 解释如果错误没有发生，那么两者都不是学习。沮丧可通常被视为学习即将突破前的一个进步指示。

我们回到一个主治医生临床教学巡视的研究中，它揭示了一系列在学习小组中处理错误的技巧(Kurtz，1990)。学员一致认为这些巡视是特别有用的，指出这个主治医生处理错误的地方，其中一个特别的技能让他们在这个学习中收获如此之多。这位主治医生把错误或者疏忽（他自己以及那些学员）当成学习的助推因素，而不是贬低或者批判的机会。他带领学员去总结自己（默默的或者大声的）他们错了，而不是直接地说“你是错的”，他还常常帮助他们纠正过程中的错误。他对一些处理错误的回答和其他错误的技巧包括：

- 提出一个比较集中的问题，而不是告诉学员他们错了（例如“你认为纤维瘤是一个问题，但引起肝脏问题和体重下降的原因是什么呢？”）
- 如果冲突涉及的是意见而不是对或错的事实，那么回答：“人们之间相差很大…”。或者“我的偏好是...”
- 当他们忽视了重要的方面时，明确地重新关注学员的想法（例如“记住，这里的目标是尽量减少现在住院的时间，因为之后他会有很多时候在这里”）。
- 当有人确认不知道该做什么时，询问其他学员的想法；如果没有人知道，邀请学员进行猜测，或者把他们自己的想法过程大声的说出来，以及问一些引导性的问题。
- 评论自己一些不确定和缺乏理解的事情，有时建议他如何去补救这些缺点，从而鼓励学生去承认以及更公开的补救他们的自身缺点。

毫不奇怪地，在这些巡视中，学员能自由的承认他们的错误或缺乏的知识，并在现场纠正它们。主治医生的技术使学员能自由的去思考，以及尝试其他方法不是为自己辩护。

把错误、分歧和冲突看作一个有用的积极的紧张情绪，以及是参与和学习中很自然的一部分而不是失败、无能或者软弱的表征，这代表了知觉上的重大改变。

处理分歧

在一个专注于学习交流技能的小组中，每一个人都参与其中，不同的意见和分歧是不可避免的。当你面对的分歧升级到自我冲突，或者其他阻碍了学习或改变时，你能做些什么？可参考以下：

- **这些冲突是“真实”的吗？**去了解，使用感知性反应，解释，仔细听去澄清问题和建立共同点。通常不需要进一步的步骤。如有必要，纠正扭曲的和错误的感知。在每一次中，限制分歧以及在一个问题中讨论分歧。
- 如果冲突是“真实”存在的，提醒小组要有两个重要的心态。
  - 只有当你知道自己想要达到什么样的结果时，你才能真正决定什么是有效的。询问那些思想上有分歧的人，他们想达到的目标和结果是什么，并鼓励组员去考虑在这种情况下什么是有效的。
  - 共识往往是不必要的。许多分歧可以通过指出，不需要让每一个人都同意就可以简单地解除。因为交流训练的目标之一，是让学员扩大他们的技能系统，共识甚至可能会适得其反。事实上，共识的缺乏往往意味着建设性的冲突，它扩大了学员改变的空间。提醒学员要做的不是去“寻找”“最好”的解决方法。或策略或者“唯一”的途径，去做或划分一些事情，重点是扩大他们的技能系统。
- **在价值观冲突的情况下**，做到和而不同，并大声的承认这一点，这通常是唯一而即时的“解决”方法。从长远来看，通过建模，通过你如何去行动来产生影响，这是有用的，而不是你说了什么，因为对未来讨论和启发保持开放性，可以让你自己的观点得到改变。
- **如果你与组里的其他人产生分歧：**
  - 相信这个小组并成为其中的一员——无论你是一个还是小组成员，你都有权做出贡献并拥有平等的发言权。

- 回答:“这很有趣…我有不同的观点——我的提议是…”把人们看作是有不同价值观点的人。
- 把你的评论变成一个建议或者选择,并询问其他人的想法(例如在前面提出,避免成为一个隐藏的议程)。
- 如果你认为这是一个很重要的观点,请恭敬的说:“这对于我来说是一个重要的问题—我对此有强烈的感受。显然,这不是唯一的途径,请给予它一些思考。”
- 在回应别人的评论时使用“是的,和…”或“另一方面”,而不是“是的,但是…”
- 放松,保持支持而不是防御的行为(例如提议,建议,平等)。换句话说,避免升级到自我冲突。

- **在团体里面举出一个参照面**。当你想让参与者去思考团体里正在发生事情的过程时,说“这是我理解的…你认为…怎么样呢?”这种技术对于你自己置身于分歧中或者当你作为第三方去促进冲突管理的时候都是适当的。

处理愤怒

探索错误和分歧的过程,开启了一个伴随着许多冲突性和防御性情境的情绪的考虑。愤怒(在它的更大和更小的形式中)似乎给我们大多数人带来了麻烦,不管愤怒是我们自己的,别人对我们的,或者是其他人对其他地方的,我们都只是在观察而已。理解愤怒可以帮助我们想出一些更有效率的应对愤怒的策略。

首先,愤怒是一个次级情绪—它不单独发生,但常常与其他“主要的”情绪连结在一起(Gorden and Burch,1974)。例如,当我们感到“太”沮丧,或者害怕,或者受伤害时,我们就会变得愤怒。

Zeeman 的侵略模型(Zeeman,1976)为愤怒提供了一个重要的见解,在冲突或者防御的情形下,尤其是当冲突从良性的分歧升级到自我冲突时,人们是如何反应的。该模型表明侵犯和愤怒不遵循随预测的增量,而增加一致的线性发展。相反,侵犯可突然升级。在一段时间里,这种发展似乎是一条直线或一条逐渐向上的曲线。然而,在一些不可预测的点上,逐渐升高的侵略水平会突然以指数级上升的趋势跃到另外一个完全不同的水平。这个理论有助于理解当愤怒上升到口头(或身体)侵犯时,或者当一种更加良性的冲突上升到自我冲突时,人们会有什么样的反应。飞跃也可发生在一个完全不同的“水平”上,其中的焦点从问题转移到人本身。

关于愤怒作为次级情绪和侵略模型的观点,给了我们一条如何去处理愤怒和冲突的线索。

- 无论是你自己的还是其他人的愤怒,在它发生“飞跃”前请给予它回应。如果你想控制愤怒或者建设性的引导它所产生的能量,在它发出信号时回应它。当你第一次感觉到它的存在,专注于去使用它,在它上升和“飞跃”之前接触它。把愤怒视为内心发出的一种信号(及时地做出建设性的回应):“这里有些东西是错的——与现在的它接触,然后去处理它。”
- 如果“飞跃”似乎已经发生了,在试图互相论证之前先花时间去冷却它,可能会有所帮助。

- 关注愤怒下的主要情绪，关注主要的情绪是什么以及是什么造成的。在这些方面做出努力，而不是关注愤怒本身。

愤怒，恐惧，沮丧，敏感，眩晕，兴奋——这些情感几乎总是伴随着冲突。我们已经找到了处理情绪的最后的建议，特别重要的是要记住：不管它们是消极的还是积极的，情绪是自然发生的以及有潜在的效用，因为它们帮助我们去关注与它们相关的经验。情绪提升了我们的工作、学习和改变的能力。可能这就是为什么情绪——以及引起它们的冲突——通常是我们学习经历的一部分。

应对具体困难：将技能付诸实践

我们在上文已经描述了面对困难情况时有效促进作用的技能和策略。以下在团体学习中，经常出现的两个困难的例子，展现了一个如何结合实践运用这些技能。

示例 1：回应组员的判断或不安全的反馈

在这个例子中，我们探讨当一个组员（这个人可能是一个在分神的时刻）提出了一个不安全的或判断性的反馈时，我们如何去回应。

为了让接受反馈的人和组里的其他人得到最大程度的学习，一个必要的先决条件是有一个支持性的环境，在那里批评可以被接纳和吸收。判断性或者侵犯性的反馈会引发人们的防御性以及减少了学习。因而，产生了以下两个挑战：

1. 如何在面对判断性批判时不使用会引起进一步防御的自我判断。
2. 如何在关键时刻解救接收反馈的人，化解侵犯性批评，同时给予提供者支持。

非期望的结果

一位小组成员：“那太糟糕了。你没有发现任何患者的线索——这是糟糕的。”

潜台词：这个会谈真垃圾，你也可能是。

（挽救接收反馈的人）：“慢着，你不能给予那样的反馈。不要那么充满侵犯性。你觉得约翰会有什么感受呢？”

潜台词：这个反馈真垃圾，你也可能是。

另一位小组成员（首先被解救的人）：“但我同意戴夫的观点——这是糟糕的。”

潜台词：你的干预真垃圾，你也可能是。

（现在是带有防御性的，但仍然试图解救提供录像的人）：“约翰，戴夫的反馈让你感觉如何？”

潜台词：救命，我现在感觉自己是带有防御性的，需要救援。

约翰（变得勇敢，解救戴夫）：“我完全不介意—戴夫总是一眼一板——他是多么的想成为一名书呆子！”

潜台词：我现在的感觉更糟糕了，所有的这些关注一定认为我现在的感觉很糟糕。

协调员想找个地洞钻进去。

一个更好的计划

- **将信息（反馈所说的）和传递（它是如何说的）分开——例如将内容和过程分开**。参与者通常使用一个错误的形式去表达一个好的观点，在处理一个错误的过程中，一些好的内容很容易被忽略。
- **建立非批判、描述性的反馈模式**。与其用批判去抵御批判，不如构建一个恰当的描述性技巧模式。

- **支持和价值认同引导会谈者和提供反馈的参与者**。这两者处于一个困难的处境时都有潜在的被解救的需要。偏袒任何一方或者突出一方的保护需要而进行过多的干预会导致事情变得更糟糕。

将计划付诸行动的选择

- **不是直接面对它们，而是鼓励参与者使用描述性的反馈**。不使用“那真是个非常难解的反馈”，而是慢慢的向前推进：

> “当你说糟糕的时候，你看到了什么对你没有好处的东西？”

这是一个非对抗性的模型，有助于表现出你想表达但没有直接行为的东西。适当描述性反馈的获得，不会对参与者造成诋毁，参与者的反馈是接纳的，接收反馈的人不会因此而感到很狼狈，而此时双方都得到重视。

- **引导描述性反馈是如何帮助小组的**。一个稍有不同的方法，是指出参与者为什么在他们的反馈中提出不同的观点。

> “这是一个有趣的观点。你可以明确的看到你所说的似乎没有奏效——这跟好与坏没有太大的关系，但可以具体的描述一下你所看到的觉得重要的线索吗？然后我们可以探讨所有我们想去获得的东西，以及想办法去实现它们。”

运用这种温和的更具体和描述性的方式去解释需要，对参与者来说更有价。它转为关注医生和患者都想去达到的结果，从而打开了寻找最有效方式去实现这些结果的大门。

- **拥有你自己的想法**。如果这个反馈是带有明显的批判性的，你可以微笑，皱眉，紧握你的手放在你的胸口，说：

> “嘿，那个伤害，其他人有感觉到吗？”（例如，只是作为小组中一位成员的反应去检验是否可用在小组中）。

这是用幽默的方式去化解情况的方法，如果小组有一个良好的架构以及信任和支持性的氛围，它将会奏效。接着用一个大大的笑容说：

> “戴夫，在约翰了断自己之前赶紧换个说法！”

- **自然的非大惊小怪的重组语言**

> “好评论。我可以仅仅换个说法，使它变得更容易执行吗？‘有好几次患者似乎直接给出了他所担心的线索’。”“戴夫，这是你所看到的吗？”

这种快速调整反馈的方法，没有过分的突出给予者和接受者。

- **与接收者和组员核对**。指示你为什么是跟接收者核对反馈前第一个提出的。

> “那是一个重要的点，戴夫，我想知道反馈的风格——我所感兴趣的不是你说了什么而是你如何说的。我想知道我们是否偏离了我们之前看过的基本准则，还是这对于小组还是可行的。我可以与约翰以及其他小组成员一起核对一下吗？”尝试不要自己贴标签而是让组员来贴，然后整理出他们所喜欢的。如果没有，可以说，“如果是我，这会让我产生防御，你觉得呢？”（仍然不把评论贴上侵犯的标签，等等）。

- **从整体上去看团体里的反馈**。通常最好不要把指责的手指直接指向一个人。

> “我们可以往后退一步去看看这个过程吗？在这里我们应该如何去处理反馈呢—这样有用吗？我们可以做些什么去改进它呢？”

- **或者在团体里**

> “这是我所看到的情况——这看起来我们更多的关注一些消极的方面—这就是你想去做的吗？”或者“我们倾向于用消极的评论开始，例如…”然后用他们的语调引用，而不必把它们归因于一个人，或者把它们贴上难以执行的标签。“这样你觉得可以吗？这是继续下去的建设性方式吗？”

把学习小组的互动和咨询的互动连接起来。我们对彼此的评论就像我们对患者的评论，总是需要我们去注意它们对接收者的影响。

- 如果你已经犯了提出批判性反馈的错误，马上反应过来，然后大声地说出来。

> “等一下——对不起，那不是一个有用的反馈。让我倒回去，重新再试一次。”

没有人能在一段时间内百分百的集中精力。公开承认和修正你的错误以改正你的缺点，建立如何把你的错误作为学习跳板的模型，以及鼓励学员更公开的去承认和修正他们自己的缺点。

示例 2：处理不支持性或破坏性的组员

在这第二个例子里，我们关注处理一些不支持性和破坏性组员的困难。这是一个具有挑战性的问题，它们会以一些不同的形式存在，包括：

- 对领导的直接挑战（公开侵犯）
- 对其他组员不支持或批判性的行为
- 拒绝投入到过程中（不进行角色扮演，提供录像，提供反馈）
- 过度的自信，或者竞争性导致过度的活跃，或者傲慢
- 沉默或者闷闷不乐，非贡献性（被动侵犯）
- 对过程或者小组结构的破坏和分裂（无意或有意的）
- 失去控制的小组

处理这些情况的策略

检查你的心态，记住：

- 冲突或者“困难”的行为是健康和正常的
- 所有困难的行为都在传达着一些东西
- “困难”的人所说的一些东西，可能正是组里的其他人正在想的——这些看起来“困难”的行为实际上是一些勇敢的行为
- 分离信息的内容和过程，并考虑两者的含义

从我们上述描述过的用于所有冲突或防御情况的”第一反应“技巧开始，特别是在公开的和直接的行为中：

- 使用接受性的回应
- 释义

- 重新建立共同点(Baker 模型)
- 回顾和有意识的使用 Gibb 的有关防御和支持性氛围的策略
- 学会说并练习说:“对不起”或“我错了”或“我从来没有想过/知道—谢谢你启发我。”

然而,在我们上面列出的许多情况中,困难或者破坏性的行为不是一个公开的挑战,而仍然是一个心照不宣的和在组里没有意识到的问题。例如,如果组员七嘴八舌而不是倾听对方的意见或者远离主题,或者组里的一个成员闷闷不乐的或者过于活跃的,这时必须决定如何把小组转向一个更适合工作的模式或者把某种行为模式带入到正在面临的问题中来,然后再把问题引出来进行公开讨论。

下列任何一种附加方法在上述任何情况中都是有用的。

- **在口头上分享的困境**。与组员一起检查的困境是一个公开的共同参与处理困难的方式。“举出一个供参照的例子”是实现这一目标的方法之一。

> “我想叫一下暂停,看看组里正在发生着什么…下面就是我所看到正在发生的…我看到有些组员大部分时间都在交谈而其他人却没有说话。你是怎么认为的呢?你看到这种情况会高兴吗?”

- **持有自己的感受并与组员核对**。为自己说话而不是为小组说话:

> “对于我们今天处理问题的方式,我此时感觉不太舒服。我感觉自己越来越防卫和在意。我可以核对一下今天所发生的事,以及你们都有什么样的感受吗?”

- **把小组带回它基本的原则中**。把小组带回它先前订立的基本原则中,询问组员是否仍然遵守它。检查组员在基于其立场情况下对过程是否感到满意。
- **把小组带回到反馈会谈的议程中**。检查小组在原先的议程中是否还处在建设性的运作中,是否需要重新建立方向和任务。
- **根据小组当前的任务突破这只“圆”**。要求每个小组的成员,在小组讨论的焦点问题上,全面的陈述他们的观点,鼓励每个组员做出贡献,以及重新建立一个聆听和尊重的气氛。如果一位成员是过于投入的,那就说“这很有趣,让我们看看别的成员是怎么想的…”这样肯定了贡献者在组里的价值,同时也允许了组里其他人参与进来。
- **根据感受突破至一个“圆”**。这可以使所有的组员在进程或者任务中都贡献他们的感受,而没有任何一个人遗漏(例如,非贡献者)。
- **根据小组当前的任务突破至一对学员的听力练习**。不是集中在已经出现的困难行为上,而是在一个听力练习中,一对学员一起讨论问题,这时这个小组正在鼓励着每个人都参与其中,让学员去重新建立合适的听力模式和贡献,而不是公开的突出困难。这样的练习也把一些事情隔开,让领导者有时间去思考和反应,使得小组的进程更加有动态。每一对学员讨论出的想法之后可以在小组中一起分享。
- **根据进程突破至一对学员的听力练习**。成对听力练习也可以使小组解决一些引起困难的动态。这可以使小组内的方向改变,以及允许他们有时间去反映。
- **挑选出单独的人**。面对组里面的一个单独成员是一个高风险的策略。必须谨慎地选择是忽略行为、试图在组内设置中解决问题,还是等待之后私下讨论这个问题。询问组内闷闷不乐的成员“你好吗,理查德?”可以更清晰的理解困难(这可能是由于疲劳,房间外的其他事情、焦虑或者对教学方法的不适应)。然而,这可能会打破组里的学习或者强迫学员违背他更好的判断和愿望去揭露一个私人的问题。如果有任何疑问，等待在私下里交谈会比较安全，特别是在这个小组还没有建立完善或者你还没有很了解你的组员时。

（何 源 译，王锦帆 审校）

第八章

教学展开：引入研究和理论；拓展与强化

引言

本章将探讨如何将研究证据和沟通理论引入到体验式学习当中，以及如何扩大、加强讨论以增进了解，提升技能。

从前面的第五、六、七章可知，老师在与团体历程相关的沟通技能教学方面，承担着众多责任，主要有：

- 培育和维持支持性环境
- 确保反馈内容的描述性以及客观性
- 促进小组讨论
- 保持小组注意力集中且向前推进
- 学习总结

老师在课程内容方面也承担着同等重要的责任，对此我们也给予了描述，主要有：

- 确保每个学生在个人技能发展方面，均能受到有关个体咨询和帮助的建设性意见。
- 通过鼓励、探索个人经验和想法以及周期性巩固小组讨论成果，来拓宽讨论，增进学习。
- 通过介绍相关交流概念、原则和研究证据，深化讨论和学习：采用更宏观的文学视角权衡个人想法与体验式学习。

老师有义务在最佳时间将精选的、合适的内容引入实验式学习中，以帮助尽可能多的学生，完成他们的自我探索。而要完成此项义务，他们手头必须有沟通研究和理论的相关信息。作为一名老师，仅仅知道“如何”教学生沟通技能是远远不够的。理解教“什么”以及用什么方式呈现内容以使让学生学以致用同等重要。我们的姊妹篇旨在为课程负责人和老师提供其所教科目的必要信息，以此他们在教学时能够信心满满。

虽说学生仅仅通过阅读这些材料就能受益匪浅，但老师仍有责任在体验课程中某个合适的时机向学生介绍概念、原则和理论研究。

将材料引入谈话环境，并直接应用于学生们正在进行的讨论时，材料能更大程度上影响学习，提升技能（Bloom, 1965; Rollnick *et al.*, 2002）随着课程的进行，学生知识累积，技能提升，因而其便可分担老师的责任。

拿网球和滑雪运动类比在这里很恰当。如果你读一本如何提升该类游戏技能的书，效果是有的。然而，读完书以后如果再有一位经验丰富的教练同你讨论你所读的，并在适当的时机将你在网球场上、滑雪斜坡上的现时表现联系起来，效果一定更加显著。

本章为一概述，提供方法技能以：

- 将相关的说教式教学引入体验式学习
- 拓宽经验，巩固讨论

接着，我们将讨论：

- 实施这两方面任务的切实意见。此两领域主要关于：
  - 卡尔加里六进程的所有任务指南
  - 一些精选的沟通问题

本书主要是关于如何教与学沟通技能。本书的姊妹篇则呈现了强调这些技能的理论与研究证据。本章将进一步探讨这两本书之间的关联。

概要：如何开展说教式教学，如何对经验与探讨进行拓展和强化

想在体验式学习和说教式教学中取得平衡，实属不易，需要频繁地检测学生们的教育需求。在本章中，我们虽给老师提供了一系列的建议，以供其使用，但需要强调的是，每个阶段只需采用一两个建议即可。老师应将体验式学习原则熟记于心，并以学生的学习进度而非自己的教学安排进行工作。要能意识到"过度教学"的危险，此点至关重要。

适时介绍交流概念、原则和研究

小组成员在讨论时，协调者有很多机会用理论和研究中某些重要的点来阐明讨论中的某一特定领域。主要可以通过以下两种途径实现：

1. 征求小组同意后，要把一些对具体事项的讨论概括为一微型讲座，介绍相关交流概念，原则或者调查。接着，将这些理论付诸实践，以观测它们是否适合参与者，以及他们学到了什么。例如：

> "据你们所知，哪些研究证据能够证明与患者感同身受有价值"，紧接着再问"你们想了解更多吗？"

如果参加者感兴趣，进行微型讲座。

2. 给学生机会介绍相关理论和研究，以促进他们自身学习。如果已经有人对要介绍的作品或（文献）有所了解，那就问他们是否可以向小组其他成员介绍，或者，在小型演讲先发言。你和小组的其他的成员此时就负责添加额外细节或者更多的感知材料。

运用此两种方法时，要保证小型演讲的简短，同时要确保小组的讨论、观察、或者排练能够更加地以学生为中心，更加注重体验。例如，问学生或小组成员提供的材料是否有帮助，以把"球"重新踢给他们，然后又有意坐回去，让他们接着讨论存疑的地方。要注意，作为老师，你讲了多少，学生又讲了多少，要把握住这两方面的平衡。到这个阶段，绝大部分时间应该花在学生们的实践，观察和讨论上。

拓宽经验，巩固讨论

随着课堂的深入，有些机会会自己冒出来，学生因而能够从访谈中的具体材料中跳出来，以拓宽、巩固所学。主要方法有：

- 吸引学生，加深讨论

- 进一步利用角色扮演和演练
- 开发录像带的其他使用办法
- 识别和处理患者和医生的想法和感受
- 总结所写内容并将其组织成连贯的整体

这些方法有助于我们超越肤浅的思考与讨论，深化体验式学习（Marton and Saligo，1976）。同时，也使得我们把在体验式学习中迸发的种种想法和学到的技能融为一体成为真正有意义、可记忆的东西。这些方法不仅使得学生投入于其中，也加深了他们的体验和讨论。它们与访谈形成了有用的对比，促进了学生的技能发展。

使学生参与其中、加深讨论的方法：

以下技能可以使学习更加动态，教师也可以借此鼓励学生探索、讨论某一特定技能或商谈的某一部分。

- 回答和提问技能
- 总结小组成员受到鼓舞后的贡献
- 两人一组或三人一组练习
- 头脑风暴
- 快速记录和录音
- 鼓励使用卡尔加里—剑桥指南

有时候，小组工作或交流会因个性化学习者的存在变得乏味，甚至陷入僵局，教师自己也可能会迷失方向。个别小组会变得沉默，不作为，质疑老师；有的呢，又太喧宾夺主了。讨论也可能会因为太过空洞，肤浅而收效甚微。运用以上任何一种方法，都能激励学生，让他们聚焦于具体，超越肤浅，重新投入讨论，继续前进有所收获。能够熟练使用回答与提问技能为至关重要的一点，该技能我们在第七章中讲过。

利用角色扮演促进排练

排练对于学生技能提升的重要性，我们已经有所讨论。我们还特别讨论了模拟患者的价值，以使学生能够在体验式课堂里重复演练技能。同时，我们也探索了其他多种角色扮演方式，让学生投入其中。

- 微型角色扮演以进行特定措辞的排练（例如：排练能够获知患者想法和担忧的短语）
- 小组某一成员扮演患者，以弥补课堂里真实患者的空缺
- 准备好角色扮演场景，使得学生带着特定目的扮演患者或医生（例如：告知患者坏消息）
- 反向角色扮演，即让某学生给小组一个真实情境，在这个情境里，他本可以是医生，但却扮演了患者的角色

其他使用角色扮演的方法包括：

- 先上演出“糟糕”的角色扮演，接着再上演出“尽如人意”的。此举可以破冰，帮助犹豫不决的扮演者们尝试此种方法。
- 非医学角色扮演——对于缺乏临床经验的医生扮演者或学生而言，此方法行之有效且挑战性不会过高

如果学生不愿意尝试角色扮演，有必要查找出是什么阻碍了这一方法的使用，试着去

理解学生们的感受。给予学生轻柔却不失坚定的鼓励，通过模拟解释操作技能背后的原理，或者允许小组成员在拿患者实验前先暗示出要用的短语，都能克服这一障碍。首先要吸引那些志愿者。

使用录像带的其他方法：

在第三章、第四章中我们已经讨论过录像的价值。录像的其他一些使用办法包括：

- 利用录像去检验某些特定技能（例如：非言语行为或者收集线索）
- 静音播放录像带
- 定格磁带上某一特定时刻
- 在不同录像带上重放某访谈的某一相同片段（例如：启蒙）.

分析患者及医生的感受与想法

鼓舞学生投入于医生角色扮演中，能让他们洞悉患者感受，也能让医生更加为患者着想。邀请真正的患者来，给学生们讲他们的故事（例如：一个吸毒患者或失去至亲的患者，或是照顾病危孩童的父母），也能够加深他们的理解。贯穿始终，本书一直鼓励用成果导向的方法，帮学生寻找合适的途径运用交流技能。有时候，在探究学生们想要有何收获，以及如何收获前，知道他们有何感想是有必要的。此举既能让老师知道学生们的态度，又能知道他们技能如何。

总结学习之方法：

总结，巩固，并帮助学生记忆、结构化已学内容很重要。总结练习包括：

- 让学生写下或白板展示所学内容
- 让小组成员逐个说明他们在课堂上学到了什么
- 使用卡尔加里 - 剑桥指南总结一个学期课堂所学以及下一步计划

规律识别

决定在哪节课堂上引入哪种教学模式，哪部分研究理论绝非易事。幸运的是，学生遇到的大部分问题，老师们都能迅速意识到，因为这些问题常有，这就像医生给患者看病，有些病常见。意识到这些问题的这一规律，对于老师们来说有帮助，因为这样的话他们就可以预见规律，做出对策。就我们所知，常见的问题规律包括学生：

- 未能全面发现患者在会诊一开始时就想说的问题
- 不专心听讲，不先问开放式问题，或用封闭的问题打断患者讲话
- 不主动探寻患者的想法、担忧、期望和感受。不同患者建立合作关系，会诊自始至终以自我为中心
- 与患者相处失谐，对患者响应不积极
- 不能从患者那里获得线索，或者不能对患者提供信息做出回应
- 因未能在开放式问题与封闭式问题间找到制衡点，致使病史获取不完善，不准确
- 给患者解释病情前忘记问患者已经对什么有所了解
- 一次性提供过多信息，或使用过多术语
- 未能找到双方共同点；未能与患者形成搭档关系
- 未能给患者提供选择或与其协商，未核实患者是否同意该计划
- 随访不足或者根本未安排随访

作为协调者，观摩会诊时，你可以问自己以下这一组有用的问题：

- 你可以意识到其中的规律吗？
- 你之前遇到过这个问题吗？
- 坐会诊的学生感受如何？
- 患者感受如何？
- 小组已知什么或者正从事于什么？
- 该如何总结概括？
- 何时会诊最佳？
- 应聚焦于哪些相关的领域、研究和理论？
- 你了解相关知识吗？
- 学生们了解这些知识吗？
- 体验式工作和文学教材间的总体平衡，小组把握住了吗？
- 你为小组准备了合适的备忘录了吗？

引入有关理论和研究，巩固学习效果的实用性建议

现在，我们将用一些具体的例子来阐明，如何在体验式学习中引入理论和研究证据，以及如何拓宽、巩固讨论。我们是依据卡尔加里指南的任务，选取的这些例子。从这些任务中，我们挑选出经常让学生头痛的一些领域和技能，也强调了有助于这些问题解决的教学方法。有些是微型教学的例子，有些则可能需要半个小时甚至整节课。此处引用的建议都是根据我们自己的经验得出的。至于那些被研究过的教学方法，我们也给出了参考。

开始上课

这阶段会诊我们常遇到的问题主要与以下情况相关：

- 在患者来访之前做准备
- 会诊开始时毫无间断的倾听
- 发现患者希望讨论的所有问题
- 为会诊的其余部分设置议程

集中注意力

有许多会诊因为以下这些不确定因素没能开个好头：不确定患者是不是你的患者，没有搞清楚患者是新患者还是随访患者，手头没有专家或家庭医生的信件。实际上，花上片刻时间聚精会神为会诊做做准备，此类不确定性因素就完全可以避免。患者到诊前，医生们开放地谈论下如何使用病历以及电脑，便能为探索这些问题做准备。

利用病历和电脑

观察学生在会诊期间如何使用病历和电脑很重要，因为这会影响学生的非言语交际及其与患者的关系。要重视准备工作，将病历铭记于心。会诊展示时，可以浏览下病历或者注视电脑屏幕。也可以与患者进行眼神交流，这一点在患者看来尤其有意义。使非言语信

息凌驾于言语信息之上的方法也可以被展示出来，合适的研究发现也可以被提供。（Koch，1971；McCroskey *et al.*，1971）更多有关会诊使用电脑时高效交流的信息，请查阅 Robinson（1998）。

倾听

几乎在每个会诊中，你都能发现倾听并不是"无所事事"。如果医生善于倾听，他不仅能获得信息，也能清楚地知道自己在干什么，亦能证明自己不是"只是坐在那里"。要去分析倾听的"构成要素"，并且付诸行动。例如：

- 口头促进——'嗯'，'是'，'继续'，'啊哈'
- 非语言促进——位置，姿势，接触，面部表情，动画
- 等待时间——在询问后续问题之前暂停的时间
- 鼓励小组某成员示范医生在会诊时的心不在焉——越形象越好！然后让小组成员描述性地反馈如何才能达到医生的目的：

> "就好像你一直盯着你的手表看时，患者会觉得非常不舒服…你可以做些其他的事情来辅助会诊。"

你可以请被倾听的人，就他们感受如何给你一些反馈，模仿那些认真听讲的人，然后再次朝那些被倾听的人要反馈，并且标注出他们所用的技能。同别人讨论下，患者发现医生在认真聆听他时，会有何好处，以及聆听本身是如何有疗效的

发现患者想要谈论的问题

小组讨论的中心通常聚焦于——未能对患者前来问诊的原因有全面的了解。无论是专家们还是初级护理人员都会遇到相同的问题。

开放性问题

解决这一问题的最佳出发点就是问一些开放性的问题。用小组成员们最喜欢的开放性问题，引发他们的头脑风暴，进而消除他们的压力。列一张问题清单，并让学生就这一清单讨论，讨论这些不同的问题是如何在不知不觉当中改变患者反应的。要让小组成员谨记，会诊初始阶段的主要目的就是发现患者想谈到的所有问题。为达到此种目的，要时常敦促学生问自己"我现在知道这个患者为何来看病了吗?"，接着，他们就要把这个问题转换成一种询问，即，"我能核实下……这是你今天来问诊的原因吗?"

筛选及议程设置

筛选和议程设置通常是提高会诊效率的关键。会诊一开始时，医生既要听患者描述情况又要做筛查，因而会有压力。因此，为这个任务设置精准的定时尤其重要。医生们喜欢"有事可干"，而筛选又是一个积极作为的过程，因此深受医生们欢迎。然而，一个不可忽视的问题就是，筛选时，医生可能会忘记要去倾听。

当此领域也在学生们的议程上时，同他们共同去探索将会颇有意义。要适时地将筛选这一概念引入，例如说，当小组成员提出相关问题时（"我不知道她今天为何而来，她似乎有什么心事"），或者当会诊中出现第二种病症时（"医生，我还有一件事，我的腿这周变紫

了”)。要问小组成员以下这些问题:“你怎么知道过去你一直关注的问题是患者唯一担心的问题?”此问题,能引发一场讨论,即想当然的认为患者想说些什么,这个问题是多么常见。同时,也要强调用他的方式问诊的重要性:“还有其他问题吗?”此问题要足够开放,让患者能够挑着说其他一些让他们心烦的症状,这些症状要么真与他们的首要问题有关联,要么能让医生发现另外一种完全不同的疾病。这也使得患者和医生能够分清轻重缓急,调整议程。

假如能从学生们在会诊中的一些具体实例有所总结,并以此预测后期可能会出现的病症,很有价值。如果小组成员的学习清单需包括可定期解决的问题,那就回头参考那张清单。我们需提供证据证明,患者的担心往往不止一个,他们表达担心的顺序与担心的程度无关(Beckman and Frankle,1984)。要重复演练其他一些可帮助患者筛选的措辞,以此参与者才能有机会发现适合他们自己的。

利用好后续门诊,就能创造出一个绝佳的机会,让学生去摸索议程设置中的一些原则。新旧会诊对比也很有用处,因为此两者有许多共通之处。要问清学生们在后续预约初始阶段时遇到了什么困难。因为这通常能显露一系列问题,主要与已知患者为何而来时该怎样开始会诊有关。

要询问别人建议,以克服这些问题。此举能让小组成员做好计划,兼顾好前期会诊与医生的预定的议程,同时又能让患者和医生往这个议程里添加内容。

收集信息

这阶段会诊我们常遇到的问题有:

- 不擅长问开放性问题,封闭式问题提出过早,或问太多封闭式问题
- 临床病史不足
- 未能考虑患者感受

提问方式对信息收集的重要性

提问风格问题频频出现。小组讨论经常聚焦于这样一种感觉,即提问思路总是不清晰,不知道下面该问些什么,或者不能找到使会诊顺利进行的最佳途径。我们总是看到学生们急匆匆地用一些封闭式的问题去验证他们的某个假设,结果呢,要不所得信息不完善,要不完全迷失了方向。而一旦小组意识到这一问题的存在,我们就要训练他们去发现所有可利用的提问方法,帮助他们高效、准确地获取所需信息。

探索封闭式问题与开放式问题的不同

学生们有时候会搞不清何为封闭式问题,何又为开放性问题。以下是解决这一问题的有效途径。在小组允许的情况下,化具体为概括,然后让小组先后用封闭式问题和开放问题问你一些非医学类的问题。

- 抛给小组一个非医学类的课题,然后让他们问你问题(例如:你的假期,你的车,你的孩子)。
- 让他们只问封闭式的问题,看他们有何收获。
- 接着让他们试着问你些开放性问题。然后对比开放式与封闭式问题的不同以及信息收

集的耗时。

运用相同的方法，但这次让他们选择一个医学类的主题（例如：你的头疼）。在会诊开始时，要谈谈开放式问题的优点，以及它如何帮助学生集中注意力，免去学生们下一个问题该问啥的苦恼。会诊全程均要提醒学生根据实际情况回到开放式提问当中。

如果提问者医学知识有限，或者说对所谈话题一无所知，那么要告诉他们，开放式问题是如何有用，以及运用恰当的话，它们是如何省时。在解释病历中的重点部分时，要阐明封闭式问题在此处的重要性，但同时也要注意，如果在采集病史时过早使用封闭式问题，可能会事与愿违。

收集足够病史

尤其是在我们与住院医生相处的过程中，我们发现，他们倾向于走捷径，作假设，以至于他们时常遗漏重要病史。要不断练习如何阐明细节，或者在开放式问题之后就相关实用的询问再问一些封闭式问题。

讨论提问技能时，也要讨论下医生与患者在问某些特别问题时共享的基本原理。试着比较以下两个问题 “有时，压力能导致疲劳。我不知道你是不是这种情况，现阶段你有很大压力吗？”，“现阶段你有压力吗？”。这两个问题就可以显示你推理的价值所在，这样的话，患者也不会误判你的动机（例如：“他肯定认为我只是神经过敏了”）

知晓患者的观点

在一些特定的时刻，在患者允许的情况下，可以跳出具体，概括总结，并就疾病模式开一个迷你讲座（McWhinney，1989）。此步骤至关重要，因而如果只是重新解释下概念是远远不够的。先让学生们把自己想象成为胸痛的患者，接着让他们依次分享自己的观点，想法以及感觉，以及他们对医生的期望。这将使得不同学生对胸痛有不同看法，也只有这样，他们才能探讨不臆想患者感受的重要性。

关于想法、关注和期望问题的具体措辞

探知患者想法，以及相关一些问题的绝佳办法就是，当你直截了当地问患者们的想法和担忧时，要注意措辞。要找出此类问题措辞难在何处，让医生患者都舒心。要集思广益找小组成员觉得有用的办法。有关患者想法和担忧的措辞要分列两张表，这突出强调了一个事实——想法虽和担忧有关联，但还是有差别的。利用类似的方法，再去探测下患者对医生的期待。如何在患者问问题时，既不显得屈尊俯就，又不显得缺乏专业知识，是学生们遇到最大的困难。这时，练习一些恰当的措辞非常有用（例如：“你希望今天有什么收获呀？”）

学生经常认为问患者对自己病情有何看法会让患者不舒服，认为患者会说“你才是医生啊……”。这时候就得让学生们重复练习怎么回应患者，让患者们知道他们的想法对医生很有用。

建立关系

在建立关系时，给学生造成困难的方面主要有：

- 展示合宜地非言语行为

- 发现并回应患者提供的那些“非言语”线索
- 表示移情
- 吸引患者

展示合宜地非言语行为

与别人培养和谐关系时，合宜的非言语行为至关重要。在总结会诊时，一定要特别注意非言语行为细节，并请学生给予细节性、描述性的回馈。学生在谈到非言语行为时，说的通常都很模糊宽泛。例如，如果有人说“你真同情那个患者啊”，那么你就要求他对你与患者和睦相处的画面，或者说你对患者的回应这些非言语交际给一些具体的反馈。

> “简，我看到你那时候身体倾向患者，也与她进行了眼神交流，真细心。患者因而也轻松了很多，重新坐下来…你是怎么想的呢？”
>
> “是的。我不知道我们离得是不是太近了，但我确实让她安下了心，松了口气。这看起来更舒服。”

想探究患者和医生的非言语行为，静音看录像带不失为一种有用又轻松的方式。

在会诊中，要引入些能促进有效非言语行为的理论和研究证据。例如说，非言语交际，它的发生不可避免，也不可完全人为控制。作为传递我们态度、情感、爱憎的最主要渠道，面对患者时，如果我们嘴上所说与心里所想相反，我们的非言语行为往往会背叛我们。Goldberg 等（1983）的研究为例，该研究显示常与患者眼神接触的医生更能读懂患者的情感压力。

发现并回应患者的那些“非言语”线索

第一，发现患者的非言语线索，第二，解码线索，最后，也是最重要的一步，核查我们的解析是否正确，这对于理解患者的心情感受至关重要。

有一种行之有效的方式就是，每当患者透露非言语线索时，就暂停录像带（Gask et al., 1991），去思考患者在想什么，有何感受，想说什么。或者就是准备一个录像带，引导他们透露信息。要描述、分析患者提供的非言语线索，讨论线索可能有什么意思，在核查意义或阐释非语言线索时，用更精准的短语复述。

> “…我们注意到，患者那时候很伤心。有谁知道为什么吗…？你又该如何从患者那里验证你的想法呢？现在就让我们看看该如何将此与患者先前的陈述联系起来，以帮助解决问题。或者，我们可以借此发现患者其他方面的担心。”

这样的话，小组就有机会去进一步地提升技能。让角色扮演者或者扮演患者的学生告诉小组其他成员他们感觉如何，以及他们对小组的建议有何反应，以给小组讨论一些启示。对那些难以把关注点放在患者身上的学生来说，这个方法可能十分有用。要去讨论医生们在理解患者时常常遇到的问题，同时，也要明白在这个时候坏情绪是多么容易产生。（例如：会让患者误读的视线转移和皱眉）。Levinson 等（2000）的研究显示，无论是基层医疗单位还是中型医疗单位护理机构里的内科医生，即使是在繁忙的临床实践中，也能提升自己能力以更好地理解患者的情感暗示。

要找出医生不能发现患者暗示的原因。这能帮助学生发现很多意识到的，没有意识到的问题(Draper and Weaver，1999)。

首先，要小组成员搭档练习如何倾听(鼓励一个学生讲话，另一个学生毫无打断地倾听，然后角色对换)。之后让小组成员反馈，找出困难所在。可能有以下困难：

- 没有时间
- 害怕开启的是“潘多拉”的盒子，怕事情会失控
- 无法确定临床会诊内容
- 突然有电话打来
- 不喜欢患者

要花时间找出困难所在，再看看可以采取什么策略帮助彼此。

作移情陈述的关键就是表示移情

移情对于医生来说，可能不好理解。人们也常常把它和同情混淆。不妨让小组成员给这个词下一个定义，并予以总结，最终得出一致意见。学生们因为没有亲身经历过，所以可能不能完全理解患者的立场。然而，他们需要知道，想要体恤患者感受不一定要有直接的经验。让患者知道你在试着理解他们的世界观就足够了。大多数情况下，学生们不知道，仅仅通过非言语行为展示移情是不够的。患者们需要医生给他们口头上的回应，以知道医生理解他们了。要制作出在不同情况下会用到的不同措辞。你可能要给学生举例，让他们知道作移情陈述的关键就是将医生口中的“我”与患者口中的“你”(医生)联系起来。讨论能够展示移情的回应方式。

在早期排练下移情陈述，看看效果。医生对于患者的非言语提示，要给予回应，说：“你似乎做…很有困难”。通常，这会让会诊以患者的视角为中心进行，效果显著。

吸引患者

会诊中，最应该教学生的一项有用的技能，就是怎样吸引患者。就我们的经验来看，老师们通常不教这一技能。在会诊信息收集阶段，医生通常能够展示友好以及移情，但在吸引患者方面所做的工作明显不足。在做诊断，解释病情或者列计划时，学生们通常摆出医生至上，医生权威的姿态来面对患者。

要开一个迷你讲座，解释下有效沟通实际上是个相互作用的过程，能够减少不确定性。鼓励小组成员列出一张措辞清单，让学生们能够在会诊合适的时机大声地用这些措辞分享自己的观点。同时，也要搞清楚学生对会诊中的此种协作途径有何感受。有任何困难就讨论(例如：学生们担心此会导致医生不权威、披露信息不合适、医生患者太过于平等)。

向患者解释你为何问他们那些问题、为什么做那部分的体格检查也是一种类似的分享观点的方法。虽说这没有什么必要性，但这确实是减少患者疑问的另一种方法，也能培养医患协作关系。要不断排练具体的措辞，并且看看他们准不准确，可不可接受。在这里，你也可以让学生扮演患者，问问他们医生问他们以下问题时，他们在想什么。

> “你脚踝肿了？”(患者描述自己心悸时这样回应)“你晚上睡觉枕几个枕头”(患者说自己气短时这样回应)

构建会诊框架

学生们在构建会诊框架时会遇到的问题包括：

- 会诊全程均未能有清楚的逻辑和结构
- 没能让患者感受到“框架”的存在
- 时间安排不合理，低效

会诊顺序及结构

医生在会诊全程均需要做两件事，其中之一就是提供会诊的框架结构。然而，这个框架结构并不会把医生束缚住，反而会让会诊更加灵活，给了医生自由。让患者感受到这个结构的存在，他们就能更加合适地投入于这一相互作用的过程中，并和医生在思想上同步。一些学生可能觉得这很新奇，担心和患者说会诊安排会浪费时间，导致医生患者权利失衡，场面不受控制。

学生们经常说“*我不知道我们的目标为何？一切都杂乱如麻，我们也没有什么进展*”。如果想就这些问题与学生进行讨论，直接将他们的注意力聚焦于这些问题之间的关联，以及安排会诊（部分也好，全部也罢）时用到的技能不失为一种有用的方法。让学生们说出为什么要做明确的会诊安排，以及为什么要让患者知道会诊安排。他们可能会给出以下原因：

- 使会诊灵活有序，注意力集中
- 做出明确安排便于患者理解
- 能让患者参与到安排当中
- 鼓励患者加入和合作
- 能让信息收集准确高效
- 节约用时

医生在会诊全程中要做的另外一件事，就是聚焦内部总结和指南。这两种办法是所有沟通技能中最为有用的，然而用的人却不多。学生们在试着以患者为中心和用更加开放的方式问诊时，如何消除他们心中的杂乱无章之感和失控感呢？构建会诊框架就是现成答案！

要让患者感受到会诊框架的存在

内部总结和方向指明是引入沟通五法则（见第二章）的理想途径。例如说，“有效沟通”，比起直接的信息告知能够减少不确定性，增加互动。

利用角色扮演让学生练习内部总结和指南时会用到的具体措辞：

- 何时以及如何将已经说过的内容具体化？
- 如何让你的总结清楚明了？
- 如何向患者核实自己没有误解内容？
- 如何联合利用内部总结和指南使得会诊每一部分衔接连贯？

在会诊不同阶段运用总结和指南，不仅能让医生在生物医学视角和患者的视角间灵活转换，同时也能吸引患者。学生们常常认为先收集临床细节和病史更容易点，也更符合逻辑，之后才需考虑患者的观点。然而，矛盾的是，一方面收集、回应患者给的暗示，一方面适时地问他们合适的问题更有效（Stewart *et al.*，1995）. 这种方法使得患者与医生能够双向交流，吸引患者，培养和谐医患关系。在此，可以综合运用三种途径：排序、总结、指明方向。可以试试角色扮演或者与患者扮演者合作。要让学生记得，在向患者总结反馈时，也要列出在这一过程中的发现，找出差距，并且试着知道他们还想知道什么，同时也要告知患者医生这样做的意图，以及医生接下来想做什么。卡尔加里 - 剑桥指南就提供了一种列表方式。

解释及规划

会诊时期学生经常面临的问题包括：

- 在信息采集阶段，未能探清患者的想法、观点、感受、担忧以及期待
- 未能考虑到患者对某些知识已经有所了解
- 一次性提供信息太多或者用语不当
- 信息采集过程中，未能对患者的情感诉求给予回应；不愿就患者的陈述采集更多信息
- 不管患者理不理解、答不答应直接提供解释和提供管理建议
- 在医患共同决策过程中，未能使患者参与其中

就我们来看，会诊中的解释和规划环节是教学工程中的一大难题。无论是学生还是老师，对于新的研究证据，都不甚了解。此外，学生本科阶段要是想学好这一部分不大可能。在会诊下半程，如果我们不能高效工作，收集信息和临床推理时用到的那些技能，就没有意义了。鉴于此，我们建议所有老师匀出一块特定的时间，专门探讨这一部分。

在第三章，我们提到过系统描述的重要性，以及如何界定体验式交流技能用到的基本技能。医疗会诊中，最复杂的部分莫过于解释和规划部分了。因此，老师和学生在学习过程早期能够完全理解信息收集、互动建立关系、解释规划之间的关联就显得尤其重要，因为他们在信息收集时期做的准备，直接决定了他们后续解释规划能否成功。因此，将体验式学习和教诲式教学结合的方法，又一次成功地引导学生至会诊解释规划环节。

在课堂一开始时，就发现学生们在解释规划阶段遇到的困难很有用。鼓励学生理解自己和患者的目标。没有机会给真实的患者提供信息、规划的医学生，可以通过与模拟患者排练会诊的关键阶段受益。有必要向医学生们提供材料，列出医生们需要解释什么，规划什么，即使他们处理的病例很简单。这样那些不知道该说些什么的学生在学习相关技能时，就不会分心了。

迷你讲座中和讨论时应该囊括的点包括：

- 解释规划四部分之目标以及用到的技能
- 清晰、明确表达信息的重要性并将其与医患互相理解的基础结合起来（飞盘法）
- 一些关于医生在给患者信息和规划时遇到问题的主要研究（例如：医生患者在管理安排方面的分歧）
- 一些能改善患者治疗结果的具体技能的主要研究

通过检测学生的学习基础、学习需要以及如何“接受”老师所授知识，使迷你讲座更加互动。接着，强调你在迷你讲座中用到的那些也可施于患者的技能。

接下来，我们将提供一些策略，以应对学生们在学习解释和规划技能时遇到的困难。

提供适量、适当的信息

组块和校验

学生们在给患者们讲述病情时，长篇大论的现象并不少见。当然，这些长篇大论中有不少有用信息，但过了 30 秒，患者就目光呆滞，完全不知道医生所云。小组成员在观摩实际会诊或相关录像带时，让他们描述下这个现象，然后将学生的行为与其医生的影响联系起来。运用不同的方法，把信息分成短小的组块，看看患者是否理解，是否赞同已提供信息。有研究证据显示，不同的患者对信息量有不同数量的需求（Davis *et al*, 1999; Jenkins *et al.*, 2001）。

评估患者的出发点

大多数住院医师和执业医师，在给患者讲解病情时，都不会事先考虑到患者已经知道什么，或者已经尝试过什么。然而，知道患者的出发点，可以减少会诊期间医患分歧，并且节省时间。如果，学生们的日程能够让他们体验这些，让他们在会诊中表现出来，情况会好很多。同模拟患者合作以验证小组建议是否有用，或者让小组某个成员扮演下患者，看看患者会有哪些反应。

达成共识、吸纳患者观点

将自己的解释与患者的观点、担忧、期待关联起来

与小组讨论下 Tuckett 等（1985）的研究结论——在会诊收集信息阶段，获得到的患者想法需被纳入医生的解释中，这样可以促进患者理解，使其对医生更加信任。也可以引用 Eisenthal 和 Lazare（1976）、Korsch 等（1968）的研究，这些研究显示理解患者的期待，可以提高患者的满意度，让他们觉得自己受到很大帮助，即使他们的期待没有实现。就此讨论下服药协调概念——为何人们的健康水平比较于疾病，受他们生活品质以及他们与医生交流的开放程度影响更大呢？（Elwyn *et al.* 2003; Marinker and Shaw, 2003）

引出患者反应和感觉

一旦解释环节已过，就要督促学生去看看患者有没有理解或者做出回应。讨论下有效沟通的原则。有效沟通主要基于双向互动，因而医生必须反复确认患者理解了信息。在会诊的这个阶段，发现并对患者的暗示有所反应，与前阶段的信息收集同样重要。这一点在患者还需要后续跟进，或要对患者宣布坏消息时尤其重要。再一次的，这里需要学生反复练习要用到的措辞，看看患者在得知情况后有什么反应。

规划：决策共享

患者理解、记住医生所说内容的好处，就是在后续的处理阶段，医生患者能够很好地共享决策。要强调合作原则，探讨各种能够支持协作规划的途径。例如乐得和霍尔的亲密原则（Roter and Hall, 1992）或者 Gafni 和 Whelan 的决策共享模式（Charles *et al.*, 1999）。讨论下为何医患达成相同立场，对患者有百利而无一害，例如说他们的满意度，合作度，慢性病控制，转诊次数，复诊，受检查次数（Stewart *et al.*, 1997）。

要提醒学生，不同的患者对参与决策的期待程度也是不同的（Degner and Sloan, 1992）。因为情况不同，所以患者们在不同场合态度可能也有所转变，因此，医生应该不断问他们更倾向于什么，而不是仅凭一次会诊就下评论（Beaver *et al.*, 1996）。

通过提供建议和选择使患者参与进来

探讨这两种方法应用在患者身上时有何优势。例如，看看如何提建议（而不是下命令）以及如何鼓励患者做既惠于自己又惠于医生的选择。Fallowfield 等（1990）的研究证据显示患乳腺癌的妇女，如果她们的医生能够给她们选择的余地，即使她们的选择在临床上不可实现，她们所受的折磨以及抑郁相较于其他不得不接受乳房切除术或乳房肿瘤切除术的患者来说，也会少很多。集思广益，去想想提建议和提供患者选择时，可能会用到的措辞，好让患者也参与到这个过程中：

"在此，我想提一个建议……"
"试试……怎么样？你觉得呢？"
"我们看看所有的可能性……主要有三个选择……我想知道哪些方案最适合你"
"接下来你想去哪儿……？"
"你想先试哪些方案"
"你倾向于什么……？"

通过协商，制定出医生和患者都满意的方案，并向患者核实

让小组成员两两分组，想想患者不坚持计划的一些情况。要找出失败的原因，同时也可参考下 Coambs 等（1995）、Meichenbaum 和 Turk（1987）的研究，该研究找出了能够促进患者坚持某一方案的要素。要将总结与会诊期信息收集的重要性，与它们在会诊解释规划阶段的有用性关联起来。找出所有能够促进医患决策共享的技能，并不断练习，也可通过参考指南来增强使用这些技能的能力。

对于医生和患者来说，解释规划都是一个复杂的过程。因而，在会诊的这一个阶段，要要求学生问问自己以下这些问题，这样才能确保既兼顾到自己又兼顾到患者的观点。在课堂结束时，要为学生们列出这些用于解释和规划的问题，以提供一个有效的总结

- 我把自己置于信息提供者的立场了吗？
- 我知道自己和患者的参照标准吗？
- 我问患者他们想知道哪些问题的答案了吗？
- 我知道自己想告诉患者什么吗？
- 我如何组织语言才能让患者理解我在说什么？
- 我说的信息和患者有关联吗？
- 我如何核实自己对患者的问题和框架是否做出了适当的回应

结束会诊

这阶段会诊医生主要有以下问题：

- 时间安排
- 后发疾病和问题
- 未能重申之后的步骤

一个满意的结论要依赖很多东西，例如说会诊接下来时间里有效率的询问，尤其是那些能够引出患者想讨论问题的询问；协商制定日程；发现患者对现有问题和会诊安排的看法。探究这其中关关联联的方法主要有：小组搭档互相倾听，头脑风暴，以及对以下两个问

题的讨论：

1. 如何才能让会诊满意收尾？

2. 是什么阻碍了会诊的高效收尾？

White 等（1997）表示，在会诊结尾，如果一味的问患者还想问些什么问题，效果可能适得其反，患者和医生可能都会因此而倍感挫败，因为最后剩下的那点时间不足以让他们去解决这些问题。

医患签订协议，启动医疗安全及最终核查

于会诊快结束时塑造安全网（即解释可能出现的意外结果；计划不起作用时该做什么，何时寻求帮助以及如何寻求帮助），对于医生和患者来说都很重要。同小组讨论下安全网塑造能够给医生和患者带来什么好处，接着再讨论下如果没有应急计划，会有何坏处。让小组成员去描述在哪些情况下安全网会出乎意外的有用。同时医生也要重复练习下在这阶段可能要用到的措辞，并且从模拟患者那里核查下患者对这些措辞的可接受程度

具体问题

在本书的姊妹篇中，有一章专门讲述了具体的医学沟通问题，列举了告知患者坏消息，探究文化多样性以及其他许多例子。大多数有关医学沟通的书，对核心过程沟通技能都是一掠而过，之后便匆匆地去讨论不同情况下会诊该如何进行了。这两本书中，我们采取了相反的途径。本章开篇有讨论过教学技能和教学问题，强调了问题不同，情况不同时教学内容也有很大不同。因此，老师们在教授学生如何告知患者坏消息时需要将注意力集中在内容技能方面。相反地，高效沟通所需的程序技术不会因为内容、问题的不同而改变。此处需要变化的不应是内容技能，而是医生们在施用某些技能时的强度和意图。

学生们一旦掌握了指南里的沟通过程技能，那么即使是最复杂的问题也能迎刃而解。鉴于书本无法深度地教学生们沟通技能，我们此处的目的在于展示如何将技能和问题教学相结合。为实现此目的，我们将介绍能解决三方面问题的具体办法。例如，我们从指南里挑出了与一些问题相关的解决技能，接着就寻找途径帮助学生们在更高精度，更深层次上运用这些技能。我们选中的案例，通常都是课堂可以覆盖的，这样教师们才能精心安排课堂内容，进而他们才能发现学生们的需求、呈现内容和理论、让学生讨论且看他们作何反应、锻炼技能，并且在结束时有时间反思；这样做的同时，也能让老师总结课堂内容。

对于一些具体问题的探讨，能够给人创造绝佳的机会，让人去研究个人信仰、价值观和一些假设。这同沟通训练的其他方面一样，能够让人将对技能和态度的学习融会贯通（更多有关沟通问题的描述，详见本书第十三章或本书姊妹篇第八章）。

公布坏消息

告知患者坏消息是解释和规划环节里的一种特殊情况。卡尔加里 - 剑桥指南解释规划部分的核心技能部分，提供了几乎所有应对这一难题的必要技能。然而，使用沉默、识别和回应非言语暗示，以及收到回应等策略的同时，医生仍需对患者反应格外敏感。

尽管有证据显示英国、北美、以及澳大利亚的医学生接受到的有关死亡和病危的教育比较多，学过如何公布坏消息，住院医师们在这一方面仍然缺乏自信，需要资深同事的支持

（Dosanjh *et al.*，2001；Elwyn *et al.*，2001）。就如何告知患者坏消息给学生们上课时，有效途径之一就是让他们两两搭档，讨论在公布消息时遇到的障碍。然后让他们按类给予反馈，例如说，住院医师的恐惧，机制内的障碍，并就此讨论。

在让模拟患者或小组成员重复演练时，你可以沿用上述方法。可以试着让学生表演，如何向患者公布坏消息（例如：癌症，近亲死于心脏病、难免流产）。如果学生们在角色扮演，既要让他们演患者又要让他们演医生。角色扮演过程中，要有一个观众，组成“三重唱”，以增加表演的严肃性。如果在整个小组面前扮演此种角色，会颇有挑战性，因而表演环境要适宜。分析要以议程为主导，要基于结果，同时要包括患者的反馈。可以参考指南当中的解释、规划和关系建立部分。要讨论哪些技能效果好，哪些效果不好，并重复排练。做完总结之后同小组合作，找出小组在其他情况下已经能够娴熟应用的技能，以及向患者公布坏消息时，如何更小心、更准确地使用这些技能。除了使用沉默、接受回应策略，其他的技能包括：

- 关系建立的重要性
- 事先警告，沉默，再陈述具体内容
- 当患者不想知道更多时，知道何时停止（“关机”）
- 同时会诊多个人
- 合作和倡导
- 告知实际情况但同时给患者以希望
- 学生不能应付自身压力要及时知道

另一种方法就是，以实例分析讨论为开头，例如我们在第四章讨论过的。在第四章中，我们用本科生作为大组（75～100 位参与者），用住院医生作为小组（8～15 位参与者）。我们首先简要地把坏消息作为一种特殊的解释和计划的案例，接着又研究了下相关的高效沟通原则。

在分析讨论模拟场景下的临终关怀专家和患者时，而这个患者和医生，彼此又不甚了解时，学生们通常会以卡尔加里 - 剑桥指南为基础。以下三部分的展示，每一部分之后，都紧跟着由第二位教师牵头的小组讨论。这三部分分别是，首先同患者建立初步关系，接着告诉患者发现了可疑病变，告知其做活组织检查的必要性并让其做好准备；最后（通常是在一周之后的随访）告知患者其患肝癌，且预后不良。

根据既往经验，就学生们的实际情况，同模拟患者合作会非常有效率且有用，但是你需要一个能很快进入角色并擅长即兴创作的演员。

有些情况下，告知患者坏消息时，学生觉得不严重而患者觉得严重（例如：诊断甲状腺功能减退；子宫颈涂片检查结果异常或者告知患者其高血压需要治疗）。利用角色扮演和模拟患者进行排练。

为信息公布制定出一个框架（见姊妹篇第 8 章），然后再给学生分发讲义加强学习。讨论下能证明医生在告知患者不好信息时不足之处的证据 .

文化因素

当医生会诊一个来自异域文化的患者时，或者试着理解来自本土文化患者的健康观念时，医生用的核心沟通技能，应该能够帮助他们去发现患者对会诊的看法、担忧以及期待，并且对此作出回应。让学生列举他们在这一块遇到的问题，并将这些问题与疾病模式关联(Mcwhinney，1989)。要向学生提及促成这一模式形成的概念均源于人类学和跨文化研究。要突出强调，医生随随便便做假设后不核实这一问题。给小组一些练习，让他们探索这些练习的文化意义，有什么影响以及想要表达什么。同时也让他们探索下自我意识以及向陈规陋习、傲慢偏见说再见的重要性。

一个运转良好的课堂，会让学生享受其中，甚至改变学生的态度(Dogra，2001；Thistlethwaite and Ewart，2003)。在这样的课堂里，学生受鼓舞去发现自己对于文化多样性的态度以及观点。你也可以利用准备好“引导”录像带，以表达你想表达的观点(Kay，1999)。把跨文化交际中常遇到的障碍列成一张表分发下去，让小组找出他们最想探索的几条。指出种族群体之间的健康信念往往比他们之间的健康信念差异更大，并强调首先将患者作为个体而不是特定族群成员治疗的重要性，注意陈述这一点时不要给人有刻板的感觉。要利用以患者为中心的训练，让学生扮演以下角色，并通过角色扮演让他们与患者产生共鸣。(Eleftheriadou，1996)

- 语言不通的新移民来到急诊中心，怀疑骨折
- 一对穆斯林夫妻意外患有不育症
- 一位印度教女教徒因为月经过量想看女医生，然而科室没有女医生
- 需要陪同口译的患者
- 与学生来自统一文化，但健康理念却和学生大相径庭的患者

鼓励学生讨论自己的民族和文化背景。给学生充足的时间，探讨不同情况下的不同文化层面因素。可能的话，利用小组专业知识。知道患者是怎样解释自己症状和病因的很有用。了解不同文化里的风俗以及医患关系也同样有用。

角色扮演来自少数民族地区患者的学生，对于这一问题的探索无疑是有帮助的。那些真正来自少数民族地区的患者或学生——那些能够给我们讲述他们会诊经历的人，也同样能给予我们这方面的帮助。Gill 和 Adshead(1996)就健康文化层面教学开发了一种组件，该组件主要包括在在患者家中会诊。该组块评价显示，会诊中出现文化因素时，学生能明显觉察到沟通难度的提升。

电话会诊

电话会诊在医学中已经日渐平常了。尽管目前对于电话会诊的结果和效果研究不足，但移动电话的爆炸式普及已经使得患者能够安然自得的与医生在电话上讨论病情了(Toon，2002)。然而，电话的普及并不能保证医患电话会诊技能的提升。治疗类选法、处理小毛小病、管理事项、以及随访确实可以通过电话进行，同时也能给患者省去很多不便。电话会诊在工作时间之外的医疗服务中使用越来越普及，能让患者不见医生就得到医生的建议。然而，要是想通过电话安全行药，医生们需要非常细心谨慎地运用指南上的一些技能，因为电话会诊已经使得非言语交际成为不可能。

鼓励学生两两搭档，或分成小组，并把工作时间之外的电话会诊技能从指南里提出，单列出来。应包括以下这些方面：

- 核实与你通话的患者确实是你的患者
- 通过语音，语调展示你的热心以及兴趣、用语要明白易懂

- 找出患者打电话的主要原因
- 要弄清楚病史以及患者的观点，尤其是他们希望通过电话会诊表达的担忧和期望
- 识别并回应患者的暗示
- 不断与患者共鸣及核对信息
- 总结、指导应条理清晰
- 信息组块和核查，就患者观点组织信息
- 提供选择、协商核实管理计划
- 运用最终总结和安全网

就电话会诊技能的课堂教学很受初级护理医师欢迎，原因显而易见。这样的课堂生动有趣，并且能基于学生的需要创造情景，学生们拿上手机就可以进行角色扮演，“医生”和“患者”可以坐下来，背靠背地讨论些实际问题”。或者你也可以用录音带把会诊录下来，这比录像要容易的多。Males（1999）描述过一个会诊模式，在这个模式中，初级护理医师把真实的工作时间之后的电话会诊给录了下来，重复听以提升自己的技能。结果在研讨会结束以后，初级护理医师们在处理不确定性因素、帮助父母治疗发烧儿童以及应对意外等技能方面，信心指数全都显著上涨了。这再一次证明，这一模式（首先发现小组问题，接着选出小组优先学习领域，再争取一个令医生患者都满意的结果，再不断排练、安排电话会诊结构）很有用。不管模拟患者是学生还是演员，让他们说说他们在电话另一头时有何感受。他主要担心些什么？电话会诊时，医生如何才能最大程度上帮助患者。

（管园园　译，王锦帆　审校）

第三篇

构建沟通技能课程

第三篇介绍：构建沟通技能课程

在本书的其余章节中，我们不再为个别内容多加阐述，而要从整体上看待沟通技能课程。我们考虑，如何将迄今为止所描述的教学方法转化为沟通技能课程，以便对学习者的沟通技能产生有效和持久的影响。我们将如何理解教学内容？将采用哪种学习方法转化为精心设计的课程？

在过去的25年中，专业医疗机构一直在加大压力，要求在全国范围和国际范围加强对医生的传播培训和评估[全国医学总会（General Medical Council，1978，1993，2002），美国医学院协会（Association of American Medical Colleges，1984），美国儿科委员会（American Board of Pediatrics，1987），专题计划署（Workshop Planning Committee，1992），Cowan and Laidlaw，1993；Barkun，1995，加拿大皇家内科和外科学院（Royal College of Physicians and Surgeons of Canada，1996），皇家内科学院（Royal College of Physicians 1997），英国医学会（British Medical Association，1998，2003），研究生医学教育认证委员会和美国医学专业委员会（Accreditation Council for Graduate Medical Education and the American Board of Medical Specialties，Batalden *et al.* 2002），（世界医学教育联合会（World Federation for Medical Education，1994）；国际医学教育研究所（Institute for International Medical Education，2002）]。世界各地的许多医学院和保健机构都采纳了这一建议，不仅为医科学生，而且越来越多地为住院医生和执业医生举办了正式的沟通培训活动。尽管取得了令人欢迎的实质性进展，但下列问题继续对活动组织者提出挑战，他们正在努力设计和执行各级医学教育中的一流传播方案（Kurtz，1989；Whitehouse，1991；Novack *et al.*，1993）。

沟通课程设计与实施的关键问题

1 我们如何开发沟通课程？
- 确保学习者不仅掌握越来越多的技能，而且还要保留和使用它们
- 选择和组织沟通过程的内容
  - 决定核心沟通内容
  - 根据特定学习者的需求定制和组织内容
  - 确保计划中所有组成部分之间的平衡
- 为课程的每个部分选择合适的教学方法
- 整合与其他临床技能和其他学习者课程的联系
- 各级医学教育层面的共同传播课程
- 确保学习者将沟通技能发展到专业水平，并应用于医疗实践中

2 我们如何高效地评估学习者的沟通技能？
- 制定形成性评估，作为沟通计划的一部分
- 做出总结，对沟通技能认证评估
- 评估临床医生的沟通技能

3 我们如何提高教学者的技能？
- 加强教学者与患者沟通的技能
- 增加他们的沟通技能、理论及知识基础

- 加强沟通教学和辅导技能
- 最大限度地发挥该教学的地位，并予以奖励

4 如何促进医学教育中沟通课程的不断发展和认可?

- 在课程负担过重的各级医学教育中，寻找较多的时间和资源进行沟通培训
- 确保沟通培训在所有专业的地位，使其成为真正的临床技能
- 满足医疗服务提供者之间日益增长的沟通和协调需求

下列五章中，依次讨论了这些问题：

- 第九章提供了一套总体见解和战略，以帮助解决沟通课程开发的共同问题。
- 第十章涉及以下各个领域的课程设计和实施的具体问题：本科课程、见习生、住院医师及继续医学教育。
- 第十一章探讨了对学习者沟通技能的评估。
- 第十二章考虑如何加强教学者的培训。
- 第十三章探讨了促进医学教育沟通课程进一步发展的方法，并展望未来。

第九章

沟通技能课程的设计原则

引言

在本书及其姊妹书中，我们强调了各级医学教育共同的传播教学和学习要素：基本原理和概念，理论方法，促进技术。在本章中，我们将证明课程设计的关键问题，是在所有级别的医学教育，所有专业和各个国家中保持不变。然而，这并不是说，一个单一的标准化沟通课程将适合所有情况。在许多内容沟通上，我们服务各种各样的专业人士和患者。课程需要根据个别学习者及其患者的特定需求进行调整。然而，即使在这里有共同点，即需要考虑在任何级别的特定学习者从哪里开始，从该基础建立我们的沟通程序。

那么，我们如何组织一个连贯的计划，确保在培训和临床实践中系统和持续的技能发展？当基于问题的体验学习如此机会主义和非顺序时，我们如何实施一个全面组织良好的课程？

我们从本章开始，简要概述系统沟通培训的概念框架，为任何层次的课程开发奠定基础。然后，我们提供有助于解决所有沟通课程设计中常见问题的策略和原则：

- 确保学习者不仅掌握越来越多的技能，而且随着时间的推移保留和使用它们
- 选择和组织沟通程序的内容
  - 决定核心沟通内容
  - 根据特定学习者的需求定制和组织内容
  - 确保程序的所有组件之间的平衡
- 如何为计划的每个组成部分选择适当的教学方法
- 如何将沟通与其他临床技能和其他学习者课程结合起来

系统性沟通培训的总体框架

Carroll 和 Monroe（1979）、Kurtz（1989）、Simpson 等（1991）和 Seely 等（1995）都强调了结构化沟通技能方案的重要性，包括明确说明要学习的面试技能，评估并确定和实践特定技能。制定沟通计划的系统方法是必要的。

在这个过程的第一步，我们发现从一个简单的系统沟通培训框架中开始工作是有帮助的，它将我们在本书中提出的沟通教学和学习的许多核心要素结合在一起。这个框架提供了一个模板，帮助我们思考如何组织课程和决定评估方法。与“卡尔加里 - 剑桥指南”一起，该框架构成了我们开发的所有沟通课程的共同基础，无论是医学生、住院医生，还是执业医生。

框 9.1　系统沟通培训的概念框架

基本假设

- 沟通是一种基本的临床技能
- 医学中的沟通是一系列学到的技能，而不是人格特质，任何人都可以学习他们想要的
- 经验可能不是锻炼沟通能力的一个好老师
- 学习的某些元素对于获得变化是至关重要的：
  - 系统描述和定义技能
  - 观察学习者
  - 善意、详细和描述性的反馈
  - 视频或音频录制和审查
  - 重复练习和排练技能
  - 活动小组或一对一学习

沟通计划的组织计划（Riccardi 和 Kurtz，1983；Kurtz，2002）

医疗沟通的目标

- 增加：
  - 准确性
  - 效率
  - 支持性
- 增强患者和医生的满意度
- 改善健康结果
- 促进协作和伙伴关系（关系中心护理）

医学面试的任务

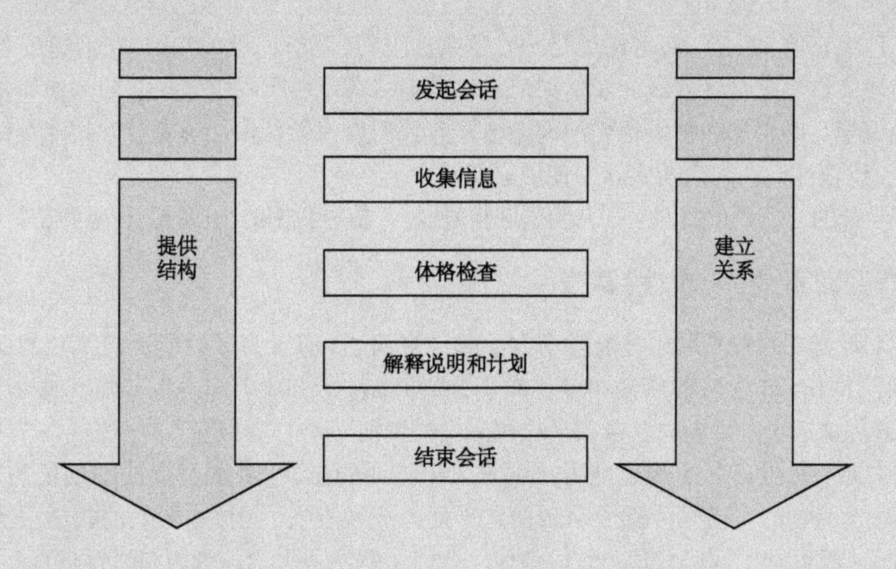

广泛的技能类别

- 内容技能 - 医生做什么
- 过程技能 - 他们怎么做
- 感知技能 - 他们在感知什么

描述有效沟通的原则(Kurtz，1989)
- 确保交互而不是直接传输过程
- 减少不必要的不确定性
- 需要计划和思考的结果
- 展示动力
- 遵循螺旋模型

学习和评估的重点(Miller，1990)
- 知识 - 你知道吗？
- 能力 - 你能做到吗？
- 执行 - 你(选择)在实践中做吗？
- 结果 - 对患者和医生会发生什么？

我们已经在本书前面探讨了这个框架的前三个组成部分。最后一个组成部分需要进一步阐述。我们发现，它有助于计划和项目开发，以记住学习和评估的四个重点(Miller，1990)：知识、能力、绩效和结果。所有这些在医 - 患沟通中都很重要。知识和能力可以而且必须在医学院教授和评估，然后在住院和继续医学教育期间以螺旋方式审查、完善、加深和增加。然而，绩效和结果只能在住院和继续医学教育期间处理，在那里，我们可以看到医生实际选择与患者做什么以及这些选择的结果。因此，我们必须将沟通培训扩展到上级的医学教育，并协调该培训与本科交流计划。

如何确认学习者的技能已有提高，并日后仍可牢记和应用？

我们已经证明，医生 - 患者沟通是一个复杂的过程，具有广泛的沟通技能课程，使医生掌握并在现实世界中付诸实践。我们如何设计使学习者能够吸收这些技能的沟通课程？我们如何确保学习者增加和扩展他们的沟通技能？我们如何使他们能够随着时间的推移保留这些技能，以便他们在未来的实践中使用它们？

程序设计的三个最重要的原则有助于这些问题，并指导我们的沟通技能计划的整体计划。

系统的课程而不是“一次性”课堂

在本科阶段，过去的沟通技能教学方法的许多问题，源于为了开展一门单独的课而将沟通培训结构化，这些课程通常在整体教学计划开始时提供，教学与其他临床技能分离。通常，本课程最后对学生在与其余医学课程隔离的情况下学习，并进行单一评估。

但是，为了对学习者的沟通能力产生重大而持久的影响，我们需要的不仅仅是“一次性”课程。学习者的沟通需要随着培训的进展而改变和发展。因此，我们的教学干预需要适当的时间，不可能在他们教育计划的任何一个点上解决所有学习者的沟通要求。

对于这种情况，医学院沟通计划的重点从面试开始，建立关系到信息收集，然后到解释和计划。同时，学习者的需求随着智力和临床复杂程度的提高而改变。因为学习者的沟通要求不能在任何一点得到解决，课程主任必须计划一个包含多个组成部分的课程，并在整个学习者教育期间重复出现。

一个螺旋线性课程

正如一个“一次性”课程模块是不够的，也不是不允许弱势学习者重新学习先前的课程模块。有明确的证据表明，学到的沟通技能很容易被遗忘。Engler 等（1981）证明，在医学院校第一年接受技能培训后，学生的技能显著提高，但在没有进一步加强的第二年，学生的技能显著下降。Craig（1992）发现，与对照组相比，在第一年参加任选访谈课程的学生有显著改善，但在接下来的第三年中这种改善开始消失，最终所有对照组的收益都消失了。然而，Kause 等（1980）表明，开设更全面人际技能课程的医学院校中的住院医生（例如使用录像带不仅仅是介绍课程），比起其他学校的住院医生，在诱发和处理情绪方面显然更好。来自有限的人际关系技能课程学校的住院医生，实际上比没有人际培训的学生更糟糕。Kraan 等（1990 年）表明，可以通过四年期间采用全面和持续的面试技能培训方式实现持续的效益。

这些研究的结论是，沟通技能的学习，必须在学习者的临床训练中重复。其中最可能的原因是医学教育的两个特点。首先，任何初始强调沟通技能似乎都淹没在医学知识的海洋中了，因为学生努力来解决医疗问题。对疾病过程的关注需要通过沟通技能训练反复抵消，否则将失去学习者沟通技能的任何收获（Kraan *et al.*，1990）。其次，由于许多有经验的临床医生本身在沟通技能方面受到很少的教育，甚至可能否定面试技能培训的重要性，临床医生在实践中的不良角色表现可能会抵消正式沟通培训计划的影响。

然而，有一个更根本的原因，课程之前确保学生重新回顾他们以前的沟通技能学习。一个基本的教育原则表明，沟通技能学习需要采取螺旋而不是连续的线性路径（图 9.1）（Dance，1967；Riccardi and Kurtz，1983；Kurtz，1989）。

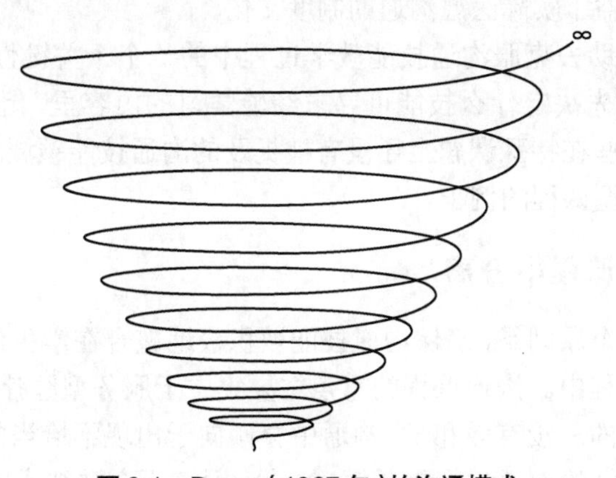

图 9.1 Dance(1967 年)的沟通模式

在本书的前面，我们介绍了螺旋线作为一个重要的理论沟通原则。这里我们应用螺旋模型来学习和设计课程。螺旋学习是我们所有计划和实施战略的基础。它表明，学习者需要做的不仅仅是完成一个沟通课程的模块，然后移动到另一个隔离的板块中。沟通技能的学习是无法只接触一次就成功的。不去加深巩固它会导致知识的萎缩。重复回顾先前学习的内容，对于积累大量技能是所需要的。合理安排的课程，帮助学习者去回顾和提炼，强化已经存在的技能，同时学习新的技能以此增加他的复杂性，使得学习者每次都能够在比之前稍高的水平螺旋形学习。

为什么这种重复是如此有必要？因为人们学习是以螺旋形的方式而不是线状的方式。想想每一次你学习新技能的时候，例如打高尔夫、弹钢琴或者是学习新的语言。要学习它，你需要做更多的事情而不仅仅是去学一系列的课程，而这些事情每一个都有不同的主题，假设一个个被呈现的东西没有被重复或者是评论，这门课程就成功了。线性模型不是人们所学习的方式。我们需要介绍、重复、复习、有机会去尝试，去不断挑战内容增加复杂性，去成功，去安全地失败，去钻研、去建立生存技能甚至是去重新学习。

组织重复的、渐进的、逐渐增加难度的螺旋式模型的课程，可以帮助学习者确保他们不仅掌握了技能，并且长时间的保留和使用它们。如果没有螺旋前进式的沟通课程贯穿于学者的整个课程，那么他们要么会忘记沟通技能，要么会无法掌握到一个职业水平。Van Dalen 等（2002a）在本科阶段研究这个问题，为了评估两种不同沟通技能训练方法的效力，比较了新西兰两所医学院校大学生的沟通技能，一种课程提供一整套的临床技能训练项目，包括贯穿第一个 4 年的沟通技能，另一所学校的沟通技能主要集中于特殊课程，临床前阶段、临床开始阶段和两年的实习生阶段。得到更高分数的学生主要集中在持续性课程，这表明了总体而言，较之集中型课程，纵向、集中的方法更加有效。Razavi 等（2003）在接下来的医学教育中，进行了持续训练和一次性沟通技能课程两者的有效性对比的评估。内科医生在参加了为期两天半的主要训练项目之后，被随机分配到 6 个额外增加 3 天的整合研讨会，或者是一组对照组（只需要 2.5 天的训练）的小组，比起对照组而言，研讨会小组的沟通技能更加显著提高。2001 年 Rucker 和 Morrison（2001）报道了一种探索相同问题的方法，在一个完全理论化的健康系统。不仅仅 4 年级本科生项目包括了一门纵向的沟通课程，住院医生和全体教员也同样参与了提供给学生的使用相同沟通范例的研讨会。沟通技能课程的目标是创造一种有益于实际医患沟通的制度文化。

螺旋式课程也帮助去克服沟通技能教学过程中的一个个关键性问题，换句话说，就是在还没有完全可能预先决定什么技能可寻求经验学习的内容里，组织项目中将会被涉及，医学项目组会考虑这些在特殊课题上还没有被提及的沟通技能领域。在附录上我们提供了一个已经关于医学模型课程的例子。

整合而不是从医学课程中分离

项目设计的第三个原则是，确保沟通技能被积极地整合在学生的训练中包括临床技能和其他部分的医学课程中。沟通课程的重点主要集中于服务型医疗机构，使他们理解沟通的教和学是至关重要的。没有教和学，沟通中会倾向于出现不恰当的关注点。但是趋向于更大医学课程的综合性的沟通也是重要的，如此沟通才不会被视为脱离“真正的医学”而完全独立（Carroll and Monroe，1979；Engler *et al.*，1981；Kurtz，1989；van Dalen *et al.*，1989；Kurtz *et al.*，2003）。没有整合，沟通就会看起来像无关紧要的装饰，而不是一项重要的与患者相关的临床技能。此外，如果我们想要沟通被看做是一个适用于所有科目的真正的主题，它必须被教学，不仅在初级护理和精神病中，也需要在其他特殊领域中，得到各个科室医生的积极帮助。这也就意味着临床医生需要理解沟通技能，在各个医疗环节中，理解医患沟通技能是如何适用于医学实践的，至关重要。在这部分，我们讨论了更多细节中沟通是如何综合的方法。

如何选择与组织课程内容?

决定这个项目的核心内容

在本书的第一部分中我们提出了基本原理，是沟通教学以技术为基础的方法，并且，我们决定了共同构成沟通课程的核心技能。卡尔加里 - 剑桥指南总结了这些核心技能，并且把他们安放在所有内容的核心框架中。这些核心沟通技能是适用于所有医学教育的层次中（本科，实习，继续医学教育）和多种不同医学内容。这一点看起来是反直觉的——最初我们已经工作合作过的很多特殊团体的建议，在他们特殊设置中与众不同。但是，事实上核心流程技能真的既不需要环境也没有水平的特殊要求。不同的内容可能需要微妙的变化，表现在重点内容上或者技能需要适应在医患的特殊要求上等特殊场合。然而，最根本的原则和最核心的沟通技能保持不变，为了所有的沟通课程，我们需要形成一个共同基础。尽管内容改变了并且沟通的内容不断改变，但是过程技能的本身保持不变。

使用框架或者模型，例如卡尔加里 - 剑桥指南作为课程发展的起始点的重要性是不能被过度强调的。任务和技能的系统描述，对于沟通项目的实现是至关重要的。最近在医学教育中，关于教育和评价沟通技能，有多种方法去制造国际共识声明（美国医学院会协会（Association of American Medical Colleges，1999）；Makoul and Schofield，1999；Bayer-Fetzer 医患沟通教育会议的与会者，2001），所有都已经明确被建议使用沟通技能框架作为发展沟通技能项目的基础。这种框架提供了一种已经被安排的连贯的方法，通过教育和评估清晰地鉴定沟通项目的核心内容，和使正在寻求解决项目的核心竞争力变得透明。

更重要的是，正在推进新的沟通项目的研究机构还没有从头开始，当他们为了课程的开发还在建设他们自己的框架。有几个已经存在的医患沟通教育模型已经选择分享他们的共同点。研究机构改变他们使他们适应于当地需要。除了我们自己的卡尔加里 - 剑桥指南，很好已经建立的模型还包括以下：

- 布朗面试清单（Novack *et al.*，1992）
- 三个函数模型（Cohen-Cole，1991）
- E4 模型（Keller and Carroll，1994）
- segue 框架（Makoul *et al.*，1995）
- Maas 全球（van thiel and van　Dalen，1995）
- 医疗临床方法（Stewart *et al.*，1995）
- 卡拉马祖的共识声明（Participants in the Bayer-Fetzer Conference，2001）
- 梅西倡议的健康传播的模型（Kaler *et al.*，2004）

选择和组织与学习者需要有关的内容

当计划沟通课程时，个人技能是难点，更难控制的是学习的关注点与顺序。尽管课程的核心依然是贯穿在三个阶段的医学教育，但是仍然有重要的变化：

- 每组学习者整体的沟通需要
- 特殊的过程，在他们学习中的特殊时刻，需要内容和知觉技能

- 需要和技能被很好排列的顺序

因此，每一个沟通课程的设计，必须认真适应于你的特殊学习者的需求。当计划一门课时，你应该首先考虑你的学生是谁：

- 他们在他们生涯的哪个阶段了？
- 他们的特殊需要是通过文献和全体教员、患者和执业机构的感知所决定的？
- 个体学习者如何感受到他们的需要？
- 他们先前有过什么沟通技能的经验？
- 他们需要什么样的制度？

医学教育的等级也是特别重要的。在同一专业，一名本科医学生，一名住院医生，一名执业医生，沟通的需要有很大的不同。但不像其他医学领域，他们的沟通需要不是特别被经验决定——有时最有经验的执业医生有最主要的需求。我们需要在第十章深度探索这个问题。

在沟通课程中保持各个方面的平衡

平衡沟通课程的平稳问题主要集中于两个方面：

1. 如何使沟通问题、态度、技能的教学内容进行结合。
2. 在哪里如何教授经验和计划。

平衡技能、态度和问题

正如我们在第三章讨论的，面面俱到的沟通课程处理三个重叠领域：

1. 技能（内容、过程和感觉）。
2. 态度（包括根本的信念、价值和注意）。
3. 问题和挑战。

我们应该如何确保有一个恰当的平衡在这三个主要的组成部分上呢？本书关于沟通的教与学主要集中在依靠技能的方法。依靠技能的环境中，我们将探索如何处理态度和问题。

工作态度

作为基础的态度信念和价值，明显地影响着我们的想法和行为，需要在沟通项目中引起认真注意。我们应该在这种依靠技能的课程中，如何结合互补技能和态度的教学呢？这里有两个可能的方法。

在技能教学会议中讨论。第一种方法是在课程中能够覆盖态度。当学生输出和反馈关于他们沟通技能的成果时，丰富的机会将会鼓励影响学生如何和患者沟通的根本态度和设想的讨论。利用这些机会去鼓励学生，敞开地讨论那些似乎是有益的或者是有问题的看法。以患者为中心的医学和以关系为重点的照看，处理复杂的情感，和患者分享信息，HIV或者是酗酒者等这些特殊群体，有不恰当需求、“病情琐碎”的患者，以及在真实世界里可能存在的学生们的沟通观点，发现其他关系的这些种种看法能够被夸耀了。

以前，我们已经讨论了想法如何影响临床意愿和问题解决。用相同的方法，包括偏见和成见的根本想法影响着我们的态度，最终影响我们的认知。可以提出关于学习者对自己的态度，或假设看法的问题，以及这些经常潜意识对学习者和患者正在做或所说的话的影响。另一种打开看法的丰富思考方法，是在讨论会中特殊时刻，当问题似乎浮现时询问学生“你想达到哪种结果？”。

比较多种不同的结果，将会用一种客观的方法突出态度变化（例如“使患者走出房间并且不再看到他”或者“长远考虑并且建立良好关系”）。在会议上的相同时刻，询问哪种结果是患者可能想要的，并且比较学生想要到达的结果。一旦学生已经辨别了结果，敞开地讨论，探索一致的结果和导致不同结果的技能就会是更加容易。在态度和技能上这种明确的讨论能够导致明显变化。

将具体的会议专门用于讨论态度。第二种在具体会议中，加入主要集中于态度和个人意识沟通单元（Novack *et al.*，1997）。一些医学院校为了这些讨论，已经创立沟通论坛，包括 Balint 式的意识团体（Balint *et al.*，1993），好的医师、文化、伦理项目，以及个人或者专业发展链。除了以上列出的态度问题，话题还包括：

- 与患者挑战和对抗的问题
- 被喜欢的需要
- 被掌控的心愿
- 无助的感觉
- 我们自己的情感
- 我们自己和我们患者的性欲
- 个人对补充和替代医学的看法
- 社会和文化差异的态度
- 对于性别差异的态度
- 不同点和相同点
- 我们自己和患者的精神

当涉及我们自己的根本个性和素养、价值和信念时，讨论先前的生活经历和自我偏见的态度和困境。这些方法都会导致丰富的反思，不仅仅是成块的限制性态度也包括有用的看法。看法的思考也提供了一个机会去发展个人能力，例如同情心、宽容心和灵活性。

不管我们包含哪些工作态度，我们必须确保这些会议超越了对态度和其背后价值观的讨论，以便对不恰当联系的技能进行工作。如果不提供解决问题和将替代方案付诸实践的技能，仅仅提高问题或对态度的认识，或甚至描述更有用的方法是没有什么意义的，为什么要改变对上瘾患者的态度，而不为学习者提供发展必要的技能的机会，使他们既要有同情心又要坚定。正如我们在第三章阐述那样，提高意识是工作态度的重要一方面，没有额外的技能训练去有效的改变学生的态度，这种工作是如此的无力。我们团队的一个参与者很漂亮的阐明了这个观点。他描述了两年仔细的学习了以患者为中心的医学，并且在硕士研究生课程之后，他是如何地兴奋在遇到关于以患者为中心的医学。他将想法主要集中于使他的练习更加专注患者，尽管他最好的目的必然是更好地服务他的患者，但是没有任何地改变。在接下来三天关于描述卡尔加里 - 剑桥指南的技能研讨工作中，他意识到他所丢失的是关于需要被落实和以患者为中心的技能工作。

沟通问题和挑战

项目也需要提供学生去探索特殊的贯穿本书的沟通问题和挑战，这些包括：

- 文化
- 性别

- 年龄
- 道德
- 识别坏消息
- 性史
- 精神病学会议
- 3天会议
- 特殊需求的患者
- 困境
- 慢性/严重患者照看
- 死亡和濒临死亡
- 健康促进和健康预防

正如我们在第三章所讨论过的，本书主要讨论的是，以技能依靠而不是以问题为依靠的方法去教与学沟通。尽管特殊的问题需要特殊的解决方法甚至是额外技能，卡尔加里-剑桥指南的技能仍然是非常主要的受到所有这些沟通问题和挑战，有效管理所需要的资源。每一个问题或挑战特别需要改变互动的内容和谈论的内容，但是所需要的过程技能，在任何医患问题中保持不变。挑战是加深我们对于这些核心过程技能的理解和我们适应掌握的水平。在每一个环境中，我们需要以更大的力度、意图和意识去学习技能的使用。

因此，我们应该如何在环境中处理这些重要问题呢？这里有几种可能。

把问题放入一个相关的依靠技能的沟通课程的组成中。尤其是在早几年的本科训练使用中，一种方法，是在6个组成医学会议主要框架的沟通任务（开始、收集信息、建立关系、组织结构、解释、计划和结束）中建立课程。主要的重点是探索完成这些任务的目标和核心技能。然而，特殊的课题应该演示这些相同的技能是如何在不同的环境使用的。当真实患者意外出现在会议中，我们应该利用这机会去开展沟通问题和挑战。但是，这里最经常使用的策略，是呈现给学生不同会议任务中，相关特殊问题和挑战模拟患者病例的拓展。

例如，在本科项目中，卡尔加里中一个典型患者病例：是急诊室中一个说话有问题的亚洲妇女的就医案例。如在真实世界，一名诊疗她的临床医生的想法是，她的问题不是不会英语，而是在神经上的问题导致了她无法说话。第二个典型案例，是一个已经结婚在生育期的拉丁美洲妇女，可能需要考虑子宫切除。这些模拟案例提供了一个机会，去探索文化和性别问题作为我们信息集合技能的教学。同样地，坏消息传递或者是动机改变的问题，应该作为我们在技能解释和计划教学的一部分来处理。

在实习阶段，模拟患者可以用相同的方法去使用，去介绍问题和进行沟通的挑战。然而，为了给他们更深度的经验，我们有时也应该邀请住院医师带来他们自己的经历和患者、大学生或者其他人困局的情节。这样就代替了仅仅讨论问题和挑战，模拟病患擅于即兴创作，配合了我们重新扮演这些真实的情景，并且制定不同的方法去适应他们（详见第四章）。

建立围绕问题的沟通课程。一个可供选择的方法，是去建立围绕关于问题的特殊课程，如几种特殊问题的课程（或者各个系列课程）。一些实习医生和继续教育项目，都已经使用这种方法作为一种激励方式去帮助建立沟通项目。例如，通过需求评估发现的普外和矫形外科的住院计划，住院医生希望学习形成知情同意书内的方法，并向患者传递坏消息。因此这些住院医生的沟通训练以这两个需要他们处理的问题和技能开始（Descouteaux，

1996)。

随着课程的进行将会议任务移到特殊问题和挑战上。这两种方式可以混杂使用——例如，当本科课程进入职业课程。首先，课程强调卡尔加里 - 剑桥指南的任务和技能。随着学生通过更高级的课程进展，并进入他们的职业轮岗，重点转向处理模拟患者所面临挑选的沟通挑战，或探索与文职人员正在学习的特定专业有关的具体问题。然后，这些问题和挑战反过来联系核心技能。办事员可以协调他们以避免重复，并确保在适当范围的问题。这些问题和挑战之后会反过来与潜在的核心技能相关联。这种方法起到很好的作用。我们在之后的这一章和第十章，会用更多的细节来描述这个方法。

与其他面向问题的课程合作。正如我们显示的在关于工作态度这一章节，另一个策略，是与那些直接管理问题面向课程或专题的合作，我们可以，例如，协作发展共同课题部分或者参加客观结构化临床考试(Objective Structured Clinical Examination，OSCE)，是为了评估那些同时服务于沟通和伦理、文化项目、保健项目或好医生计划的临床检查站。

确保足够的说明和计划的重点

在所有等级的训练，沟通问题已经趋向于集中信息收集和关系建立的技能，并且去衬托说明和计划的重要性。除了它至关重要的照护成果的要点，这个沟通培训区域仍然是极其不成熟的(Carroll and Monroe，1979；Kahn *et al.*，1979；Sanson-Fisher *et al.*，1991；Simpson *et al.*，1991；Elwyn *et al.*，1999)。这个强调信息收集和关系建立的趋势是可以理解的。许多更早的研究关注这些技能而不是那些说明和计划。当然，这种质量关系建立在信息收集期间，发生什么重要的影响，以及之后的说明和计划。此外，信息收集和关系建立技能比教导毕业生说明和计划技能更容易理解(这个层次大多数的沟通技能直到近期才被理解)和更安全。

目前，我们学习所有等级的说明和计划技能训练的能力已经提高了。

最近的说明和计划的研究

在前 15 年的研究中，第一阶段的进展已经显示和关注医疗访问这一部分的理论文献。这已经给我们提供了一个更强有力的基础去发展这一区域的教学计划。(Maguire *et al.*，1986b；Ley，1988；Kaplan *et al.*，1989；Roter and Hall，1992；Degner *et al.*，1997；Elwyn *et al.*，1999；Towle and Godolphin，1999；Jenkins *et al.*，2001；Richard and Lussier，2003)(更多的文献请看与本章为姊妹篇的第六章)。

模拟患者

第二阶段的进展已经越来越广泛使用模拟患者。当医学生面临那些无数患者中寻找病史的情况(尽管经常没有得到观察和反馈的好处)，模拟患者给的信息也同样不是真实的。学生不能普遍被足够理解信任，去提供信息给现实患者或者回答关于他们护理的问题，并且医生和患者都不希望学生去尝试和犯错误。这使那些大学毕业生一直保持着错误的观点：认为与患者的沟通主要就是询问病史或做一些“暗中探寻机密”的工作而不是患者护理。

标准化患者的使用帮助纠正这种不平衡，通过提供机会让学生们进行练习和解释、计划能力的演习排练，对患者和学生，甚至是那些有知识需求的，或给出错误信息的学习者来说都很安全。这项策略对于所有水平的学者都是有用的。任何被用来讲授问题和挑战的模拟患者，他们的作用都可以延伸到解释原因和作出计划。但是，那些简单的、常规的情景也很重要。例如说，怎样解释治疗选择或者是为这些过程准备患者，怎样从这些解释中发散思维得出一些可以共享的决定，以及在解释诊断或讨论用药规则时，如何将患者的观点也考虑进去。

还有另一种能在实习期间增强解释和计划的技能，继续提高医学教育水平的途径，就是用录像带或者音频磁带，记录与真正的患者进行解释病因和计划的过程（已征得患者同意的情况下），为了以后的分析和反馈以及特定技能的练习或者其他一些可以选择的用途。

在解释病因和制定计划领域，对大学生的教育能够并且应该建立起一个稳定的基础。但是，由于大学生们在患者护理的管理和责任上还不能正常的有一个正式的地位（Thistlethwaite，2002），因此，这些技能的增强和全面发展必须在实习期间和继续医学教育期间进行。

如何针对不同课程内容选择合适方法？

教学和学习方法的选择，很大程度影响着一项沟通课程，或者该课程的任何时期的成果。这个项目的负责人和推动者需要根据他们的可利用性、成本适用性组合出一种合适的联合方法，从而达到某特定时期课程的目标以及全部课程阶段的有效性。这块重要的领域在第四章做了深度的调查。

如何将沟通技能与临床技能以及其他内容整合？

在前面该章节，我们提倡将沟通技能课程与其他临床技能的训练和所有医学课程有机结合起来。沟通交流应该是医学课程必不可少的一部分，而不是脱离“真正的医学”而独立存在的事物，也不能只在被分割开来的独立存在的课程中教学。除了参与那些沟通是主要焦点的课程，学习者最后将决定所有临床能力的医学练习的 4 个领域都考虑在一起也是非常重要的。

1. 知识
2. 沟通技能
3. 解决问题
4. 体格检查

如果这是一个双向的过程—即如果在沟通项目中，考虑如何去合并和解决其他相关的临床技能，以及如果在整个课程的其他组成部分中无论是否相关，都在进行交流，那么学习者将会由此受益。从事于各种不同部分工作的个体之间明确的配合与讨论是完成工作所需要的。

促进沟通和其他临床技能相互融合的策略包括：

- 将总的沟通课程分割为可以在整个医疗课程中不断间隔着提出的片段，而不是一次显示所有的内容。
- 有目的地将沟通与其他临床技能以及学习者不断扩充的知识相融合。
- 制作一种技能的摘要—类似于卡尔加里 - 剑桥指南—即把沟通课程的核心内容简洁地

表达给其他课程的主管或者临床科系，以使他们可以将其中可利用的部分使用在他们的教学中。

- 将其他的课程练习加入沟通课程中—例如，在使用模拟患者来表现伦理问题或与文化、性别相关的问题，亦或是学习者正在学习的特殊医疗问题同时加入沟通的课程。
- 设计学习的练习以及评估（如客观结构化临床考试），它们要尽量与真实的临床情况相符，学习者必须在其中将沟通与其他技能相结合来解决患者的问题。

将内容、过程、感知问题相结合

在医学教育中，一旦基础知识、体格检查和问题的解决讨论完后，很容易就会认为学习已经足够了。但却往往忽视了一个医学实践中对于有效完成工作很重要的领域，即与患者的沟通。想象一次，针对外科住院医师的与乳房癌症的诊断与处理有关的指导，显然，如果其中不包括对疾病分析、病理和生理的技术检查以及相关的检查和治疗方法的选择，那么这样的探讨是有欠缺的。但是，计划有关沟通过程的技能和需要解决的任务的教学会议不也是很重要的吗？例如一种较困难的沟通，是提供给患者与乳房癌症相关的在乳房肿瘤切除术和乳房切除术之间的选择方案，而这众所周知，会影响患者术后产生心理不健全的后果（Fallowfield *et al.*，1990）。我们需要在介绍相关的沟通技能和问题到教学内容中这一方面变得更加熟练。

同样的，当我们致力于沟通的研讨中时，不忽略相关的内容和感知的问题是很重要的。一个全科住院医师没有询问一个得了膀胱炎的年轻女患者她的症状是否与性交有关，无非是基于以下两个原因之一。首先，窘迫可能从知识中产生。这次会议的重点就可能会变成关于沟通的问题——如何在这样一种尴尬的环境下，尝试寻找一种询问敏感问题的方法。另外，住院医生也可能不知道性交对反复发作的泌尿道感染的联系，因此，会议的重点应该无可非议地转向内容而不是过程。

在以上例子中，教学课程中描述了在沟通或者知识和感知能力中，只能有一个主要关注点。我们的任务是确保重要的互补问题不会被遗漏。平衡再一次成为关键点。

综合课程

我们现在用另一种方法整合内容、过程和感知能力，使整个课程慎重地融合并在以上三点中有所侧重。我们相当详细的描述这门课程，把它作为实践中为基于问题的学习和技能整合所提供的一个充分的说明。

这个综合课程是卡尔加里的大学生医学课程中的基础组成部分。它由两个基于问题的学习课程组成，他们每一个都运行了两周半，并且在所有的医学课程中毫不冲突。这些课程是特地为整合医患沟通的临床技能、体格检查、各自的问题解决，以及学习者基于医疗技术信息的拓展知识而设置的。尽管这些课程是为了大学生而设置的，这些整合方法在住院医生和继续医疗教育中同样可以使用。

由专业导师领导的小团体有可能影响到 20 个以上的模拟患者，其中的任何一个都表现出跨系统的问题和有针对性的沟通挑战和问题。各个专业的医生基于他们治疗的真实患者写下了这些案例。每个小组有五六名学生，他们每天花 3 小时甚至更久的时间和同一个导师处理完这些模拟患者的一些案例。研究其中的每一个案例需要持续 4 天的时间。只要学生需要就可以取得患者的检查结果，包括心电图、X 射线、CT 等。导师们同样可以获得患者的所有病例，这样即使问题不是导师的专业领域，所有必要的关于案例的信息都是可以获得的。其中包括了既往史和现病史、过程和结果、困难点、建议的沟通挑战和一系列可以被呼吁协助案例的人力资源等。各种各样的沟通话题通过这种刺激得到介绍。（例如文化程度、性别、患者的多次沟通、第三方面谈话、年龄、风险告知、死亡与病危、丧亲之痛、慢性与急性病护理、医护人员间的沟通和处理精神创伤。）

每一种情况都是由作为一个研究的小组观察开始，引起了与患者的面谈，搜集问题相关的信息并开始建立关系。体格检查可能在此时开始展开，或者面谈者可能首先回到小组中讨论目前为止已获得或错失的信息，以此来考虑哪些是需要包含在体格检查中的，便于产生和讨论假定和最终产生的差异诊断。一系列的学习问题同样在导师的指导下产生了(例如该小组认为，他们因自我认知领域的知识缺乏而难以决策或理解)。

该小组要么继续解决问题和计划“下一阶段”，要么休息，去研究小组在可以继续之前需要解决的学习问题或知识差距。研究人员把这些学习问题划分出来，并在之后的会议上向小组展示他们的发现。

随后的“预约”都是使用的模拟患者，可以让研究人员如身临其境地体验病程的进展，并且便于做全方面的解释和计划。这个综合课程为本科生在安全的前提下，提供了一个锻炼他们的技能的极好机会。他们用预留的时间，首先处理完关于一种形势或疾病的医疗事实。然后，他们需要把他们的知识转化为患者的世界，提供信息和把他们已经用在讨论组内的术语翻译成患者能理解和接受的语言。给模拟患者提供信息的个别学生，并不是在他工作时对自己的事实知识做出展示，而是作为小组代表小组告知小组的综合信息，因此小组可专注于沟通技能及问题本身。因为研究人员可以再次尝试或安全的尝试非传统的方法。这也是一个很好的论坛，可以用来学习如何使患者共同决策。

与其他医疗技能课程和评价的协调沟通

整合沟通的另一个战略是，组成一个协调沟通课程和明确评价与提升临床技能的一致目标。

沟通项目主管可以通过鼓励其他课程的主管，把沟通作为在他们的课程一个覆盖重点评估，从而加强在本科水平的统筹和整合，并返回提供在沟通课程或评价中覆盖这些课程的内容。例如，邀请肾科主任给学生提供可以为沟通课程进行采访的患者，或制定集中在肾脏课程讨论问题的标准化患者的案例。另外，由见习教学的主任对他们进行口头检查，既可以核对学生搜集到的病史内容，又可以评价沟通过程的技能。

询问体检课程主任，他们在体检时与患者沟通的教学情况，并与他们合作制定临床程式化直观教学测试，包括了在询问病史和体格检查过程中相关的沟通技能。探索如何采用组合模型和模拟患者教学，从而来传授与实际的程序技能结合在一起的沟通技能(例如男性导尿或缝合)(Kneebone *et al.*, 2002)。

随着人类发展，儿科学或老年医学为学生创造了与真实的或者标准化的患者互动的机会，患者涉及与他们的服务相关的孩子、老人或其他的家庭成员。这些投入可以带来双重的益处，既可以增加可视化交流，又确保了学科地位。

另一种在大学本科阶段获得协调的方式，是将沟通课程设置在医疗技能计划之内，正式合并成一门专注于医学技能的管理及评估的课程。譬如卡尔加里大学的医疗技能计划包括了以下的课程（详见附录1）：

- 沟通学
- 健康检查
- 人类学
- 文化与健康
- 医学信息与技术
- 健康男女？
- 好的内科医生
- 循证学
- 整合学科

实习沟通课程也增加了这种合作途径。例如，在剑桥大学，我们在两年实习的常规课程中增加了一个垂直的延伸（详见第十章）。这些学期致力于在每个特殊的实习时间中使沟通技能和医学内的教学相结合，当学生轮转于不同研究领域时，每七个星期都会有一次小规模长达三个小时课程的组内联合教学。在两年实习结束后，每个学生都会经历39个小时的合作交流延伸课程。

在实习轮转中并含的沟通教学也是十分有益的。例如说，剑桥大学在肿瘤学、前置药物和事故危机实践科室中轮转的实习生学习的内容包含了四个方面以及沟通技能计划。这门课程探索了死亡事故中的沟通实例，以及在四个不同背景中的威胁和挑战。

把沟通学习设置为本科生或研究生课程的一部分，使沟通技能变得整体化，并且使多个沟通成分在计划中变得十分流行。但是，尽管科室老师所教的知识和实际相差甚远，他们会主动合作，将沟通技能融入课程的希望很渺茫，学生也不是十分在意这一点。医学教育中的纵向延伸需要咨询的计划，并需要来自有接触过学生父母的老师和导师的支持。这些努力还需要沟通联盟的认真合作，这样每个部分才能构成一个沟通课程的完整成分。

（郭玉宇 译，王锦帆 审校）

第十章

不同层次医学教育中沟通课程的有关问题

引言

在第九章中，我们提供了帮助处理所有医学沟通课程设计常见问题的策略和原则。在本章中，我们将研究针对医学教育中每个分散的阶段来设计沟通课程的具体问题，主要包括：本科初期、见习医生期、住院医师实习期和继续医学教育期。

在医学教育各个层次上，沟通课程的核心过程技能虽然保持不变，但在每个学习特定阶段课程的重要关注点发生了相当大的变化，其课程内容也同样有变化，在专用课程时间和专业沟通教师的可及性上也出现了一些变化。因此，沟通课程的设计不仅要在问题上适应特定学习者的需要，还要考虑工作安排、人员的可及性、医学教育每个具体层次的课程特点。

在这之前的几年里，沟通技能的教学正在世界各地的医学院校日益稳固的基础上发展。因为这一基础可以作为随后医学训练的保证，所以，本章将在此基础上探究相应的策略，这些策略主要是拓展稳定的沟通技能教学，涉及从本科初期到见习医生期再到住院医师实习期和继续医学教育期。本章将以卡尔加里 - 剑桥指南（Calgary-Cambridge Guides）中的过程技能为案例，它们同样被应用于医学教育的各个层次。除此之外，本章还将描述怎样改编和有效使用指南。最后，本章将介绍如何跨越医学教育的不同层次来协调这些沟通课程。

本科医学教育

我们以设计本科生沟通课程中的具体想法开始。理解本科生沟通课程很重要，因为这些课程不仅用来教育医学生，而且很多内容是以课程为基础开始并延续下去，那些后续课程需要加强和加深已建立起的基础。

事实上，一个强有力的本科课程有助于在住院医师实习期发展实质性的沟通训练，提高它的可接受性和易得性（Cooke，2004）。

我们考虑将本科沟通课程的设计分为两个阶段，即本科初期和见习医生期。因为见习教学可以让学习者更加熟练地从事接近现实生活的实践，这两个阶段的本科教育提供给沟通课程设计不同的机遇和挑战。

本科初期

医学生对医患沟通比住院医师或执业医师更少带有先入为主的想法。因此，确定初期本科生沟通课程的重点和顺序是一个相对简单的任务。

确定见习前期沟通课程的重点

在课程发展的任何水平，两项议程在见习前期是重要的：

1. 课程负责人和教师的议程

- 医疗沟通的核心技能
- 选定的问题

2. 议程和参与者的问题。

与缺乏医疗经验的外部人士相比，在沟通上医学生拥有专业的背景，但对于沟通的内容和过程理解有限。因此，针对这一点，课程面对医疗沟通的各种任务，从沟通开始，到有所进展，再到结束，都需要奠定坚实的基础。在医学院的最初几年里，学习者与患者的互动主要集中在与患者沟通，发现他们的病史，因此将早期沟通课程集中在与病史相关的技能和问题上是有意义的。本科生可以了解如何发起沟通，收集信息，构建沟通和深入建立关系。正如我们在第9章讨论的那样，在本科初期，应该介绍课程的解释和计划，但不能披露过多细节，这与住院医师期和继续医学教育期不同。

本科沟通课程还必须探索道德、文化、性别、情感、死亡和临终等具体挑战和问题。学习者需要发展他们对这些问题的理解和有助于处理这些问题的沟通技能。在未开设沟通课程的医学院校，专门针对这些问题，通过协调这些单元和沟通课程之间的努力来实现问题的解决。在其他课程中，沟通可能会引入所有这些元素。

如果沟通课程解决了他们目前正在经历或预期在与患者和同事接触中遇到的问题，那么医学生的学习动机将会加强（Hajek *et al.*，2000）。除了教授预先课程的议程之外，辅导教师还需要请学员说出新的沟通需求，并通过培训来满足这些需求。这并不排除在实践中遇到有困难的学习者之前引入某些技能和问题。例如，解释和计划，告知坏消息和对抗，通常不是布置给医学生，所以他们不一定会获得解决这些难题的直接经验。然而，学生需要获得这些技能和问题的宝贵经验，然后才能与真正的患者一起工作。学习者还需要了解关于课程的解释和计划，以完成沟通如何影响诊断，同时也影响患者保健的整体情况。

组织内容

在本科医学中，学习者的沟通需求构成了自然结构：该结构有助于组织课程。随着对医学沟通内容或过程的初步了解，医学生沟通课程从沟通开始，然后通过医学沟通逐步进行。课程可以从开始沟通，建立关系，进行信息收集和医疗沟通的内容开始（即从医疗和患者的角度出发了解患者的问题，关于既往史，药物和过敏史，家族史，个人和社会史，系统审查），采取结构化的沟通，再到结束沟通，并在课程中介绍解释和计划。因为早期的学生需要了解完整的病史涉及什么，由于他们缺乏掌握重点病史的知识和经验，我们倾向于先在完整的病史背景下传授沟通技能，然后在重点病史的背景下。例如，与生气、抑郁或痛苦的患者沟通，作为课程的进展（van Dalen *et al.*，2001）。

尽管这个自然的进展计划并不像看起来那样简单。经验学习的机会主义特点，仍然使得难以保证具体技能在设定的知识点上被掌握。虽然我们可以提前确定每个讨论的重点，在许多情况下，我们可以为参与讨论的学习者选择模拟患者病例，但是我们仍然需要从学生讨论中实际发生的事情和显露的学习议程中寻找案例。此外，一旦学生离开沟通课程，没有加强训练，技能可能会萎缩。不幸的是，学生在课外暴露的一些情况表明学习技能和态度存在欠缺。

我们可以通过采用螺旋模型，而不是线性模型建立课程来克服这些问题，即使在增加新技能或更多复杂性的情况下，也可以重新构建和重复。此外，我们还可以使用“卡尔加里 - 剑桥指南”等技能框架，使学生和辅导教师能够看到“更大的图景”，并确定课程任何特定时刻的技能和问题。我们从一开始就介绍过程和内容指南。技能框架或模式的一致使用对于强化沟通课程的发展至关重要，我们明确地关注，如何在本章后面各个层次的医学教育中使用和适当地适应这种框架或模式。最好是将同一框架用于教学和评估，因为所有级别医学教育的学习者都经常被他们所知道的包含在评估中的标准所驱动（我们将考虑评估，包括其在确定课程和激励学习者方面的作用，见第十一章）。

附录 1 中，我们提供了一个详细的例子，说明如何在本科医学中组合螺旋式、基于问题的沟通课程。卡尔加里大学医学院的这个课程覆盖了三年的学校本科课程，重点是本科初期。该课程主要以技能为基础，并使用真实患者、模拟患者和偶尔的学生角色扮演和演示提供适当的体验材料。50 小时沟通单元包括一个三阶段的沟通课程和两个正式的评估，评估包括专题视频评估和一个小型教程。沟通课程还包括包含沟通要素的两个整合课程，以及覆盖各种其他课程和学员的沟通内容。

见习

本科初期的课程逐渐解决了与采集患者病史有关的卡尔加里 - 剑桥指南的沟通技能。然而，随着学生进入未来几年的研究生课程和见习轮转，课程的重点需要跟上学生不断扩大的医学知识和技术技能。随着学习者从第一年步入见习期，再到住院医师实习期，至少有三个因素逐渐发生变化：

1. 可能的整合程度。

2. 关于重点技能和问题的即时程度（即此时此刻学习者正在经历的问题之间的相关性）。

3. 学生可以探索解释和计划的程度 - 学生正在开始了解医疗条件进到一个更高层次，因为他们进行信息提供，共同决策和使用模拟患者开展知情选择。

确定见习沟通课程的重点

在见习期，确保在第 9 章中讨论的学生课程整合和协调的原则，体现在实践中变得非常重要。无论他们所学何种专业，学生看到自己以前的沟通学习与真正的医学实践有关，是必不可少的，这也是强化核心沟通技能，这些技能在本科初期他们已经学会并在每一个见习阶段把它们应用在新的环境中。然而，学生喜欢自己实践，而不是被告知他们像以前一样将要重复完全一样的学习任务。相反，挑战在于如何螺旋式地建立和扩展以前的学习方式，这将吸引学生同时增强他们的核心技能。

确定见习阶段学习重点的一个有效途径，是每个见习轮转期的临床教师希望学习者在他们见习期间遇到和学会识别沟通中的特定问题。同样，学习者也渴望考虑与他们正在实践专业相关的具体挑战和问题。由于这些原因，相关问题并不是与采集病史相关的技能，可以成为学员层面沟通课程的主要组织和激励手段。给予学习和回应学习者面临的特定问题和挑战的明确机会（或至少观察他们）将提高学习者的动机和加大教师的支持。如Kaufman等（2000）指出，“提供有效的高级沟通技能培训，作为本科课程的核心部分，学生们有机会观察，实践和接受这些技能的反馈…在见习期可能会与学习基本沟通阶段使用相同技能”。

然而，随着对于问题或挑战的探索，临床教师和必须明确地与“卡尔加里-剑桥指南”的技能和框架联系起来，并确保在这种新的环境中学员开始学习并应用核心技能。预留课程时间很重要，因为它使学习者能够解决他们在现实生活中遭遇到的与患者的沟通困难。

与初期的情况一样，这一层次的学习者也需要体验他们还没有亲自遇到的或者他们还没有被赋予的沟通挑战。见习教师给学生以思考的机会，考虑在他们作为实习生或住院医师的第一年中他们可能遇到的问题，因此现在需要更加深入地训练。

组织内容

展示如何把所有这些想法付诸实践并继续发展螺旋式课程的例子，就是在剑桥见习期间沟通教学的方法。在常规学期致力于共同教授沟通技能和与具体见习相关的临床内容的协作中，每七周通过专业轮转，学生们将接受一个三小时的小组组合教学。在两个见习阶段结束之际，每个学生将经历致力39个小时的组合沟通/见习训练。

这种沟通技能教学中，垂直和整合的方法将确保：

- 过程中内容的整合。
- 沟通单元中专家的参与。
- 通过临床内容和沟通的共同教学，在已经很紧密的整体课程中沟通课程的时间会越来越多。
- 发展螺旋式沟通课程，将其扩展至见习阶段。

为了达到这个目的，每个见习阶段使用的方法如下。

- 沟通单元负责人要求每位见习教师在每一段见习中确定一个有难度的沟通问题-见习教师向学生提出该问题。
- 沟通单元提供在临床教师的专业课程时间内教授这个沟通问题。
- 沟通单元提供在学期中纳入见习阶段选择的重要和相关的临床内容领域。
- 案例场景和模拟患者角色由见习教师拓展和撰写。
- 在这个学期中，来自沟通单元的教师将与一名见习专业人员协作。

例如，产科和妇科见习阶段选择结合重度、痛苦的时期和子宫内膜异位症的内容教授文化多样性的沟通问题。知识基础和沟通技能被手把手地教授，验证了成功的妇科实践的重要性。同样，学生经历肿瘤学、围手术医学、事故、急诊和全科实践的轮转，研究死亡和临终的沟通问题，以及他们如何影响每个专业领域的患者和医生，而通过生殖泌尿科轮转探索不同性别患者的病史。这种方法在获得见习阶段沟通技能教学的课程方面取得了非常成功的成果。

将沟通整合到所有见习中，使沟通成为提供医学院校课程内垂直整合的部门职责的一个组成部分，使整个临床课程中多个螺旋式构成元素出现，将沟通问题与学习者当前的临床背景相关联，并积极吸纳来自不同学科的专家。

卫生沟通中的梅西倡议是通过三所美国医学院校联合发出的，是第二个采用综合技能和问题方法教授见习沟通的课程(Kalet *et al.*, 2004)。

在见习期讲授沟通技能的另一种方法是，直接观察指导医师与患者的互动，然后参与分析和反馈讨论。这个选择需要时间，只有临床教师或教学住院医师在诊疗患者中才能进行适当地观察和反馈。

协调本科课程

在本科医学教育中，完成这个庞大的议程比制定它更为艰巨。由于课程时间总是受到限制，对课程负责人和教师来说，重要的是对于要解决的议事日程有尽可能全面的令人信服的理由。如果沟通的重要领域，如解释和计划或文化等问题都不在本科生体验之中，学生可能不会理解关键技能和态度对有效医疗实践的重要性。尽管沟通教学在住院医师教育和继续医学教育水平有所进展，但目前沟通教学还不能保证在医学院内受到关注，这将在后面被提到。争取在本科课程中全面开展沟通教学的最终理由是，我们不仅要努力保持目前对沟通能力的期望，而且还要提高专业的实践水准。

考虑到班级规模，进一步组织的困难是如何不仅产生相关内容，而且还要在以问题为基础的学习中进行观察，分析和实践所需沟通的学生和患者的绝对数量。解决问题部分取决于使用真实患者、模拟患者和角色扮演以及视频或音频记录的组合，如第四章所述，并在附录 1 中进行说明，其中我们介绍了卡尔加里的螺旋式本科课程。描述其他英国和北美本科课程的文献见 Hargie 等(1998)和美国医学院协会(Association of American Medical Colleges, 1999)的文章。

住院医师教育和继续医学教育

沟通技能教学一直是许多全科医学或住院医师课程实践的一部分。在其他医学专业方面，这种教学更为有限。然而，近年来，在住院医师教育和继续医学教育层面的沟通教学方面出现了重大发展。例如，美国外科医师学院已经开始解决这个问题，成立了沟通和教育技能工作组(Gadacz, 2003)。

这种变化的一部分可归因于扩大和引人注目的研究证据和事实，这一事实是在本科阶段，大量教师和住院医师经过了沟通培训，现在正在促进将该培训扩展到住院医师课程。通过最近执行的政策，住院医师课程的授权机构也发挥了重要作用，使沟通培训成为认证住院医师课程的授权要求。给出以下例子。

- 加拿大皇家外科医师学院确定了七个重要角色和关键能力，即住院课程必须包括实质性培训，以保持授权，即医学专家、沟通者、合作者、经理、健康倡导者、学者和专业人士(统称为 CanMEDS 课程)。当他们在沟通者角色中被强调时，沟通技能也在许多其他角色[加拿大皇家内科和外科学院(Royal College of Physicians and Surgeons of Canada, 1996)]中也起了重要作用。
- 美国研究生医学教育认证委员会规定，每个住院医师课程必须要求其住院医师在六个方面获得能力，达到新从业者的预期水平。其中一项能力是“人际和沟通能力，与患者、其家属和其他卫生专业人员进行有效的信息交流和协作(Batalden *et al.*, 2002)。
- 在英国，皇家全科医生学院(Membership examination of the Royal College of General

Practitioners，MRCGP）会员考试的沟通技能视频模块中的一项测试，已经被全科医师研究生培训联合委员会（Joint Committee on Postgraduate Training for General Practice，JCPTGP）接受，作为评估全科医生沟通技能的标准（皇家全科医生学院 2004；www.rcgp.org.uk/exam/index.asp）。

许多国家的授权委员会进一步影响了在住院医师教育一级日益增长的沟通兴趣。在继续医学教育水平上，省 / 州和国家评估课程越来越多地关注临床医师的沟通技能。这也对住院医师教育和继续医学教育水平的沟通课程的发展产生了影响。例如，McLeod（2004）最近完成了关于临床医师沟通技能评估专题的文献综述，其中描述了澳大利亚 / 新西兰、加拿大、英国和美国所采取的努力，我们将在第十一章中更详细地探讨沟通技能的评估。

确定研究生沟通课程的重点

在住院医师教育和继续医学教育中，从业者正在努力解决现实医学实践中的复杂问题，因此，在这一阶段确定沟通课程的重点和顺序比本科阶段复杂得多。住院医师越来越多地经历本科沟通技能培训课程，尽管质量和程度有所不同。然而，他们现在发现自己正在与医疗实践的时间压力、患者的需求以及基于责任感的焦虑搏斗。他们可能会开始放弃或忘记以前的沟通学习，因为他们试图应付他们面临的新的和潜在的不那么舒服的世界。同时，住院医师需要不断扩大知识基础来发展自己的技能，应对更复杂的情况。另一个复杂因素是住院医师可能观察到一些混合的角色，包括一些高技能的沟通者以及其他不太熟练或不太了解基于证据的沟通实践的人员。

虽然我们开始看到更多的已经从业的人员接受过沟通培训，不论是作为医学生还是继续医学教育的一部分，许多执业医师（包括临床教师）在沟通的核心技能上可能没有接受过正规的指导。他们的培训往往只是从医生的经验中获得，正如我们已经看到的那样，只有经验往往不够。所以我们需要没有任何明显学习顺序的复杂教育和“补救”教育的混合。

因此，计划研究生或继续医学教育沟通课程中涉及的内容是一个敏感的任务，涉及三个不同的领域：

1.“补救”教育 。可能是过去未涵盖的地方或许已经萎缩或被遗忘的地方。

2. 课程负责人和教师的议程越来越多地包括国家和区域管理委员会和机构提出的要求 。你们以及其他主要参与者都认为值得探索的技能和问题，通常是医生在特定的发展阶段和特殊场合下需要具备的技能。

3. 医生本身的议程和问题。在没有明确讨论的情况下，您可能不会考虑的这些学习者的需求。

“补救”教育

我们不以任何贬义的方式使用这个术语 - 简单地说，许多学习者在本科或研究生培训中可能很少接受沟通教育，因而需要一定时间来探索和掌握医学沟通的核心技能（或重新掌握萎缩或被遗忘的技能）。对于有经验的医生，相比住院医师和医学生，可能更为困难，因为有经验的医生可能需要克服根深蒂固的习惯。

课程负责人和教师的议程

从课程负责人的角度来看，住院医师和有经验的从业人员在任何一个专业的需求之间经常存在着实质性的共同点。包含任一组沟通课程中的组成部分包括：

- 审查和初始的完善、关系建立和信息采集 - 有些学员已经幸运地体验到沟通培训的好处，需要通过螺旋式学习，加强和建立这些领域的技能。
- 解释和计划 。本科阶段的许多课程不会详细讲授这个重要内容。即使本科课程教授，由于学习者在住院医师培训之前的医疗技术知识和经验太少，难以对真实患者进行全面的解释和计划，更不用说深入开发这些技能了。由于这些技能只能在住院期间和继续医学教育中得到充分探索，所以解释和计划应成为研究生阶段沟通技能培训的重点。
- 特定问题。这些问题将因专业而异，并且取决于学习者的个人需求和兴趣。可能性包括坏消息、慢性疾病、隐性抑郁症、伦理道德，预防、成瘾、关于不良结果或错误的沟通，与患者家属或朋友的第三方沟通以及团队成员之间或专家与初级保健医生之间的沟通。

大多数情况下，上述议程将不仅满足区域或国家认证机构规定的沟通要求，而且还为住院医师或执业医师进行口头考试和保持执照的定期重新评估提供准备。然而，课程负责人和教师必须定期审查课程和实践，以确保他们继续满足这些不断变化的要求，为学习者做相应地准备。他们也应该建议教师使学习者熟悉这些“外部”要求和期望，这些要求和期望将起到重要的激励作用。

医生自身的议程和问题

与课程负责人的观点不同，住院医师和更多有经验的从业者的沟通需求方面经常存在明显差异，例如，在培训初期，全科实践中的住院医师脱离了学生角色的安全性，需要独立面对实践中复杂的决策，经历沟通上的困难，这些沟通往往带有不确定性、非结构性、需要面对患者而不是疾病。他们不习惯大量的全科实践问题，对工作的内容和过程感觉不安全。相比之下，高年资的住院医师对实践内容更加习惯，但是对于复杂的长期患者，患有“心脏病”的患者，来自繁忙和苛刻的系统所面临的压力，不允许他们做到最好（Levinson *et al.*, 1993）。时间通常是最大的制约。

在其他专业中也发现了住院医师和高年资医生表达需求之间的类似差异。风湿病科住院医师难以从焦虑的新患者身上快速、准确地采集病史，面临缺乏相关知识的困难。他们在解释其许多调查的不确定性方面可能有问题，在如何应对专业领域之外的慢性医疗问题上存在困难，他们不确定如何与患者讨论证据，特别是如果患者提供的来自互联网的复杂数据。相比之下，经验丰富的风湿病学家可能正在与时间压力作斗争，难以应对诸如慢性背痛或服药效果不佳的那些愤怒的患者以及可能出现医疗法律投诉。

组织内容

在住院医师教育和继续医学教育中，组织的内容不如本科医学教育那么直截了当。乍一看，考虑到结构化课程的重要性和“补救”教育的潜在需求，课程从简单的技能开始更为合适，并且随着课程的发展，逐渐增加复杂程度。不幸的是，这并没有考虑到有经验的医生的需要。面对复杂的问题，医生不会明白要从较低级别的技能开始，例如如何开始沟通，即使这里有重要的技能，他们不知道可以大大提高准确性、效率和医患沟通的支持：“当然我知道如何开始沟通 —— 我已经完成了 75 000！”

问题是，如果我们从头开始，我们采取的方法使一些住院医师和更有经验的医生认为是在贬低他们。但是，如果从七楼开始，我们还没有建立任何基础。这将是难以实现的平衡，由于教授医生的特殊问题而加剧这种失衡，他们：

- 面对更多问题
- 有更多潜在的学习要做
- 有更根深蒂固的习惯
- 通常更多地受到沟通技能课程的威胁

而且医生的经验越多，这些问题可能会变得越来越困难。有多年实践经验的医生可能不会倾向于接受“专家”的挑战，挑战他们已经习惯的做法：“我已经习惯 - 为什么要改变？如果你说可以改善，这是不是意味着在过去 20 年里我没有做得很好？”

因此，与所有成人学习一样，最好采取一种基于问题的方法，这似乎与他们的实践相关，因此学习者可以接受。我们不能从底部开始，没有防御的逐步发展。我们需要从参与者目前所处的学习阶段开始，向上或向下教授。我们需要从参与者在医学实践中面临的问题开始，但确保我们探索较沟通技能低层次的阶梯。这并不像看起来那么困难。正如我们所说，即使是最复杂的问题，往往与核心沟通技能（例如听力、问题风格、结构、同情、摘取线索和肢体语言）有关。即使是复杂的问题，问题的解决通常在于核心沟通技能，正是这些核心沟通技能形成了有效沟通的重要环节。

这意味着沟通课程必须首先采取基于问题的方法，先处理参与者的议程，再穿插介绍具体技能的内容，然后在沟通部分和具体的沟通问题上引入更多的课程内容。在缺乏本科课程自然进展的情况下，结构化和组织化的学习对于组织、教师和学习者变得更加困难。技能和课程的简明框架，如卡尔加里 - 剑桥指南，变得不可或缺。

满足学习者的需求

基于问题的学习和感知的相关性，有助于课程设计的一个关键原则，这一原则对于住院医师教育特别重要：满足这一阶段学习者的需求。下面介绍住院医师阶段的沟通课程，并阐明将这一指导原则付诸行动的各种方法。

提供基于问题的环境的一个成功的方法，是 Addenbrooke's Hospital in Cambridge 的肿瘤住院医师的沟通课程。这个课程的关键是努力减少研究生教育中的防御性，通过采取满足学习者的方式来获得支持：

- 身体。到学习者那里，并在他们的工作环境中和他们沟通
- 情感 。与学习者的工作、生活和职业生涯的环境相结合
- 关于沟通 。了解学习者日常面对的问题，并解决这些问题
- 实用的，不是理论的
- 快速的，反映学习者的工作速度

该课程是非正式的，包括每月一次的定期讨论，四至五名肿瘤住院医师在自己的门诊诊所举行一小时的三明治午餐。教师和模拟患者出席，一名高级姑息治疗医生参与学习。介绍性意见最多需要 5 分钟——组内的关系建立是通过教师和模拟患者以学生需要的方式帮助他们。每位住院医师都被要求与一名患者、亲属或病房的工作人员沟通，谈论他们目前正在经历的沟通困难，或定期发生的问题。我们一起选择一种情形展开，以便他们可以与模拟患者一起练习，然后再与真正的患者一起尝试一种新的方法。模拟患者必须有优秀的即兴技能，听取讨论并担当患者或亲属的角色。我们通过反馈不同的实践方法，教师总结和关联文献或结合卡尔加里 - 剑桥指南。

Rollnick 等已经报道了类似的方法(2002)。在全科实践中使用方法的主要特征是在临床医生的工作地点提供培训,并将临床医生报告的有难度的病例转化为在短期研讨会之前和之后与模拟患者遇到的情况。日常临床经验被保留在前台,“沟通技能”被保留在后台。另一种方法侧重于学员在自己世界中关注的问题,Beckman 和 Frankel(2003)报道的“挑战性的病例会议”。

在卡尔加里神经科住院医师中实施了另一种方法。在这里,“满足学习者需求”包含了一个非常不同的策略。一位资深的神经病学住院医师,也在从事医学教育毕业生教学工作,带头介绍了沟通课程。被住院医师课程负责人和沟通专家支持(通过毕业于卡尔加里大学本科沟通课程获得的经验,随后代替该课程的教学,参加教师发展研讨会并参与在职辅导),她一直是该课程的主要组织者和教师。神经病学课程中的所有九名住院医师参加了同样的小组讨论,这些讨论每月在医疗技能实验室定期举行,每次两小时。课程设计包括:

- 需求评估
- 课前和后续的 OSCEs(教师评估)
- 研讨会
- 医患沟通的视频审查
- 专业导向的模拟患者的技能实践
  - 四次会议,讨论高级住院医师确定和制定的案例
  - 四次会议,讨论以住院医师确定的沟通挑战为基础临时模拟患者的病例
- 以 ALOBA 和卡尔加里 - 剑桥指南为基础的同行评议和辅导教师的反馈。

住院医师的反应非常积极,所有住院医师希望在未来有更多的会议,并表示很乐意为未来的会议提供便利。关于结果的数据收集和分析正在进行中(Cooke,2004)。

加拿大 Dalhousie 医学院使用带录像带的四点 OSCE 启动沟通训练,所有部门第一年的住院医师同时进行培训。OSCE 提出了一系列沟通和临床知识的挑战。评估措施包括“卡尔加里 - 剑桥观察指南”的所有分段项目,每段的总体评分和绩效,以及与每个病例相关的临床知识清单。专业评估人员和模拟患者评估了住院医师的表现。住院医师通过观看 OSCE 案例的视频,自行评估自己的沟通技能。这种方法提高了认知并提供了有关住院医师技能水平的数据,在未来的计划中将是有用的(Laidlaw *et al.*,2004)。

单一机构内多个住院医师教育和继续医学教育阶段发展沟通课程的策略

为提高住院医师教育的沟通教学意识,我们与住院医师课程负责人一起在同一医学院内同时启动多个住院医师课程并制定了连续一致的沟通课程。例如,在卡尔加里大学,通过由研究生医学教育副院长召集和参加的一系列研讨会完成。再次,不能过分强调行政机制和支持的价值。住院医师和见习教师共同参加了这些研讨会,因为住院医师了解沟通的情况可能会显著地影响到见习期沟通技能的学习方式,反过来又可以在见习和住院医师阶段影响沟通课程。

与卡尔加里 - 剑桥指南相关的几项策略在这一系列的研讨会中被证明是有用的:

- 作为一个常见的循证工具和出发点介绍指南,可以经过改编用于所有住院医师阶段和见习阶段的课程。
- 将指南以纸张和袖珍卡形式分发给每个教师。

- 确定和探索参与者和其他人使用指南的方式。

应研讨会参与者的要求，我们通过讲义简要介绍了指南和各种专业和背景的医生、住院医师和医学教育者使用的方法。转载于附录 6 中，讲义可以作为一种催化剂，激发对专业和即时教学的思考，概述了从简单到复杂的想法，课程负责人使自己适应于沟通课程的目的或教师发展。与研讨会结合，研究生医学教育副院长展示了对沟通教学和学习的更多支持，并通过向住院医师和临床教师提供卡尔加里 - 剑桥指南提供的层叠式袖珍卡，提高整个医学院校的沟通能力。

拜耳研究所在美国提供了各种各样的研讨会，这些研讨会对住院医师教育和继续医学教育层面的沟通课程是有用的补充。主题包括有难度的医患关系、急诊部门的沟通、从治疗到姑息治疗过渡的谈话、共同决策、风险管理和学术教师课程。

适应不同层次的卡尔加里 - 剑桥指南

在不同层次医学教育课程的发展过程中，我们强调了卡尔加里 - 剑桥指南作为描述沟通技能课程和实现平衡的沟通课程的有用工具，包括医患相遇的各个方面。指南确定了沟通每个任务所需的沟通技能，并总结了现有研究。通过这种简洁明了的表述，在计划阶段审查任何课程变得相对容易，以确保沟通的所有领域得到适当的强调。

我们发现，有必要改变卡尔加里 - 剑桥指南的使用，来反映上述不同层次医学教育之间的差异。虽然这些指南对于本科、住院医师教育和继续医学教育阶段的教学同样有用，但是在这三个环境中，教学的不同背景和特别的重点，需要反映在指南的格式和对特定技能的重点上。

本科医学教育

“过程技能指南”最初是作为一个两部分的指南被开发 - 指南一：医患沟通和指南二：解释与计划 - 在卡尔加里大学本科沟通课程中单独使用（见附录 2 或 www.med.ucalgary.ca/education/learningresources）。

指南一包括与采集病史相关的所有任务，并在体格检查开始之前关闭沟通相关的技能。指南二包括与解释和计划相关的所有技能，并完成沟通。

第二个指南可以单独使用，但经常与指南一结合使用。原因有两个，首先，医生遇到的许多问题的解释和计划源于发起沟通，信息收集和关系建立中发生的事情，其次，当我们步入课程的后期阶段时，显然学生需要重申、审视和深化他们在课程早期阶段学到的沟通技能。

我们已经发现，这些指南的分开版本更适合于医学生培训初期。双指南格式使本科生能够：

- 在特定的时间内通过易于管理的技能开展工作。
- 重点关注病史采集和关系建立作为课程的第一部分。
- 随着课程的进展，增加解释和计划的技能。

在沟通课程的第一天，学生将获得两个指导。因为我们希望早点强调，围绕病史采集所做的许多事情，其原因在于与患者建立有效的解释和计划。由于我们专注于医患之间以关系为中心的保健和伙伴关系，我们也急于消除学生的误解，即与患者沟通的整个过程是获得诊断的侦查性工作——这是一个局限的看法，在医学生培训时似乎总是强化这一观念。

沿着指南一和指南二，我们使用“卡尔加里 - 剑桥内容指南”的相关章节。学习者和辅导教师在小组讨论期间，使用过程和内容指南对课程目标进行简明扼要的总结，以及聚焦分析和反馈的方法。学习者习惯于在整个过程中集中反馈指南内容，评估工具从指南中被直接改编（见第十一章有关评估策略的更多细节）。指导医师使用相同的指南教授其他临床技能（例如体格检查、文化 / 健康 / 健康和综合课程）以支持其课程的各个部分。

除了在会议期间使用可以做笔记的指南副本之外，我们最近还引入了层叠的袖珍指南副本，目的有点不同。例如，在剑桥，我们向所有学生、课程负责人、教师以及在本科初期教导学生的临床医生分发了指南一的袖珍版，内容指南和体格检查阶段的描述。后来他们都收到指南二的袖珍版本。我们的目标是永久提醒每个人这些模式，并鼓励所有临床医生在病房和诊所进行教学。这种材料分类可以帮助本科初期和见习期的学习者以及他们的教师（包括在沟通课程中工作的人员，临床教师和在医学院教过其他地方的住院医师），了解如何把所有的医疗技能课程整合成一个综合的临床方法，以及沟通技能如何融入所有的课程。

使用第六章讨论的袖珍指南和方法，以便在见习期进行即时的技能教学和假设的建模，增加其意义。如果特别的见习时间表不允许专门的教学课程或详细反馈的观察，袖珍指南提供了一种方式来保持学习者、临床教师和教学住院医师的沟通技能。向所有这些群体分发袖珍指南，通知指导老师，学生在本科初期学到了什么，并鼓励他们继续探索沟通技能。随着指导老师提供最低限度（但必要）的指导，袖珍卡使学习者能够继续详细地反思他们自己的沟通技能，以及他们有机会观察同龄人或教师。

住院医师教育和继续医学教育

在住院医师教育和继续医学教育中，我们单独使用上面所述的两个指南或第二章中给出的合并版本。

在某些情况下，如专科门诊工作，两种类型的沟通比较常见。第一，重点是病史采集和评估的问题。这不仅包括评价新问题，也包括急性和慢性疾病患者的随访，以评估治疗进展或治疗结果。使用指南本身特别适合这里，即使我们需要进行一些解释和计划（例如在描述初步意见或准备检测或解释“下一步”）。

指南二在第二种情况下特别有用，解释与计划是沟通的主要目的（如患者的第二次访问，讨论检测的结果）。然而，即使在这种类型的沟通中，指南中的所有原始任务仍然适用，并且指南中列出的许多技能也适用。特别是在初始任务、关系的建立和促进患者的参与中有效的解释和计划是至关重要的。

对于其他情况，例如在教授全科医学的住院医师、皮肤病学家、风湿病学家、神经科医师、泌尿生殖专家甚至心脏病学家（如在最初的会议上超声心动图的准备地点可以使医生提供直接的答案）——我们已经制定了与第 2 章指导相结合的版本。在一次会议上许多沟通从信息收集进展到明确的解释和计划。这个组合的版本涵盖了所有的医患沟通技能。

指南的袖珍卡版本为住院医师和他们的老师提供了增强个人技能的资源，并作为一种易于阅读的教学工具。事实上，我们首先生产层叠的袖珍卡版本，因为普通的纸质指南对于在住院医师层次的建模教学和即时教学不够方便。

如何协调各层次医学教育中的沟通课程?

目前，本科、研究生和继续医学教育之间沟通课程的协调，可能是我们改善医患沟通努力中最薄弱的环节。由于本科生的沟通课程差异很大，研究生课程不能依赖于即将到来的住院医师教育阶段的学习，更不用说依赖于他们所保留的内容。在专业内部和专业之间，住院医师课程的变化更大，许多课程根本不提供正式的沟通组成部分。继续医学教育因此接收了一群具有不同沟通能力的学习者。Lipkin 和 Lazarre（1999）提出两个"文化"困境，使协调沟通课程的工作进一步复杂化。医学院校及其教学课程，传统上是以部门为基础的课程（至少在本科 / 见习期），被视为部门声望的衡量标准。这导致了一个较为狭隘的观点，未能解决跨部门的许多问题。增加跨学科的通用教材是对部门和传统的威胁。与此同时，预算削减，竞争和"公司化"的保健改变了教师实践的本质，使教师觉得他们可以用于新的教育观念、个人学习者和患者的时间更少。

所以与系统相关的问题，是让我们部分回到开发和协调跨层次的沟通课程。然而，我们作为个人对第二组问题有更多的控制权，即广泛认为对沟通的误解及教学困境。在这些误解之中，认为学习是线性的 - 使用一次就足够了。这种误解导致其他三个错误的假设，这些假设对协调沟通课程的努力产生了影响：

1. 在不同层次的培训中需要不同的模型 。我们需要教授"新"技能，因为学习者推动了见习医师和住院医师的成长。

2. 不同层次的培训需要不同的方法。在见习期，住院医师期和继续医学教育期，我们可以与真正的患者沟通，因此不再需要模拟和录像。

3. 协调课程是不必要的。我们可以在无关的"位和块"中做到这一点。

纠正这些误解从体育类比开始。没有人会想到，你可以通过在职业生涯的初期接受辅导，然后只是去玩游戏，成为职业网球选手。沟通技能培训需要重复和熟练掌握不同专业水平的能力，深化技能，明确继续反思和辅导。换句话说，使用螺旋作为有效沟通，教学和学习的典范。螺旋体系说明需要协调跨层次的医学教育课程，并有系统地教授技能，不断强化学过的知识。

在最近的课程设计中，一名住院医师负责人建议，我们需要使用不同的模式进行住院医师培训，并专注于新的一套技能。本科生沟通课程教她使用卡尔加里 - 剑桥指南，但这位高级神经科住院医师说她的教师错了。她坚持认为，住院医师需要的是机会，重新审视和深化他们在本科阶段已经掌握的沟通技能，但是在住院医师教育中没有这种机会。她甚至说她想要和本科课程中学过的、一样的方法，练习沟通、小组反馈和学习课程。

这个例子说明了重复练习的原则。随着学习者进行培训，情境和内容的变化，过程技能基本保持不变。学习者需要的不是找到全新的技能，而是（重新）学习如何在更先进的医疗培训和日益复杂的环境中适应和应用核心沟通技能。如果你学会像一个年轻人一样打网球，那么你不需要学习一套全新的技能组建参加大学校队 - 你只需要改进你已经拥有的技能，并学会如何把这些技能更有效地运用在具体的情境中。如果你在一个平缓的山坡上学会了滑雪，那么在第一个（第二个和第三个）时间里，穿过更陡峭的山岗时你可能会感觉好像你根本不会滑雪。事实上，滑雪的技能还在，但是你必须学会适应，或者改进它们以适应新的环境。

关于在不同层次的教育阶段引进新方法，一些措施是可行的。对于审视具体的沟通困境或成功的沟通，环形沟通非常有用（Beckman and Frankel，2003）。另一方面，录像带和模拟在更高级别上仍然是有价值的。如果很好地促进视频审查，录像带展示的学习者与真正患者的互动可能起到激励的作用。一旦他们感觉足够信任一个具有这种个人“记录”的群体，这种方法就为更高层次的学习者提供了引人注目的材料。同样，更高层次的学习者不要忽视使用模拟患者的优势。正确使用模拟患者将是无价的。例如，当学习者发现他们分享各种沟通难题，或者决定要更深入地研究具体的技能（例如开始沟通），或者当学习者想要处理特定的病例或沟通挑战，这种挑战是当他们面临困难或具体的医患关系问题（例如告知坏消息）时，模拟患者是有用的。

一旦我们在教师和学习者之间就这些问题建立了相互理解的共同点，我们将具有一个新的和令人兴奋的潜力，这种潜力可以在医学教育的连续体系中发展一致的沟通课程。许多管理人员和课程组织者认识到需要合作，并在自己的机构内努力。在某些地方，包括不同层次的代表组成的利益群体成立了委员会。在这些团体内大家共同讨论和计划，鼓励人们思考相互融合和协调努力。

为此，我们认为，有兴趣的管理人员、住院医师和见习教师，以及来自多个机构的沟通课程负责人，可以就如何在各个层面实施沟通教学和学习，并改善各级的协调进行合作。加拿大西部五所医学院所组织了一次这样的合作，使见习教育和住院医师教育的负责人有机会更好地了解和建立见习前期沟通课程的基础，同时学习彼此现有的和计划开展的沟通课程。受邀来自美国三所医学院校开展见习课程的协作人员也加入了该组织（Kalet *et al.*，2004）。由于许多参与者以前处在相对孤立的工作中，这次合作最重要的成果之一是确定了大量存在于机构内部和跨机构的关键群体，这些群体对继续这项合作抱有兴趣，以更加协调的方式开展工作。

三个教育层次评审或认证机构的授权，是开展沟通培训与评估的必要条件。这些评审促进协调 - 新的沟通课程正在出现，他们的负责人正在联络现有课程的负责人，了解意见和建议。在本科一级，一些国家已经成立了委员会，从事国家医学技能的教学课程，包括沟通课程。类似的举措已经在住院医师一级开始。随着越来越多的学习者离开本科课程，他们有能力影响和参与继续发展的住院医师教育和继续医学教育。

地方、区域、国家和国际会议，如半年一次的渥太华临床技能教学和评估会议是非常重要的。诸如加拿大乳腺癌专业教育战略等倡议把利益相关方组织在一起，对协调教育和促进沟通教育研究将产生重大影响。共同培训很有价值。例如，拜耳保健沟通研究所（美国和加拿大）提供培训课程，为所有三个医学教育层次的辅导教师提供培训课程，向与会者提供如何教授医患沟通的共同和深入的了解［一系列描述 Bayer 研究所研讨会内容的文章，请参阅《患者沟通：临床医生指南》，是 2001 年出版的“临床结局管理杂志”特刊，以及 Baker and Keller（2002）、Keller 等（2002）、Kemp-White 等（2003）的文章］。Kurtz 等（1999 年）提供了一个有助于不同层次课程计划的沟通技能培训资源表。

越来越多的医学期刊正在接受和征稿沟通教学与研究的文章。像这样的期刊促进了协调，为跨层次的共同愿景的建立作出了贡献。“卡尔加里 - 剑桥指南”等手段为各级教学和评估项目提供了一套共同的技能。Dalhousie Medcom 系列(2004)是协调课程计划的另一个有用的资源。该数据库每年更新,包括医学教育中的沟通技能教学和医学实践中的沟通技能应用的研究文章、研究、研讨会、手册、课程指南和教学资源。

(陆　方 译,王锦帆 审校)

第十一章

学习者沟通技能评价

引言

不论我们喜欢与否，评价往往能够推动课程教学（Newble and Jaeger，1983；Westberg and Jason，1993；Pololi，1995；Southgate，1997）。评价的内容包括：

- **激励学生学习**。不幸的是，学生们将精力集中在他们生存所必需的考试之中，往往忽略了其他对他们职业生涯更有益的活动；
- **将学科重要性合法化**。通过对某一学科进行评价，学生才会将其视为临床实践的基本要求，而不是将其作为一门不重要的“软学科”。
- **促进质疑者认可学科**。一旦学科成为评价的一部分，该学科便已成为主流临床教育的重要组成部分，就更容易被大众广泛接受。

显然，如果评价对推动整体课程中建立一门学科能够发挥这样大的作用，那么，就必须充分考虑沟通课程的具体设置，藉以推动该课程发展。将评价作为教学和学习过程的一个组成部分，并说服学习者和管理者进行课程评价，则更有可能实现以下目标：

- 设计有效的评价体系，真正推动学习技能提升。
- 建立并扩展沟通课程的范围。
- 获得评价和课程建设本身所需的资金。

在本章中，我们将探讨如何有效地评价学习者的沟通技能和沟通效率。讨论以下问题：

- 形成性评价与综合性评价的区别是什么？
- 我们在沟通中试图评价的主要内容有哪些？
- 评价工具的重要特征是什么？
- 沟通评价应该采取什么形式？
- 从形式和综合性评估中可以得到什么样的反馈信息？
- 评价的执行主体是谁？

形成性评价和综合性评价

精心设计的沟通课程的重要组成部分包括两种类型的评价：形成性评价和综合性评价。

形成性评价

形成性评价是非正式的、持续的评价，是教学和学习过程的一个组成部分，往往发生在课程本身和负责的教师及学习小组。

形成性评估的目的是在非判断性和非威胁性的条件下指导和促进学习，具有支持学习者的潜力，可提高教学质量，增强学习技能。形成性评估提供了发现问题领域或弱点的机会，而且不会招致学术惩罚。有用的反馈、指导和行动可用来纠正缺陷或加强优势，这是形成性评估的基本方面（Rolfe and McPherson，1995）。

形成性评价的一个特殊目的，是鼓励学习者在自由地承认和讨论自己困难的情况下，进行诚实和开放的自我评价。学习者需要感觉到能够表达，而不是隐藏问题，以便他们可以得到建设性的帮助以纠正不足之处；教师可以开展个性化的教育计划，以满足每个学习者的需要。在传统的医学教育中，判断性和惩罚性的学习文化，是鼓励学习者隐瞒而不是承认自己的不足。如果要从形成性评估中受益，学习者需要有良好的动机以及教师的信任和支持（Ende *et al.*，1983；Knowles，1984；McKegney，1989；Westberg and Jason，1993）。

对学习者的持续分析和反馈，是沟通工作中的教学方法的一部分，构成了初步的形成性评估过程。本书前面章节所述的基于技能经验的教学与传统教学方法相比，将更好的阐述形成性评估的概念。

也可从空间角度，定期在课程内，稍微更正式对学习者进行形成性评价，以讨论迄今为止的学习进展，并明确进一步的学习需求。通过定期评价使教师和学习者作出适当的中期修正。这种更正式的形式化评价可与综合性评估（例如本章后面所述的客观结构化临床考试（Objective Structured Clinical Examination，OSCE）以相同的方式进行，使学习者能够获得与最终评审考试风格一致的经验。考试的结果是为学习者提供有用的（如果有更多的评价）反馈。

综合性评价或证明性评价

综合性评价发生在预定的临界点，确定学习者技能表现需要进一步工作，正式评审最终通过还是不通过，主要由课程组织者，教师委员会，评审机构和区域或国家卫生当局负责设定这些评价。

与形成性评价相反，综合性评价通常基于在学习经验结束时收集的信息。传统上，对学习者的反馈是以通过 / 失败或成绩的简单判断来提供的，评价本身对于学习几乎没有推动。在掌握学习的替代方法中，补习（即进一步的帮助，指导和行动来纠正缺陷）通过重新检查固定次数达到效果，这对于不令人满意的学习者来说是强制性的，补习是有时提供给边缘学习者的机会。

在一个理想的系统中，形成性评价是学习者自我提升的主要决定因素，但实际上，学习者最终的成败取决于是否通过评审评价。因此，学习者将他们的注意力优先转向使他们能够通过综合性评价的活动，并经常忽视在他们看来不会与该目标直接相关的活动。因此，负责综合评价制度以及实际上控制学习者的人员，必须注意评价对整个教育计划的影响。

首先，沟通技能必须包括在评审评价中，即使这些技能是更难以量化的低层次学习评价，如召回的事实或技术技能。除非评估沟通等复杂的高阶学习，否则学习者不会认为研究这些基本科目很重要（Westberg and Jason，1993）。

其次，评审评估应与沟通技能课程的学习目标相一致，即应该基于明确公布的目标，这一目标应该能够反映沟通课程的目标和理念(Hobgood *et al.*, 2002)。必须明确地指出需要学习和评价的技能,以进行课程验证和评估。学习者和教师需要意识到这些目标,以便将评估过程视为与沟通课程中的学习直接相关。

再次,评估方法应反映教学方法。在综合性评价中使用的方法,不应只是衡量正确的学习项目(内容有效性),而应对鼓励学习者使用沟通课程所学习的方法和进行考试的方式进行测量(后果有效性)(Holsgrove, 1997)。如果不这样,学习者的行为就可能与教师或课程负责人不一致,向相反方向变化(Newble and Jaeger, 1983)。因此,如果在学习和形成性评价中使用直接观察,也应该用于综合性评价。同样,在形成性评价中使用的评估工具也同样应用于综合性评价。事实上,形成性和综合性评价之间唯一区别应该是评价的意图,而不是所用的方法。在达到综合性评价之前,学习者应该完全熟悉评估方法和手段(Kurtz and Heaton, 1987; Kurtz, 1989)。当我们在本章后面讨论有效沟通技能评价的特点时,会进一步重点讨论评估的教育影响。

定期评审评价的计划中,必须包括对不满意或反复表现无能的学习者的补救和重新评估的规定。评价被认为是螺旋学习修复的另一个组成部分,然后重新评估使学习者开始他们的下一个步骤。有足够的辅导教师和学习时间至关重要。

与补习的学习者合作需要一些特殊技能。然而,现在是应用本书中提出的技术和模型的时候。如果需要补救,由于患者的投诉随着时间的推移,可能会情绪不稳定,重要的是让专业人士能够确定是否存在个人问题或潜在的精神疾病。如果是这种情况,补救以外的援助可能更合适。

卡尔加里 - 剑桥指南中制定的框架和技能明确了课程和评价过程的目标,并为形成性评价和综合性评价中使用的技能标准化提供了循证的基础。

综合性评价的目标是什么?

1. 评审。沟通综合性评价的主要目的是学习者的评审,其现实原因包括以下两个额外的目标:扩展沟通课程的范围和评价的价值。

2. 教学和学习(如详细的描述性反馈、审查和完善、补救工作、内置教程、甚至有限的新材料介绍)。在我们看来,综合性评价在评估过程中也可作为有效的学习练习进行教导和强化(Kurtz and Heaton, 1987; Heaton and Kurtz, 1992a)。正如一个同事的父亲说,"你不能仅仅通过称重来养猪"。综合性评价提供了一个极好的机会,不仅可以确定有 5% 的不及格率,而且可以使通过的 95% 的人受益。将评价作为沟通课程的组成部分,时间是最具成本效益的方式。沟通和其他临床技能的实际评价通常昂贵且时间密集。如果尽可能地发挥教师的可用性,采用标准化患者和录像带的学习以及评价会更有效。Rose 和 Wilkerson(2001)证实了这些想法。研究发现,在正式课程结束后的几周内安排评审评价是有效的,从而延长课程没有产生任何额外的时间,给学习者提供恢复沟通培训的机会,使得学习进入更高的层次(见附录 1)。

3. 整合(使用其他临床技能和知识基础进行沟通)。这可以共同评价临床测试的实践程序,解决医疗问题的技能、知识面、道德文化等问题,以及沟通技能。这不仅使得评估更有效率,还扩展了学生和教师对于应用于实际患者问题,和日常工作的重要性和价值的看法(Kurtz and Heaton, 1987; Vu *et al.*, 1992, Nestel *et al.*, 2003)。

我们打算评价什么？

在沟通课程设计评价的一个好起点取决于评价内容。第九章开头的框架（见框 9.1）被再次证明是有用的。

学习与评价的焦点

首先，考虑你是否在设计评价：

- 知识 - 你知道吗？
- 技能 - 你能表现出来吗？
- 表现 - 你（选择）做吗？
- 结果 - 你从使用它得到什么结果？

学习者的受教育程度会影响其中某一方面，但在医患沟通过程中，仅评价学习者的沟通技能是不够的，对相关沟通技能和知识的理解更加重要。虽然这种评价可通过笔试执行，但与学习者在实践中使用的沟通技能并不相关。该目标要求能力评估，并在可能的情况下评估绩效和成果。虽然这些类别中的每一个都提供了知识的间接证据，对学习者的大多数评价集中于技能（可能在各个层次的医学教育）和表现（可能在住院医师教育和继续医学教育水平）（Norman，1985; Rethans *et al.*，1991）。

广泛的技能分类

第二，需要重点考虑的因素是所需评价的沟通技能，包括：内容技能、过程技能和感性技能。

内容技能涉及从患者收集和给予信息的准确性、适当性和完整性。

过程技能包括我们指南中用来开展医患沟通，收集信息，建立关系，结构互动，体检时与患者交谈，解释和计划，结束医患沟通并处理沟通挑战的核心技能以及使用方法。过程技能包括口头表达技能和非言语技能。

感性技能涉及待解决的问题，有关假设和问题列表，差异诊断和解释以及情绪和态度（患者和个人）处理的想法。

具体的沟通问题

第三，评价学生如何处理与课程相关的特定沟通问题，例如：告知坏消息，与其他文化的患者一起工作，或者与抑郁症或精神病患者沟通？

沟通评价工具的特点

现在，我们来看看医学教育评估工具设计中的一些重要的基本概念，并探讨其与沟通技能评估的特殊关系。虽然我们不能对评估的心理衡量方面做出充分的判断，但是有必要确定一些基本概念。

传统的可靠性和有效性，一直是对评估工具进行特征评估（Streiner and Norman，1995）。

根据我们的教学和学习目标进行综合评估，Van der Vleuten（1996）将此列表扩展到包括教育影响，进一步增加了可接受性和可行性两个特征纳入考虑范围。

Van der Vleuten 雄辩地描述了评估总是在可取和可实现之间达成妥协，包括上面列出的五个部分中的每个组成成分权重之间的权衡。他将“完美实用工具”的评估方法描述为“乌托邦”，并指出，在实践中负责评估的人需要根据评估的上下文和目的，给每个部分分配不同的权重。例如，在外部高风险考试中，对考生的未来作出重大决定，可靠性处于中心位置。然而，内部形成性评价教育的影响可能比可靠性更重要。

可靠性

可靠性是指测量的精确度和所获得分数的可重复性。评价是否以准确和可重复的方式进行衡量？是否可以区分富裕和贫困学生之间差异的一致性？分数是否可以在不同评分者、问题、案例和场合之间重复？

各种“噪声”都会影响测量，从而影响可靠性。通常引用系数来估计评价工具的可靠性，其中，可靠性系数表示为个体之间的变异性与评分的总变异性之比，值的范围是 0（无可靠性）～1（完全可靠性）。因此，这样衡量由于个人真正差异而导致的分数的变异性比例，不是其他测量的变异来源，而是评价过程本身的一个产物。

常见的可靠性测量值包括：

- 内部一致性
- 观察者间的可靠性
- 内部观察者的可靠性
- 重测信度
- 病例间可靠性

医疗评价中的病例信度

在研究医学专业技能测量（而不是具体的沟通技能评价）的研究中，一致性地发现了考生在各个任务中表现出的差异性，这种变异已被证明是设计可靠性方面的一个更大的问题。技能似乎在特定情况下：在一个领域的技能并不能成为另一个内容领域技能的良好预测。因此，跨领域的主题范围间存在较大差异（Vu and Barrows，1994；Van der Vleuten，2000a）。

在医学教育评价中，这个内容特异性问题长期存在，是导致潜在的不可接受和昂贵的评估的原因，需要在评估人员，患者和考生上花费大量时间。通过对 OCSE 模式的临床技能检查的研究发现，可靠性系数约为 0.8，需要大约四个小时的测试时间（Van der Vleuten and Swanson，1990）。

沟通评价的这个说法是否正确？

因此，关于沟通评价可靠性的一个关键问题，涉及测试点的数量，以及学习者沟通技能的可靠评估所需的时间。幸运的是，病例的特异性虽然仍然很重要，但在沟通技能评价中并不存在这样的问题。Van Thiel 等（1991）表明，沟通过程技能在与内容分开时，需要相当少的测试时间来进行可靠的评估。0.8 的可靠性系数评价使用单独的过程网格需要 2 个小时的测试时间，使用组合内容和过程网格（MciaS-R）需要2.5小时，仅使用内容网格则需7小时。

这些结果并不令人惊讶，过程技能是衡量一组通用的沟通技能，而内容分数更多地涉及知识和临床推理。而临床推理是专家高度依靠病例建立问题模式和框架，其内容高度限定（Mandin *et al.*，1997）。这本书自始至终认为，在卡尔加里-剑桥指南中提到的沟通过程技能是所有情况下所需的核心沟通技能。当互动和沟通内容变化时，过程技能保持不变。

一些研究表明，由于沟通内容的特异性，在OSCE中没有一种普遍的沟通技能（Hodges *et al.*，1996）。对此，我们赞成的另一个解释是，不同的沟通领域和挑战，需要强调从一组共同的核心沟通技能中选出不同技能。沟通过程包括收集信息、解释和计划以及关系建立等多个领域。它还包括许多非常具有挑战性的情况，如告知坏消息、处理情绪、性别和文化差异问题、预防和激励。我们在附录4中演示了如何从卡尔加里-剑桥指南的核心列表中得出正在进行评价的每个沟通过程的评分项目。

因此，对学习者沟通技能的可靠评估，必须在所设置的沟通技能课程中得到广泛的应用，而不是在考试中测试整个课程。实现可靠性的关键之一，是尽可能广泛地采用沟通技能课程，并确保足够的测试时间，事实证明，测试时间越长，可靠性越好。

为了实现这种广泛的抽样，需要构建一个学习者沟通技能评价图。最简单的评价图是一个二维矩阵，其中一个轴代表了广泛的技能，另一个轴代表了这些技能将被证明的临床情况。评价图设置成功的核心是将评估与课程目标相匹配（Newble *et al.*，1994）。评价的内容应与课程的学习目标一致。为了实现这一建设性的一致性，评价设计者需要了解课程学习目标，并将其体现在特定的学习成果、主题领域和技能领域。有效的评价图应能够将案例或问题映射到这些领域，从而确保充分抽样。

对待测试者进行广泛抽样，以消除“噪音”或不可靠性的潜在因素的影响也是很好的做法（Humphris and Kaney，2001c；Keen *et al.*，2003）。为了提高测试的可靠性，确保候选人尽可能满足尽可能多的案例、情形、评估人员和患者，以防止无效的错误差异。

提高可靠性的最有效方法之一，是将尽可能多的结果进行测量，这样可以消除由于个体间差异导致的归因差异。因此，随着时间的推移，多次测试的有意安排和协调比一个“大爆炸”评估更有效，这也解释了医疗教育走向连续评价的普及趋势。

在本书的前几章，我们主张将内容和过程以及沟通技能，与医学院校课程的所有相关环节进行结合。如果将沟通过程的评估与内容评估、问题解决和实践技能完全分开，这将对教育策略产生不利影响。在本章的后面我们讨论测试的设计，内容和过程可同时评估，但是分开评分，或者采用加权评分。

有效性

有效性是指工具的实际测量结果，与我们认为它测量的结果之间的符合程度。一个评价工具可能产生高度一致的可靠结果，但是如何知道它是我们希望衡量的属性或特性？有效性可以用各种不同的相关方式进行检查。

- 表面有效性仅仅表示测量是否正在评估正确的属性或特征。它属于主观判断，可由一组专家提供。
- 内容有效性扩展了这种方法，以查看工具是否可以评价问题领域或课程的所有组成部分。它属于主观判断，可由一组专家进行判断。

- 标准有效性，将新的模式与过去开发、使用和验证的“金标准”进行比较，可以得到预期的相关系数。
- 构建有效性测量工具以区分组间差异的能力，例如特定领域的初学者和专家预计在测试中将表现出不同的技能水平。

教育影响

正如我们在本章开头提到的，评价是学生学习背后的关键推动力。虽然教师致力于发展课程，但学习者则努力通过测评。因此，一个成功的评价程序的关键决定因素，必须是一种可以引导学生合理学习，积极地影响学生学习方式的渠道。换句话说，评价必须与课程内容和方法相一致，从而加强学习行为的可取性。

因此，我们可以通过战略性的评价来实现这种理想的学习行为和结果。在本章中，我们讨论了教学和学习是综合性评价的合法目标。Van der Vleuten（1996）提出“教育影响”来形容这种评价工具的关键特性，即在考虑教育影响时，必须注意内容、形式和反馈。

内容

如果我们希望有效地传授沟通技能，那么评价就不应该简单地评价认知性知识和沟通。否则，一些学习者会从事死记硬背的经验学习，而不采取我们认为的更容易实现行为改变的体验式学习。

格式

为了加强与模拟患者的沟通技能学习，评价应反映教学情况，并使用相同的模拟患者进行观察。

反馈

如果评估是为了帮助学习者发展，而不是简单地评估他们的学习，那么反馈必须以可以被利用和被重视的形式提供。最好的评估不仅仅是一个决策工具，而且是一个具有教育影响的学习活动，例如规范性以及总结价值。

可接受性

许多教育工作者参与沟通评价程序是必不可少的，如果评估人员有实践工作经历，会使得评价体系更易接受。这可能意味着，要考虑到不同人的传统、信念和观点，而不是基于现代教育理论或研究。在引入变革时，教育工作者可能比评估人员更了解问题。而如果你希望传统的评估人员转向现有的评估程序，这个过程可能比你想象的要慢。这是一个很好的例子，评估成为希望实现与可实现之间的一种妥协，涉及可靠性、有效性、教育影响、可接受性和可行性这五个组成部分之间的权重权衡。

可行性

显然，财、物和人力资源是在任何评价测试都需要考虑的，在整体活动中必须考虑可行性。在研究项目中，可行性可能会妨碍同样的评估工具被用来评估学习者在学术（或在现实生活中）环境中的进步。可行性是我们能够达到可靠性和有效性的一个限制因素。

沟通评价工具的特点

Van der Vleuten（2000）在一次关于教学和评估临床技能的国际会议的主题演讲中指出，可靠性、有效性和评估的其他特征是课程整体评估计划的参数，而不是个别工具。对于改革评估实践教育范式的广泛讨论，Van der Vleuten 总结了临床技能评估。他的结论似乎与沟通评价密切相关。

- 评估工具的效用取决于它的整体使用情况。换句话说，评价质量针对整体方案进行，而不是个人工具。
- 要做好工作，我们需要评价学习的范围，包括学习者掌握的知识，他们知道如何做，他们可以展示如何做，以及他们选择在实践中做什么。需要“鸡尾酒式混合法”，方法是否是最佳选择将取决于整体情况。
- 我们需要依赖于现在的描述、定性数据和专业判断，所以有些主观性是不可避免的。评价如何用策略来评估其教育效果，这是一个教育设计的问题，而不是主观心理问题。

评价应该采取什么形式？

有哪些方法可以用来评价学习者的沟通技能？正如前面所讨论的，医学评价可以集中在：

- 知识
- 技能
- 性能
- 结局

知识评价

评价学习者在实践中使用沟通技能，至少需要评价其技能。只有知识测试才能评价学习者是否了解所涉及的技能，而不是评价他们是否可以使用技能。然而，这并不是说知识测试在沟通技能评价中没有任何地位。知识测试可以评价认知因素，例如理解和欣赏使用技能的结果、理论和研究背景，甚至考虑替代策略。可以通过笔试和口试进行测试。

笔试已被用来评价知识和理解，例如：

- 选择题（van Dalen *et al.*, 2002b）
- 扩展匹配问题、论文撰写（Love *et al.*, 1993）
- 简答问答（Weinman, 1984）

这些测试的一个优点是在成本和审查时间方面具有较好的可行性。如果一种测试技能的方法是高成本效益且可靠和有效的，那么将有一个巨大的市场！

van Dalen（2002）等研究表明，如 OSCE 所测量的那样，对沟通技能采取多项选择题测试（Multiple-Choice Question，MCQ）对于这些技能的表现具有一定的预测价值，但是与实际临床技能的类似发现相比并不明显。当然，MCQ 的潜在教育影响也相对较小。

Humphris 和 Kaney(2000)使用了一种被称为客观结构化视频考试(Objective Structured Video Exam, OSVE)的有趣的中间方法来测试沟通技能的知识掌握和理解情况。这种方式中,在大型演讲厅中给学生们展示三个 10 分钟的录像。当他们识别技能并在沟通中找到它们时,记录下来。然后他们以自由方式写下每种技能和替代沟通技能的后果,这种测试属于快速有效的管理,并被发现与 OSCE 的沟通技能中的沟通行为有一个协同的预测关系。

技能或绩效评价

客观结构化临床考试

越来越多的综合性技能评价依赖于某种模拟患者演示形式的客观结构化临床考试(Objective Structured Clinical Examination, OSCE)(Harden and Gleeson, 1979; Stillman and Swanson, 1987; Langsley, 1991; Grand 'Maison *et al.*, 1992; Vu *et al.*, 1992; Kl.ass *et al.*, ; Vu and Barrows, 1994; Pololi, 1995)。

OSCE 是客观的(即对所有考生使用相同的测试,测试表格都是结构化和一致的),结构化的(具体临床技能模式以标准化的格式在每个测试点进行测试),临床导向的(它是关于临床技能的测试,而不是知识测试 - 可以在临床实际情境下直接观察学习者)。学习者在不同的测试点轮转。在每一个站点他们将负责完成一个精心设计的任务,任务完成的过程将由不同的评估人员进行观察,并使用预定标准进行评价。因此,OSCE 可用来评价那些传统测试中不能被评估的各种临床技能。

OSCE 的方法和评价方法应该与反映教学方法的概念相吻合。OSCE 是一个如何考核沟通的、完全合乎逻辑的拓展。在标准化评估中,通过直接观察学习者与模拟患者沟通的情形,并评估学习者的沟通技能,这种情形与实际生活或学习者在真实临床实践中遇到的问题很接近。模拟患者通过接受培训,可以一致准确地展现具体案例和沟通挑战,就像在学习环境中所做的一样(参见第 4 章关于培训模拟患者参与评价的细节,特别是如何标准化绩效并确保他们适当回应开放性问题)。根据病例的性质和检查情况,这些标准化患者可能是真正的患者、学习者角色扮演患者、评估者角色扮演患者、“匹配”患者、社区志愿者或演员。

通常,评价测试由多个测试站点组成,每个站点有不同的情景题。这些病例可能是描绘初诊或随访,给出诊断结果,并讨论诊疗方法,然后进行第三次访问,第三次访问在现实生活中随着并发症的发展可能发生在数天或数周之后。无论是现场的还是录像的,评估人员观察考生与标准化患者之间的沟通,基于评价工具进行评分,并记录学习和评价的技能。

Calgary 率先将教学和学习纳入评估过程中,在录像带回顾中,成对的学生作为评价者参与,这里的评价包括评审评价程序。使用附录 5 中的工具来评估沟通过程的技能。除了评估人员的评价之外,还鼓励同行评价和自我评价,并通过讨论和对比两位学生与同一模拟患者的两次对话,对他们的表现进行评价,并通过一个微教程来纠正现场问题(Heaton and Kurtz, 1992)。在评价过程中,对视频回顾,如果学习者和评估人员意见不同,就以评估人员的立场为观点而确定。学习者将有机会看到同伴们如何处理同样的情况。评价成为纠正问题,尝试替代课程,加强和深化技能的理想机会。与同行的录像记录比较,标准化患者通过对话后立即发表书面意见,并将专家评价与自己的看法进行比较,可以让学习者了解自身态度和反思技能。由于讨论中涉及了内容、问题列表和假设得分表，录像带回顾也有助于恢复沟通关键点上学习者的思维过程，并整体观察了过程技能影响内容或感知技能。在这方面，教育的影响在评价程序的设计中发挥了很大的作用。

除了模拟患者、评估人员和管理人员的费用外，OSCE 考试需要花费学生和评估人员的大量精力和时间。正如课程本身一样，OSCE 应尽可能录像，因为视频录像对评估是非常宝贵的。这些记录可以随时进行审查，因此评估人员在医患沟通期间不需要存在。评价者可以随时重播评价的任何部分，以确定非言语行为或查看第一印象。学习者可以稍后查看他们的录像带，或者参与他们和其他学习者的视频回顾。视频录制还提供了在评价过程中发生了什么的证明，有助于避免或解决问题（Heaton and Kurtz，1992）。值得注意的是，在 15 年内，没有一个学生对上述评估结果提出质疑，我们一直在使用这种视频回顾方法。

OSCE 现在已经广泛应用于世界各地的考试。他们已经成为许多医学院校本科教育和住院医师教育的一部分（Vu *et al.*，1992；Anderson *et al.*，994；Newble and Wakeford，1994；Bingham *et al.*，1996），且被用于省级医生考试（Grand 'Maison *et al.*，1992），并被引入国家执业医师准入考试，如外国医学毕业生教育委员会，国家医学考试委员会，以及海外总医学理事会专业和语言评估委员会评价（Langsley，1991；Klass，1994；Morrison and Barrows，1994）。他们也被引入研究生专业资格考试，如临床实践评估，以及英国皇家外科医师学院的技能（Practical Assessment of Clinical Examination Skills，PACES）考试和内科医师与临床沟通技能考试。在评审评价中采用标准化患者和 OSCE 的可行性和可靠性，已进行了深入的研究（Van der Vleuten and Swanson，1990；Case and Bowmer，1994；Vu and Barrows，1994）。

OSCE 设计沟通技能的一个重要问题是如何平衡内容和过程。早期认为，沟通与其他临床技能和知识的整合，有助于增加现实性和适应性的评估程序。尽可能地重现现实生活的复杂性对本科生和研究生的沟通技能评价非常重要。沟通可以通过 OSCE 进行整合：

- 构建沟通案例，测试特定的医学技术知识。
- 将体格检查作为病史采集点的一部分。
- 关注一个沟通点，要求学习者进行与病例相关的体格检查的沟通。
- 向学习者提供诊断结果和体格检查结果，并要求他们根据刚刚采取的措施来解释诊断结果。
- 整合所选病例的伦理与沟通问题，在这些病例中学习者处理伦理问题，如在医患沟通中获得知情同意。

然而，即使在简单的病史采集或解释和计划环节中，将内容和过程分开评分也会导致很大的争议。内容得分大大超过过程分数，沟通过程技能被评分所限，这使得重视医学知识超过沟通技能。并且，由于严格的时间限制也会导致问题。例如，有个作者目睹了在英国医学院校 OSCE 决赛中六分钟的测试环节，该场景测试考生评价服药过量患者自杀风险的技能。在包含了过程和内容评分的表格中，有超过四分之三的分数给了提出的封闭式问题，如“你自尊心低吗？”为了获得及格，考生忽略了大量的沟通技能学习，而把精力放在封闭式问题的提问上。这种情况在北美一些教育阶段也出现过。学习者很快就明白他们的预期，并且无意中开始错误地将这种考试方法应用于病史采集的实践中，这是教育的负面影响。

事实上，如果在沟通环节上给予适当的时间，是可以避免这种情况的。如果进程和内容两个部分在最终得分中被给予适当的加权，并且通过倾听了解患者释放的信息，而不是通过学习者提出的封闭问题来反映所掌握知识。在为类似情况设计的沟通环节中，过程和评分表在评价工具上明显分开，例如，三分之二的技能得分和三分之一内容得分。此外，根据采集的信息进行内容评分，"不是根据提出的问题，从而鼓励关系建立，开放式提问，并简便化的适当封闭式提问。否则，考试只需要知道在这种情况下需要什么信息，就能更有效和容易地进行测试，如扩展匹配的问题（见附录 4）。另一种处理这个问题的方法是为过程技能和内容提供单独的评分表，设置评价这两个部分的独立评估人员。例如，在考试当天可以有一组评估人员观察评估内容和体格检查技能。另一组评估人员在随后的视频回顾环节评价成对的学生的沟通过程技能。

内容和过程技能的分离，使评估人员能够更清楚地了解他们的评分，并允许每个人在最终评分时相应加权。因此，可以实现内容和过程的整合评价。

其他评价形式

使用模拟患者进行评审评估的另一种方法，是使用真实的医患沟通的录像。这是定期去诊所，对真患者进行多样的医患沟通，征得患者同意后录像，让学习者提交该录像用于评审评价。这种方法相比本科培训更适合住院医师教育和继续医学教育。

录像带的准备方式会显著影响技能或绩效的评价。例如，最近推出的综合性实践技能评价，以及更严格的英国皇家全科医生学院（Membership of the Royal College of General Practitioners，MRCGP）考试决定专注于技能评价（Conference of Postgraduate Advisors in General Practice，1995；Royal College of General Practitioners，1996）。住院医师被允许提交他们选择的对话，以表明他们在应对一系列问题上的能力 - 评估，如："他们可以做到吗？"、"他们通常选择做吗？"。目前仍在讨论可行性、成本、可靠性和有效性等问题，特别是与整体和细节的技能及能力有关的问题（Campbell *et al.*，1995；Campbell and Murray，1996；Pereira Gray *et al.*，1997；Rhodes and Wolf，1997）。

为了进一步评价绩效，住院医师或执业医师需要随机抽出许多连续的沟通录像带。评价执业医师和住院医师绩效的另一种方法，是安排模拟患者到未通知的诊所，由模拟患者评估临床医生的表现。医生被告知模拟患者将在规定的时间内到达，并获得知情同意（Burri *et al.*，1976；Norman *et al.*，1985；Rethans *et al.*，1991）。第三种方法涉及一名医生的几位患者，使用自我管理的记录工具并结合录像带分析，评估患者和医师对其医患沟通的看法（Stewart，1997）。

像高风险国家资格考试一样，大规模的执业医师筛选和评价超出了本书的范围。然而，在对其他形式评估的讨论中，值得研究的是评估人员为评估执业医师的表现而开发的各种方法以及其实践的一些成果。MacLeod（2004）最近对这一领域的 56 项关键文献进行了一次回顾。她报告了以下医生绩效评估方法纳入了沟通技能的评价，其中一些适合教育环境：

- 使用医生和自己患者的录像带（如上所述）。
- 随机实践审核或图表审查。
- 使用门诊患者或医生的转诊联系信。
- 使用作品集。

- 医生的自我评价。
- 多渠道的反馈和工具"360度评价"，基于同行、患者和同事三个群体做出的评价。
- 使用同伴、患者或同事作为评价者。
- 使用模拟患者评价医生的绩效（医生知道模拟患者的到来，但不知道是谁和什么时间到）。
- 多层次评估（例如：1级，使用数据、问卷和其他人员的看法，对所有医生进行周期性的监测；2级，被认定为"中度风险"或"需要"的医生使用面对面评估和对话，进行更仔细的评估（可能占10%～20%）；3级，帮助那些仍被认为在实践中有困难的医生（可能占2%）"找到最好的解决方案"，（Dauphene，1999）。
- 基于网络的OSCE评价，就是评价在线访问模拟患者的医生们（Novack *et al.*，2002）。

为了实现研究目的，已经用于评估医师沟通技能的另外两种方法是Roter Interaction Analysis System（RIAS）和Medicode。RIAS（Roter and Larson，2002）是一个成熟的系统，用于对临床医生与患者的互动进行编码，例如，发生频率、持续时间、问题类型、评论和话语等。Medicode（Richard and Lussier，2004）是具有应用前景的新方法，试点检测刚刚完成，旨在衡量关于治疗和药物的对话（两人之间的共同谈话，讨论中参与的程度），而不是分开的独白（如一个人发起的谈话）。目前该研究正在考察参与者在治疗方面进行对话的程度是否与慢性病保健结果的改善有关。

更易获得形成性评价还是综合性评价？

如果教育影响很重要，我们如何才能提供有意义的反馈？怎样构成有效的反馈来作为一个形成性课程和综合性评价的一部分？下列为三个可用的连续性描述方式：

定量	定性
评价反馈	描述反馈
分数，好/坏 总体的	"这里是我看到的" 细节的

反馈形式本身包括：

- 数字评分量表
- 每个问题附有解释性评论的数字
- 清单，评分为：
  - 通过/失败
  - 满意（是）/满意，但表现明显不足
  （"是，但"或"见我"）/不满意（不）
- 评级量表或可以写入评语的检查表
- 只有评论没有评分

通过箱式结构测试或Likert量表来评估"与患者相关的技能"或"人际技能"等几项系统评级，曾被认为是评估沟通技能的标准。这些方法使用起来很简单，且不需要很多时间管理，但这些方法模糊不清导致评估人员和学习者难以解释或学习，并且有潜在的主观性。

虽然这些方法有助于提醒注重临床技能的沟通，但研究和评估的发展给了我们更多有用和具体的替代方案。

因此，对于形式化评价和综合性评价，我们主张采用上述右侧连续性的格式，并选择可填写评语的反馈表或评估工具。这样，可以鼓励教学和学习纳入评价过程。我们还鼓励使用相同的形式进行形式化评价和综合性评价，以便学习者知道他们预期能够展现的技能或态度等，随着时间的推移，掌握自己的进度。详细的技能清单可以使课程对学生和评估人员透明公开化。

以百分比的形式向学习者提供正式评价的定量反馈一般无益。知道你自己获得 59% 的成绩，虽然可能有助于评估人员将学生分配到一个群体（例如令人满意的，不满意的或边界的）但对于学生来说并不是很有价值。因此，反馈更适合作为总体类别而不是百分比，并且当附有描述性评语或语言反馈时更有意义。也许伴随着录像带的反馈是最有用的，使学习者可以了解到他们的实际表现，而不是他们的感知绩效。

OSCE 和视频录音对话等方法，推动了许多不同的评分表、评分标准和清单以及具体课程中确定的关键内容（Cox and Mulholland，1993；Bingham *et al.*，1994，1996；Fraser *et al.*，1994；Rashid *et al.*，1994；Humphris and Kaney，2001a；Campion *et al.*，2002）。

Boon 和 Stewart（1998）系统综述了 44 项评估工具。这些工具根据其主要用途分为两类，即评估医患沟通技能和根据研究目的对医患沟通进行评估。在以下标题下信息被一一核对：描述、项目数、可靠性、有效性（一致，构造，预测，表现）、当前使用和特殊说明。Cushing（2002）回顾了在本科和研究生教育阶段评价沟通技能、人际沟通技能和态度的工具和方法。

我们之前提到的 MacLeod，她对医师绩效评估和沟通技能评价文献进行了系统回顾（MacLeod，2004），还开展了最新调查，是以教育和研究目的的视角对医患沟通评价工具使用情况的调查（MacLeod，2004b）。

清单与总体评级

最近，关于 OSCE 的设计思路发生了转变。对于我们上面提到的具体清单有些批评，并重提总体评级的方法（Norman *et al.*，1991；van der Vleuten *et al.*，1991）。有人认为清单可以奖励整体而不是个别技能，这可能对新手的工作更有促进作用。例如，在研究生考试中，清单不太可能增加专业知识。越来越多的证据表明，经验丰富的临床医生和新手在解决临床问题时会采用不同的策略——在清单系统中，会发现经验丰富的临床医生使用更有效的算法和较不详细的方法。并且清单还可能人为地限制正在测试的技能范围，针对可以观察到的简单任务，而不能反映医疗任务的复杂性，因此可能不包括更高的临床技能组成部分，如同情心、移情和伦理。

有证据表明，基于评级量表做出的定性评估判断与列入详细行为项目的清单一样可靠（Tann *et al.*，1997）。已有研究显示，具有心理测量特性的总体评级方法，与外科手术技能评估清单相同或更好（Regehr *et al.*，1998）。总体评价模式下，评分清单的使用也被证明不同学习者之间不存在专业知识增加的情况（Hodges *et al.*，1999）。

然而，加拿大医学委员会（Medical Council of Canada，MCC）得出的结论是，在 MCC 测试中，没有足够的证据表明，一个广泛的总体评级量表可以替代任务清单（Reznick *et al.*，

1999)。

此外，OSCE 组织考试的评估人员培训明显比评分网格设计更重要。Wilkinson 等(2003)研究表明，与评估人员的贡献相比，评分表对客观性的贡献相对较小。测试点及其建设造成的可靠性变化占 10.1%，而由于评估人员效应造成的差异占 89.9%。最重要的决定因素是评估人员在测试点建设中的参与程度。

将总体评级法与清单进行比较的另一个重要原因，是书面表述混淆了这两种方法。在大多数文献中，总体评级法也被称为“过程”评分方案，并被描述为“可概括的”，而清单被称为“内容”表格，并被描述为“特定具体的”(Regehr *et al.*, 1999; Mcllroy *et al.*, 2002)。两种类型的尺度可能测量两种不同的技能，而不是评估相同属性的不同方法。这可能解释了为什么重新分析 OSCE。心理测量属性研究(Hodges *et al.*, 1999)发现学生的行为根据他们对绩效评估的看法而改变，预期使用清单的学生进行高度集中的对话练习，大部分都是封闭式问题。预计使用总体评级的学生则会提出更多的开放性问题，并且更加重视与患者的关系。因此，也许我们在这里讨论集中于内容，而不是过程评估的差异，也不是关于使用总体或清单评价是否更好的争论。

所有这些都与沟通技能评价有关？ 显然，对沟通技能的过程评估，应比内容评估的医学知识考查层次更高，因此，它是在考核整体技能中的许多属性。然而，这并不能解决如何进行详细的沟通技能评估的问题。也许这里的答案是，与其他专业的医学考试相比，高水平沟通专业知识之间的评分是不可能的，除非这些评分是有效的培训和相当丰富的教学和学习沟通技能的经验。总的来说，现代评价已经超过了现有医生的沟通技能。因此，评分很可能无法识别总体沟通过程的熟练程度。当其他领域的专家成功评估总体绩效时，可以认为这是因为他们内化了他们正在寻找的技能，并且可以依靠这种理解进行总体评估。虽然沟通过程的技能评估，可以由对此任务进行高水平培训的评估人员进行评分，但由于不是专家可能仍需要具体的过程技能列表来指导他们进行评分。当然，沟通技能具有客观性的需求，同时有临床的复杂性，我们必须平衡两者过度雾化可能带来的陷阱，从而简化临床情况的复杂性(Norman *et al.*, 1991)。

正如我们在本章前面所述，单独的过程和内容评估是必要的，以确保学生的能力得到适当的回馈。

作为评价工具的卡尔加里 - 剑桥指南

我们使用的评价工具，是直接从卡尔加里 - 剑桥指南中选取的，指南最初是作为循证教学工具和界定一套能够记忆、可以使用的技能而开发的。我们设计了具有教育影响的指南，后来通过改编用于评估和研究。在附录 2 中提出的观察指南，是基于描述性意见的结构性反馈和形成性评估方法的一个例子。通过添加“满意”,“满意但具有显著的绩效缺陷”,“不满意”三列，通过调整或删除某些项目，我们使用相同的指南来进行评估。然后，该指南成为具有评级和评论的清单，形成具体的描述性反馈的基础，在视频回顾期间为学生提供自评、他评和同行评议(Heaton and Kurtz, 1992)。这些结果可以通过分配数字到上述三列或利用“非常不接受”到“完全接受”的五点 Likert 量表来量化。

我们目前正在研究在 OSCE 情况下评估使用指南的有效性、可靠性和普适性。指南具有良好的表面效度和内容效度：

- 指南中的技能得到文献证据的支持（参见我们的姊妹篇，与患者沟通的技能）。
- 在现场这些技能很容易被分为可理解的逻辑技能组合。
- 可被广泛接受和使用的专业文化指南，包含不同语言、不同国界和各级医学教育。
- 指南很容易被学习者接受作为他们绩效的反映。

可靠性数据目前仅限于附录5中提供的“指南1”评估工具，包括：启动、信息收集、结构化、关系建立和关闭中的选定项目。本文适用于评估任何沟通记录。在四个不同的考试（两个一年级学生考试和两个二年级考试，每个使用不同的模拟患者病例）中获得了Cronbach的α值为0.75、0.76、0.78和0.82。共有77名学生和多名评估人员参加了每次考试。评估人员在使用“卡尔加里-剑桥指南”作为综合评估工具只接受了最少的培训（30～45分钟），但都使用指南进行沟通技能教学（Kurtz *et al.*, 2000）。目前，我们正在基于“指南2”评估一个单独的解释和计划评价工具的可靠性和普适性。

我们已经介绍了评估人员和两个学习者一起使用录像带回顾的方式。这些讨论包括自我评估和同伴评估以及专业评估人员的综合评估，是课程中最好的教学时刻。尽管在这些讨论中牺牲了一些统计可靠性，但在我们看来，教育影响是非常值得的，特别是考虑到OSCE考试要求的费用和评估人员的时间。

谁来进行实际评价?

外部评估人员或专家、课程协调员、真实和模拟患者，同行甚至学习者都可以作为评估者进行综合或形成性评估（Kurtz and Heaton 1987; Stillman *et al.*, 1990; Westberg and Jason 1993; Farnill *et al.*, 1997）。虽然在评审情况下使用同行评价，特别是自我评价所占权重较小，但它们在形成性评估中具有相当的价值（Jolly *et al.*, 1999）。

事实上，正如我们在第五章“关于体验式沟通技能教学讨论”中所述，自我评估是形成性评估的重要步骤。学习者之间存在巨大的差异，可以理解为学习者有困难，但不知道自己有这样的问题。自我评估的技能，是临床实践中成为独立终身学习者的前提条件（Hays, 1990）。

Greco等（2001）已经在英国和澳大利亚进行了深入研究，形成了患者对医生形成性评估的工具（Greco *et al.*, 2002）。它旨在让全科医生和医院医生在沟通期间，利用人际技能向结构化的患者提供值得信任的反馈。医患沟通后，研究人员向患者发放医生人际技能的问卷（Doctor's Interpersonal Skills Questionnaire, DISQ）。DISQ包括12项针对医生人际技能的项目，请患者在空白处写下医生如何改善服务的意见。一旦所有问卷都已经完成，将返回给他们进行分析，随后将结果转发给每位医生。为了可靠性和有效性，每位医生必须收到至少40名患者的反馈。DISQ一直是大量信度和效度研究的对象（详www.ex.ac.uk/cfep/）。

特别是在综合性评价中，为评估者提供培训至关重要。评估人员的培训是检查可靠性的主要决定因素。评估人员不仅需要充分了解他们正在评价的技能，而且还需要对评价工具使用方法进行培训，而且他们还需要进行校准，以便作为一个小组进行合理的类似评估。一组考官使用以前的评估录像带共同进行评分的专门训练是非常宝贵的。

（陆　方　译，王锦帆　审校）

第十二章

加强沟通技能教学队伍建设

引言

我们的经验表明，教师培训和队伍建设在医患沟通教学中同处核心地位。除针对学员开展教学外，我们还要回头考虑一下如何针对教师开展培训。但是，这个关键环节被忽视了。培训可使教师的教学技术娴熟、游刃有余。然而，在设置沟通教学课程时，该问题未受到足够重视。即使有机构的课程设置对教学技术足够重视，其对“教什么？如何教？教老师什么？”的认识也大相径庭（Evans *et al.*，2001）。

教师都是医学、心理学、沟通学等领域的专家，这时候很难再让他们去接受培训或者为培训专门调整工作时间。我们的经验证明，这些教师在教学时，总觉得力不从心，并会珍惜所有的培训机会。另外一个原因是，虽然有证据表明，成功的经验教学法和问题导向教学法可取得良好的教学效果，课程负责人依旧难以说服医疗机构提供包括资金在内的相关支持，或者对这种教学给予足够重视。

所以，加强师资队伍建设是必不可少的，足量的成功教学案例已经证明该观点。我们要做的是，如何最好地去培训教师，并将这种实践用于课堂或者病房教学。本章我们要讨论的是：

- 如何让教师掌握沟通技能。
- 如何提高教师有关理论和研究的知识储备。
- 如何提高教师的教学技能。
- 如何最大程度地提高教师的地位和待遇。

为什么培训教师特别重要？

沟通教学需要大量教师

沟通教学是高强度的。经验教学时，一个教师要面对 4～8 名学员。而一对一教学需要更多教师。再者，有效的沟通教学是持续性过程，需要尽量多的教师不断加入。一般来说，医学院校每年会有 70 到数百名学员参与多次小组教学。专科医生、家庭医生、以及期待提高自己沟通技能的医生，是另一类学员。所以，教师的需求是很大的。

沟通教学是有特殊的

前面说过，沟通教学和其他教学不同，有专门的内容和方法，与学员的自我意识和自尊联系更加紧密。其次，学员总认为沟通不是技能，更应是一种性格或态度，是没办法教的。

不能认为医学教学的经验同样适用于沟通教学。其他医学领域的教学技能不能照搬到沟通教学中。

沟通教学是有难度的

沟通教学需要专门知识和技能。教师要精通以下三方面：

- 教什么
- 如何教
- 如何开展小组或一对一教学

关于"教什么"，教师需要以下帮助：

- 值得教的技能
- 将这些技能构筑成一个连贯的便于记忆的体系
- 有关技能应用的研究和理论证据
- 技能课程的覆盖范围

关于"如何教"，有下列内容。在小组或一对一教学时，针对某个技能开展分析和提供反馈的方法。很少有医生在小组教学中扮演过支持角色，更不用说主导角色了，所以小组教学很难让其受益。我们不能寄希望于传统医学教育背景下培养的医生能掌握小组教学的要领；哪怕他们知道了这些要领，也很难去实际应用。

教师与患者的沟通技能

针对医生开展沟通技能培训时，我们经常遇到一个问题：教师需要考虑到自身的沟通技能和教学技能。很多有潜质成为教师都会成为医生，受过的培训提升却寥寥无几。所以，不能认为受过医学训练的教师会比学员更擅长某一领域的沟通，或者说他们在自己领域内的医患沟通会做得更好。该问题在第二章"总体引领、重点关注"中已经探讨过。哪怕医生善于沟通，他们也从未分析过他们做的是什么，并且有可能无法从事相关教学。除非能让他们乐于去沟通，并能分析沟通之所以然，否则，教学过程中将会遇到困难。就像网球、钢琴教练一样，要想教好，离不开专业性和其对专业性内涵的理解。

提高教师技能

教师面临三项任务：

1. 提高个人沟通技能。
2. 提高沟通技能理论和研究的知识积累。
3. 提高沟通教学技能。

时间是主要问题。首先，教师需要消化大量的技能和知识。如果没有合理分配时间和资源，很难兼顾这三个方面。不能认为受过医学训练的教师花在沟通技能上时间就会比其他人少。完成工作后，学习如何教学同样耗时。其次，不但教师的培训要循序渐进，教学技能的培训也同样如此，需要复习、强化并逐渐加大难度。教师要花时间制定目标、接受反馈、反思教学并巩固提高。

当然，有些教师并不是医学出身。全世界的课程体系中，教师由教育学家、心理学家、沟通专家担任。这些人的教学，如果脱离患者群体，他们自身的临床沟通能力足够其工作。但是，随着这个问题可以通过去了解医生生活，和学习生物医学知识而得以弥补。

对课程负责人来说，下面都是很艰巨的问题：如何为这项课程提供资源支持？如何让教师百忙中拿出时间来做这项工作？不管怎样，我们还是建议要去尽量解决，而不是不管不问。忽视教师的培训，这项工作就不会有真正的价值。加拿大有些医学院在 1994 年和 1996 年作过的两项调查一致认为，缺乏训练有素的师资是本科生沟通课程面临的最大障碍（Cowan *et al.*，1997）。当然，这些问题不可能一下解决，因为教师可随着课程推进而学会技能。但是，师资培训不需要永远持续。如果课程间差异不是足够大时，循序渐进的螺旋式推进是最可取的。

教师培训举例

构建全面教师培训体系过程中存在诸多困难，解决这些问题之前，要多参考几种方法。

案例 1

作为首个培训项目的 Casacade Communication Skills Project，在 East Anglian 地区创建，也就是现在的 Eastern Deanery。目的是把医生培训成可为住院医师和继续教育生提供高水平沟通技能教学的教师，并将这种培训扩大至当地全科医师、住院医师和家庭医生（Draper *et al.*，2002）。

该培训有以下两部分内容：

1. 材料和方法。沟通教学手册中的理论知识和研究证据，可为医学对话和个体交流提供框架（卡尔加里 - 剑桥指南），也可以详细阐述教学方法，例如步骤导向 - 基于效果的分析（ALOBA）（Silverman *et al.*，1996）。1998 年以来，该培训项目的主要纸质资料皆来源于本套书。

2. 持续经验培训。如果无法面对面教学，则只能靠经验教学法，例如观察、反馈和训练。教师可以将纸质材料带回家，学习知识，反复练习，以此提高自己的教学水平。但是仅仅纸质材料是不够的。教师在理解教学技能后，应该进一步练习如何将这些技能应用于实践。技能要精益求精，并通过建设性的反馈进一步提高。

本项目 1995 年启动时，首先开设了 3 天的住院医师强化课程，以此了解教师队伍面临的问题。此后是每 4 个月举办的定期课程，这部分人再次前来，完成以下任务：

- 继续技能学习。
- 分享教学经验。
- 通过角色互换、观看实景视频的开展相互学习进一步提高。

本项目得到了 East Deanery Postgraduate General Practice 的大力资助。两名作者受委派管理本项目，并为教师提供差旅和临时代理费用。开始时，学员可以在经验小组情景中体验学习。通过边体验、边观察掌握沟通技能。随着项目的推进，教学重点逐步转移到教学技能，诸如观察、反馈、练习，而不是单纯的医患沟通技能。不过，这两个环节可以同步进行，循序渐进。

项目开展后前几年，首批教师都完成了培训，所构建的小组为彼此提供了可靠的学习伙伴，也搭建了学习论坛供大家谈论学习中的问题，激励每人去提高自己的思维和技能。这些小组不但探索了与自己领域相关的沟通技能，也认识到构建一个综合课程对学员来说是很重要的。

不出所料，教师的一个重要需求就是实践机会。针对亲身经历和预期问题所制作的教学视频和示范培训取得了理想效果。课程成功开展的举措之一就是花点时间向教师讲解教学计划，了解他们的预期成果，正如ALOBA的使用一样（参见第六章）。要鼓励每个成员向教师提供描述性和支持性反馈，为多样化、有成效的角色扮演纳言献策。把所学技能总结成文字资料，上传于群网页，是分享信息的有效途径（www.SkillsCascade.com）。

过去几年内，有教师离开了，也有新成员加入，包括家庭医生、专家和护士。很多有志于做沟通教师的成员慕名前来，其他人也来自急需沟通教师的East Anglia地区。他们中有学生，也有住院医师，并曾接受过相关培训，但是他们仍然需要提高自身的分析和技术能力，这样才能从容应对复杂问题。

虽然该培训小组人员不断变化，但是其需求未有改变。所有培训定期有序，助教通过电话、电邮或者家访提供支持，获取反馈。整个项目也一直受到EasernDeanery的资助。

从1999年开始，剑桥大学医学院就将本培训模式推广到本科生的沟通课程改革中。教师有医学专家、全科医师、护士、教育专家、心理学家（有些已经参加过East Anglia培训项目）。针对这些教师，已经开设了一期培训，内容包括3天的初级课程，内容设计为基本沟通技能，并扩展至沟通的教学技能。若有新教师加入，该课程重复一次。所有培训模块因人而设，所有材料都存于网站，凭密码登录。每个模块开始前，每年都会对教师和模拟患者单独培训几天。学员和有经验的教师，一道培训本科生，直到自己可以独立应付。

有趣的是，田纳西的Lang等发明了一套教师培训方法，包括小组学习培训视频，其实，该方法不止如此。学生可以向教师提供实时反馈。他们对以下几点达成了共识：明确的教学计划、具体的反馈、备选方案等。学员开展医学对话时，如果没有得到他的明确同意，公开他的匿名反馈意见务必要谨慎。教师也要定期研讨，明确目标，探讨难点，以保证总体教学质量。

案例2

本项目通过培训医生和卫生专业人员，同时促进8个肿瘤中心的医患沟通（Cowan and Laidlaw，1997）。本项目得到了安大略肿瘤治疗研究基（Ontario Cancer Treatment and Research Foudation，OCTRF）的资助，遵循的宗旨是“团队合作总会比单打独斗更能促进医患沟通”。该基金从每个中心选派出两人（一名医生，一名非医生），参加由拜耳医患沟通研究（Bayer Institute for Clinician-Patient Communication）开设的培训课程。每两人再以工作室或者巡回探访的方式，在所在中心开设沟通课。所谓的工作室，就是学员和医生、护士、药剂师、心理师、放疗师、管理者、住院医师、医学生、前台、实习生一起学习。组内人员相互帮助，共同提高中心的医患沟通水平。

所有小组的教师每3个月碰头一次，彼此协助、交换意见、统筹解决一段时期内出现的问题。在一年的培训中，共有380名参加了工作室和相关活动，包括49名医生，48名住院医师。显然，如果每个中心的主任也参加的话，其他人积极性将会大大提高。

案例 3

本培训是一种在职沟通培训（Kurtz，1985），没有固定的课程班，但在课程体系不成熟时，这种方式也是有效的。

- 自学材料：注有总课程和每节课目标的材料（例如，卡尔加里 - 剑桥指南）；本套书；医学沟通数据库，例如 Dalhousie Medcom Collection（Laidlaw，1997）；在线资源和有关网站。方便时间举办的“小课”（例如师生见面前后）有助于教师了解这些资料，分享有关想法。
- 直接辅导和协助：电话；教学课前中后；提供教师其他小组采用的方法；作为访问学员，模仿教学技能；开展工作室；安排工作室和其他讨论会（可由课程主任、同事或嘉宾主持）；在讨论现场中央提供点心，让教师向中间靠拢。
- 他人协助：教会模拟患者如何有效反馈；新手和老手一起学习；提供建议。
- 混合学习：鼓励学员坚持学习以打下良好基础；定期对学员进行形成性书面评价；教师和负责人共同探讨更好的培训模式。

案例 4

有经验的教师或课程负责人可尝试以下方法，以提高临床教师的沟通技能，开展床边现场教学。同时，这样可把技能公示于人，获得更多人的支持。第一个办法是观察并反馈临床教师在病房或诊所内的表现。这样有助于教师和医师深入了解所在学科和教学环境。

第二种方法是观察临床教师如何照顾患者、如何查房和一对一教学。这些师生的所作所为，我们要观察并引起重视。观察时，我们应该做出笔记，这样才会根据具体案例提出正反意见。这些实地沟通训练可促进准确度、有效性、支持度，最终解决问题。查房（非在床边）时，我们针对所观察到的医患沟通进行一个小型反馈讨论，也会谈及他们彼此之间的协作。我们会询问他们如何在沟通时，提出一个双方都会关注的焦点，并让这种关注持续下去。

查房结束后，我们会就主动对医生的沟通能力和方式做出简短教学反馈。不过，这个做法要提前通知医生。针对医生的意愿，我们会采取一对一，或者全体参与的方式。出乎意料的是，大多数人选择后种方式，他们愿意借此机会向学生演示如何获取和接收反馈意见。反馈会上，我们会演示 ALOBA 和其他技能。为呈现观察和反馈结果，我们采用卡尔加里 - 剑桥指南（也发给学生袖珍手册）。将反馈意见呈现在一组陌生人面前是敏感的，也是需要技能的，需要小心应对。因此，我们采用了“肯定式询问法”和“基于关系的沟通方法”，问题有：你想知道哪些问题的答案呢？哪些对你真正有用？是什么让你关注医患关系？你要完成什么？患者的目的是什么？如何控制情绪（你的，患者的，其他人的）？

案例 5

美国医师与患者患者协会（American Academy on Physician and Patient，AAPP）沟通教师培训计划；www.physicianpatient.org

本项目始于 1978 年，致力于提高美国的医疗卫生水平，注重的是有关医生和患者的教学与研究。项目宗旨融入了学生本位的教学和人本位的临床实践教育。教师培训

(facilitators-in-training, FIT)总共有三个阶段，实践为3～6年。

第一阶段：以观察者身份参与 AAPP 课程，包括全国性的课程；参与课前和课后的研讨。

第二阶段：在高级教员指导下，与组员合作。

第三阶段：结业之前，至少独立完成一次授课。

本项目鼓励教师制定自己的教学计划、教学体系和教学项目。他们可以根据具体环境和学生基础，采用自己认为有效的教学模式和参考方法。学院的教学资源丰富，主要用书有"The Medical Interview"，该书对本课程有详细描述。

案例 6

拜耳医疗沟通师资培训工作室(美国、加拿大)

拜耳公司为执业医师沟通培训提供了 12 个相互协作的工作室。这些工作室目的在于提高意识、改变行为和锻炼技能，时间为 2～7 小时，面向住院医师或者医学生。还有 3 门更长的课程，分别为 Intensive Skills Review(40 小时)、Coaching for Improved Performance(24 小时)、Academic Faculty Course(40 小时)。所有这些课程都是为了提高个体教师的沟通水平、教学水平，也是为了促进本科生和住院医师的课程建设。也有课程是为拜耳公司自己培养优秀教师的，这也说明工作室方式在培养公司领导人或沟通者中的重要性。

教师常见问题和应对方法

问题

沟通教学充满挑战，那么常见问题有哪些呢？这和学生咨询患者时我们观察到的问题类型一致吗(第 8 章)？为打造一支面向所有类型学生的高水平教师队伍，课程负责人要注意哪些问题呢？

根据各方多年反馈，教师很难掌握下面的技能，但是他们会从培训项目中获取帮助(Draper *et al.*, 2002)。

- 课程准备。
- 站在他人角度迅速分析患者提出的问题，确定沟通中出现的问题，发现沟通困难所属类型。
- 了解学生学习计划的全部内容。
- 以学生为中心制定和调查学习计划，特别是学生所需和教师所教出现冲突时。
- 如何做出反馈，特别是"艰难的"反馈。
- 演员在场或不在场时，如何角色扮演。
- 制定教学框架——讲解清晰、思路分享——和学生分享教学计划，探讨下一步学习内容。
- 熟悉沟通技能理论和相关文献。
- 在恰当时机拓展学习，在经验学习和认知学习之间，灵活转换。
- 随机教学，旁征博引。
- 分组问题，例如有抵触或者难相处的学生。
- 制定定期教学计划。

解决方案

第三章和第五章已经提到过，有效的沟通学习需要几个因素，包括框架要概念化、技能要形象化、基于问题和经验的实践要直接化，同时要有目的地去详细阐述反馈意见，采用视频以小组或一对一形式练习这些技能。教师若要打下专业基础，提高自信，必须要有同样的框架概念。定期讨论是有用的，可以促进学习、分享所学、反思经验甚至就某一方法论问题进行特别讨论（例如，如何宣布）。上面所列举的问题，第五～八章已经做出了回答。但是还有三点本书未有涉及，需要特别注意。

1. 如何把教学材料便捷地提供给繁忙的教师。
2. 聚焦于某些技能，确定其有关领域。
3. 如何开展经验教学，针对个体提出反馈。

教学材料分类

课程负责人需要解决的一个问题是，如何把教学材料便捷地提供给临床业务繁重的教师。这本书考虑的不仅仅是我们自己（教学过程中我们也是经常提到的），还有那些随时想知道"为什么""教什么""怎么教"的教师们。教学时，教师手头需要有便捷的教学资料，包括：卡尔加里 - 剑桥指南、教学计划要点、ALOBA、课程实施要点（第五章的框 5.1，第六章表 6.1）、沟通教学基本原则、研究文献概要。

诸如有关愤怒处理和文化多样化的课，需要额外资料。多年以来，我们编写了详尽的教学计划，可为各个水平的教师提供针对性支持，例如本科生开展医学询问，家庭医生如何使用电话课堂提供服务、医学对话 3 日速成班。然而，这些资料都只能作为指南，教师应该从自身情况出发，有针对性地使用。

为了方便教师获取资料，可登陆网站 www.SillsCascade.com 下载 ppt，overheads，手册等资料。该网站也是教师分享交流的平台。

聚焦某项技能，确定某个领域

新手要活学活用这些指南。教师可以播放录像带，随时停下，让学生说出录像中所用技能，然后再参考指南，让学生自我消化。要提醒学生，录像中的人不在现场发表观点，大家可以畅所欲言；也要提醒学生，这不是最好的教学方式——如果录像中的人在场，获取反馈应该采用第五、六章所提到的技能。课程负责人会发现沟通行为会随知识和态度的变化而变化。这有助于负责人发现教学中问题，也有助于成员调整自己的知识结构。这种针对性的技能训练特别有助于备考的学生。

教师一旦能熟练分析技能，就可探讨如下问题：

- 本次沟通中发生了什么？
- 错过了什么？
- 此刻患者会是什么感受？
- 此刻医生在想什么？
- 我如何评价，如何纠正？
- 此时应该教什么，如何教？

之后，教师便可开展情景教学了。

如何开展经验教学，针对个体提出反馈

对新老教师来说，经验教学需慎重。要多考虑考虑以下问题：学生感兴趣吗？有人愿意展示自己的录像，或者扮演角色吗？我的进度够快吗？如何录制沟通视频？如何提出问题？我的计划和学生一致吗？教什么？还记得有关研究证据吗？如何鼓励学生练习？

针对新手，我们根据教学计划，基于教学效果优化了经验教学法。如此一来，新手可在经验丰富的导师身边学习。导师坐在新教师身边，对面小组由其他教师、医学生、住院医师组成。这样做的目的是定期反馈、讨论和练习。导师和新教师可随时暂停。导师针对教学提出反馈，以保证教学最大程度照顾到学生，包括那些医生。这种教学法并非是辅助教学，对开展小组在职学习的教师来说是非常有用的。

既要学，又要教，让学员同时教与学通常是有困难的。为了让学员清楚其所从事任务，教师要认真安排教学。如果小组人数太多，可让一两名学员和其余分开，在一边观察教学、做出笔记、提出反馈。这是透视教学法的一种。

这种方法和ALOBA教学法同步，在下一个环节开始前要好好练习之前所学。

- 允许学员将课程分成小块进行："按部分进行吧，你看如何？"
- 如果学员已有一定基础："告诉我你要在哪部分停下，否则，就一直进行下去，直到我有问题提出。"

课前讨论，把问题和教师想法告诉其他学员。

- 本节课你的目的是？
- 你要采用什么方法？

此时，让新教师开始，适当时候打断。

- 前面课上得怎样？
- 有问题吗？
- 满意吗？
- 还有没有其他方法？
- 下一步如何进行？

学员经验不足时，很有必要把课程分成小块来上。但是要注意，不管新老学员，都不能让每一部分持续时间太长，也不能频繁打断。

要说明所用教学材料是一手的，如果课程无法完成，他们的身份会被公开。所以，要考虑视频中参与人的感受。

如果让学员分享学习感受，你要注意他们想法可能会有点模糊，也会意识到其言语会对视频中的人产生影响。此时让旁边一组协助，因为两组会有截然不同的观点。

本方法比上一个更有效果。因为学员可以不用先讨论，出现问题或者亮点时也可以随时停止。这种基于效果的教学更透明有效。

我们如何最大程度的提高沟通教学的地位并以激励

要想发展教师培训，需要克服道路上的诸多困难，其中最大的困难是时间和资金。很多时候，医生会志愿承担培训工作，但是他们却几乎没有针对自己的培训机制。医生花时间在培训之上，会让其承受相当的收入损失。所以，在当前教育不被足够重视的情况下，如何改变现状是非常重要的。

提高沟通教学的整体地位

难以获得资金支持的教师培训，其地位类似于学术机构中退让于科研和管理的教学。多年以来，医学培训一直占据主导地位，特殊技能教学未受足够重视。大学的资金投入多倾向于科研和管理。

虽然教学是学术的核心，但却没有受到足够的重视。行政上要采取措施提高教学的地位。只有这样，教学才能有成效，也会获得足够资金支持。令人欣慰的是，大家正在朝这个方向努力。例如，住院医师培训越来越成为教育的一部分，而不仅仅是一种服务模式。这是行政干预的结果。在英格兰，本用于支付住院医师工资资金的一半划拨出去，用于学生毕业后的培训。这赋予有关负责人更大的权力，以保证培训的地位和教学质量。很多大学也开始重视教学、课程开发、资源建设、成果发表和技能提高，教学能力也成为教师评估和提升的标准。这些措施都保障了教学的地位。

给予培训教师其他奖励

奖励培训教师的途径有多种。

沟通教学的学习与培训可作为继续教育的一部分。例如，在英国的大学毕业后医学教育奖学金体系中，家庭医生可以购买继续医学教育（continuing medical education，CME）课程，这样就有资格申请资助研究生教育津贴（postgraduate education allowance，PGEA）。参加这种培训不但可以积累绩点，教师也可以收费。CME 也采用同样方式计算学分，我们这里培训本科生的医生通过该方法可获得积分。美国加拿大的家庭医生和专科医生获得 CME 积分同时，也提高了自己的沟通能力。在美国某些州，接受过沟通培训人员和相关教师，之后交付的医疗保险费用也会减少。所以，强化沟通教学和个人技能可带来经济上的和教育上的回馈。

给予沟通教学相关人员的医学技能提高，也是同样重要的激励。这对大多数人来说，都很有吸引力。让我们欣慰的是，相对于经济回报，很多教师更看重教学带来的满足感，这是属于他们自己的特殊激励。

（曹永科 译，王锦帆 审校）

第十三章

构建课程：在更宽广的语境中

引言

在第九章，我们探索了如何在实践中构建沟通技能课程——检验课程设计中存在的基本要点，以及这些要点如何与医学教育的三个层次相联系。此处，我们将拓宽视野，从更开阔的角度思考，如何在更加广泛的医学教育背景下全面发展沟通课程。怎样才能促进沟通学课程在医学教育体系中的深入发展和融合？要使沟通课程既成为本科主流教育的确定部分，又能贯穿住院实习和继续教育阶段的过程中，需要处理哪些关键问题？是什么阻碍了沟通技能成为医学教育的核心课程？哪些资源我们可以用来克服这些障碍？未来沟通学课程面临的挑战又有哪些？

本书前面几章都已说明，我们正努力解决这些问题。很明显，我们已经取得很大进步，但仍有很多尚未完成。这一章，我们将探讨两大问题。

1. 促进沟通学课程在医学教育中的深入发展与融合

- 在当前已无比繁重的医学课程中，如何为沟通技能的训练安排足够的时间和资源？
- 我们如何能确保沟通训练在所有专业中占有一席之地？

2. 展望未来——路在何方？

- 在医疗保健中，除了会诊，还有哪些领域需要沟通技巧？
- 我们沟通课程目前发展水平如何？将来的发展方向？

促进沟通学课程在医学教育中的深入发展与融入

是什么阻碍了在医学教育中建立有效的沟通技能教育？我们可以通过哪些途径来克服这些困难？

在当前已无比繁重的医学课程中，为沟通技能的训练安排足够的时间和资源

主要任务是为沟通技能训练寻求足够的时间。本书中所有内容都表明，如果想让沟通技能教学得到正视，同时让受教者的沟通能力得到稳固持久地提高，那么我们在此课程上就要投入大量有效时间。“课程而不仅限学科”、“渐进式而非直接线性习得”和“结构化的有组织性教学”等概念都指向一门课程，一门整体融入医学教育的，同时拥有足够的教学时间来满足许多其他复杂要求的课程。

Calgary 医学院沟通课程，就是这些概念在本科教育中践行的典范。该课程起源于

1970 年新成立时期的 Calgary 学院，从最初的 16 小时的课时，逐渐演变成现在的 50 小时完整课时，外加大量贯穿其他医学技巧课程和医学职务的额外课时。附件 1 中详细介绍了该课程。如今，Calgary 和其他北美、欧洲的医学院都在沟通技能的教学中投入了大量精力及资源。他们的工作开创了历史先河，同时也惠及我们所有人——为课程的发展者与推动者提供以下具体资源：

- 已成立的相关教学、训练课程项目和方法，可以为正处于发展中的课程起到示范作用。
- 录像带、模拟病例、评估工具和设计方案，以及各类纸质资料（已发表的期刊文献、书籍、手稿、课程大纲），都可作为资源引用。
- 以网络、会议和期刊而联结的人才资源；经验丰富、了解专业技术的同行，即使相距甚远也可协助解决问题，分享观点，共商对策。
- 强大的研究基础和概念依据。
- 沟通技能教学在医学教育中获得比以往更高的接受度和支持度。

这些资源可以为相关事宜节约时间和精力——如今，设立高质量课程可能比以往更加快速。然而，和前辈们一样，医学院校想发展沟通技能培训课程，仍面临两大重要挑战。首先，在窘迫的经济形势下，他们需要找到资金和资源（Preston-White and McKinley，1993）。其次，他们时常要在已搭建好的繁重医学课程中，寻求对沟通技能教学的认可和接纳（Sleight，1995）。不出意料，在如今一些机构中，这点很难做到，尤其当其他原则与既定利益发生冲突时。

因此，我们如何才能鼓励现今医学体系欣然接受沟通技能训练这一概念，并帮助他们找到足够的时间和资源来公正对待这一学科呢？

发挥专家效应，呼吁改善医学现状 / 以专业医疗机构要求规范本医疗机构 / 医疗机构专业化

过去的 25 年里，世界专业医疗组织迫切要求改善医务人员沟通技能的培训和评估上，并给予巨大压力。对医学院校来说，这些压力由原本温和的劝导逐渐演变为更具胁迫性的发展评价，如今也日益转化为贯穿学校、住院医师培训甚至继续医学教育的强制要求。其他医学团队也感受到此中压力。例如，1995 年，负责加拿大医学院校鉴定工作的机构［加拿大医学院校鉴定委员会（The Committee on Accreditation of Canadian Medical Schools）］和美国医学院校鉴定机构［医学教育联合委员会（The Liaison Committee on Medical Education）］一致同意将沟通技能的具体指导和评估细则作为评定标准（Barkun，1995）。这些国家住院医师的培训要求也已趋于相似。此外，负责各国医生资格评估的机构中心，正将沟通能力纳入医师资格考核的必考内容［Langsley，1991；Klass，1994；Morrison and Barrows，1994；全科研究生导师协会（Conference of Postgraduate Advisors in General Practice，1995）；皇家全科医学院（Royal College of General Practitioners，1996）］。鉴于国家医学生执业资格考试的要求，医疗机构纷纷认识到建立高效沟通技能教学的重要性。

与此同时，随着医学相关知识和信息的逐年剧增，医学院校被要求减轻学习者实际课业负担，鼓励医学课程改革，深入关注特定核心技能和学习领域（包含沟通能力），提供一系列次要课程供学习者选择［全国医学总会（General Medical Council，1993，2002；Metz *et al.*，1994；世界医学教育联合会（World Federation for Medical Education，1994）］。在住院医师

阶段，加拿大和美国医学教育鉴定部门［加拿大皇家医学院（Royal College of Physicians and Surgeons of Canada，1996）；Batalden *et al.*，2002］需要更加系统地针对医疗专业之外的能力考察样本。此外，基于实践的重新注册或认证评估，重点包含普通高级护理和特殊护理的所有沟通技能。

面对这样的改革压力，已成型的沟通技能课程"推销者"将大受欢迎。医学院校当权者可能清楚地了解他们的期望所在，但不知道如何付出行动。沟通技能教学是一门相对较新的学科，而且，大多数任领导职位的医生，在自己的培训过程中，几乎没有此类教学的个人经验。他们往往对沟通技能的教学方法了解不多，也可能没有意识到其背后强大的人文背景支持。

当下，机遇与挑战并存。虽然权力部门可能会迎合你的意愿设立一门课程，但他们可能并不十分了解沟通技能教学的不同之处。沟通教学需要螺旋式推进，且必须贯穿整个医学课程，只在本科阶段开展是不够的。如果我们想说服其他人为建立行之有效的沟通技能课程提供时间和资源，我们必须拿出事实和依据。

与医学教育改革同行/紧跟其他医学教育创新步伐

医学教育中的其他改革举措，为沟通课程指导者提供了机会。越来越多的医学院校，正将课程从传统教学转变为基于问题的教学。基于问题的学习中可穿插大量沟通技能培训，有利于沟通技能课程的扩展。有什么能比一个模拟病例更适合问题教学？在一个模拟病例中，学习者们按部就班地工作，从信息搜集到问题解决，再到调查信息的缺失和时机的把握，最后回归模拟患者，解释他们的发现，并进一步制定治疗方案。Calgary大学的一体化课程（在第九章介绍过）就为学习者提供了这样的机会。当医学院校设立问题导向学习和临床案例分析课程时，或者在传统教学更多地融入临床技能教学时，沟通技能课程指导者可以提供许多帮助，因为他们的机构致力于引进或保留这些更新的学习方式。

对于学习者们或课程委员会已经发现的困境，要找到解决途径（例如，缺乏综合技能知识、学习者在课堂和考试中看起来已经掌握的技能并不能正确应用到实际中、不确定如何教学和评估技能）。找到你能够协助解决的点，找到能够带来创新的方式，例如使用录像、客观结构化临床考试或模拟病例，解决其他方面问题的同时整体改善沟通课程。

医学院校中临床和基础课程训练的结合，以及医学教育进一步的社区化，都为沟通课程指导者提供了机会——每当这些课程被提及，那么继续在体制中推进沟通技能的机会也就更多。

获得日益广泛的支持

沟通技能课程必须获得当权者的直接支持。如果没有所在机构的院长或所属课程指导者的支持，要想获得可观的改变，你将遇到很多困难。而且更重要的是，应该让这些当权者理解并赞成所有构成沟通技能教学基础的概念。你要说服他们支持你的想法，在医学教育中运用所需的教学方法，扩展沟通教学。在会上讲解你的观点，讨论在机构遇到相关情况下你所能提供的东西，例如说，减少医学法律纠纷或提高医患满意度，吸引现有课程的加入，明确并细化将来你的课程所教授的技能和要点，合情合理的宣传，或许可以从那些有能力实施并提供必要资金投入的人那里得到实际支持。

引入外来资金是必要的，经常可以用来扭转局势，获得你需要的支持。医药公司已经为沟通技能课程提供财力资源。他们认为沟通课程不仅在保护服药依从性方面，还在提高其医疗市场道德形象方面发挥着重要作用（Carroll，1996）。同样，改进医生的沟通技能在公众眼中也是很重要的，因此，资金支持也可能来自于私人或慈善捐赠。

获得所在机构的成功人士和舆论领导者的支持同样重要，这些人往往一呼百应，能在学校私下或公开场合给你的项目以积极的支持。没有话语权，也没有能够给我们工作提供帮助的执业医师或管理人员，这也会带来不少风险。接受过少量相关领域训练的临床医生，可能并不重视工作中沟通技能的应用，也因此不会过多展示他们自己的实际技能，从而在机构中忽视对学习者相关沟通技能的传授，和对扩展沟通技能教学改革的支持。这些消极信息可以被医学界持积极观点的领导者们的大力支持所抵消。

从优秀成熟的外部机构中引进专家，可以影响到当权者来开拓沟通课程。对学校沟通技能教学感兴趣的机构遍布全球［如美国医患关系研究中心（American Academy on Physician and Patient in the USA）、美国加拿大拜尔医患沟通研究所（Bayer Institute for Clinician-Patient Communication in the USA and Canada）、欧洲医疗保健交流协会（European Association of Communication in Health Care）、英国医疗面谈教育协会（Medical Interview Teaching Association in the UK）］。可以组织访问讲座，并邀请重要专家出席。组织举办一场面向守门人、舆论导向人和外部专家的研讨会，一起讨论建立沟通训练的依据、研究和类似组织已经付出的实践活动。这些成果的赞助者来自地方机构、国家或省级政府卫生部门、私人基金会、医药公司及其他与健康相关的机构如癌症协会。

打动那些持怀疑态度的人

如果你的目标与身边当权者们的承诺有着不可逾越的鸿沟，那么你还能做什么来打消这些怀疑者的顾虑呢？我们来回顾一下第一章中的内容，在你努力说服别人时，可以将沟通理解为：

- 与体检同等重要的临床核心技能。
- 与基础知识、问题解决能力、体检一样必不可少的临床技能内容。
- 不仅仅是“变好”，而是在精确度、效率和支持力上的共同提高。
- 一项持续了30多年的理论积累和研究证据，阐述了有效的沟通技巧，及其与改善健康方面的关系。

说服疑问者消除开设沟通技能课程必要性的顾虑，我们要做的不只是倡导以患者需求为中心，这对于改变僵局没有太大作用。真正重要的卖点，在于沟通技能培训真的能让学习者成为更好的临床医生。毫无疑问，正是提高的临床表现这一前景吸引着有疑虑者，否则，他们只会将沟通技能视为临床少量好处中额外附带的一条。

沟通课程一旦设立，鼓励怀疑者加入其中的主流就会随之产生。在测试学习者沟通技能的正式认定考核中，模拟患者的应用，能在可重现的情景下，对被测者的沟通能力、基础知识和其他临床技能进行综合考察。这是一种高效的衡量方式，也打开了一种新的评估方法，即要求医生在评估学习者在母题中的技能表现时，也对他们的沟通技能进行评估。面对题目选项，学习者要总结或者引出患者角度的信息，以此激发学习者的学习兴趣。

提供有效课程

我们在第九章中列出的许多策略，是为了将沟通技能与其他临床技能有效结合，为沟通单元争取更多的教学时间。这些策略包括将沟通课程覆盖进其他课程，将其他临床技能融合进沟通课程（例如，讲授临床交谈和体检内容），在沟通课程中教伦理学，开创沟通和问题导向学习的整合课程，与其他临床技能合并考核。例如，在一个情景中传授医疗面谈的内容和过程，这不仅在教育上胜过原本，不同单元请不同老师教学的形式也更加高效。如果在沟通单元中仍接受传统内容教学，你就得从所有课程里抽出更多的时间用在这里。

毫无顾虑的使用一切方法来吸引学习者

尽管我们的本意并非如此，但通常驱动学习者参与教学计划，并不是自身内在需求，而是迫于强制性评定的束缚（Newble and Jaeger，1983）。鉴于人的天性，金钱物质诱惑可以作为有效的激励手段，这在继续教育中尤为明显。大多数继续教育都是自愿课程，而且引入新课程的限制条件，并非课程时间上的竞争，而在于学习者的学习承诺。这里，重新认证的条条框框、继续医学教育的学分奖励以及额外保险金的减少，似乎对学习者而言都是有效的刺激因素（Carroll，1996）。

以这些方式激励学习者的同时，也向医学院校施加了压力，促使其教学水平的提高。例如，毫无疑问地，英国的住院医师考核中，强制性的沟通技能总结评估已经引发强力呼声，要求提高学习者的教学质量。随着低动力学习者和低水平教师之间相互掩护的情况逐渐消失，沟通技能教学情况将得到改善，并获得额外的可信度和资源。专科住院医师课程也取得了相同的进展，系统化的沟通技能培训已经成为其鉴定内容。

确保沟通培训在临床技能中的专业地位

传统意义上，沟通学最初都是由全科医师和精神病医师所教授，而没有其他专家组的参与。这就给了学习者一个不恰当的信息，认为沟通技能本质上只是围绕所有医学领域而存在的小技能。如果一些专家没有参与到沟通技能的教学，学习者就会认为在这类专业护理中沟通技能并不重要。那如何让专家们参与到沟通课程中呢？首先，可以邀请他们担任我们课程的推进者。为了在医学院校中推动沟通技能教学的建设、提高其知名度，尽可能多地以扩大专家组规模来促进这一学科的普及显得尤为重要。

同样地，让专家全面接触到其他课程中的沟通技能层面，并了解沟通技能与其他临床技能的综合评估，以此来突出沟通技能及其教学方式的重要性。

事实上，本书提到的所有建议和策略，都是为了保证沟通学在所有专业技能中占有重要地位。在过去的几年里，加拿大在这方面已经取得了巨大进步，且很大程度上得益于第10章中所列的策略，就在“我们如何把沟通课程融入医学教育的各个阶段”文中。这些特别的策略可能也是其他地方处理此类问题很好的起始点。

展望未来：方向何在？

问题仍然存在——将来完善的沟通课程包括哪些？要想回答这个问题，我们就得先全面审视医学中适合于沟通学涉及的各个领域，弄清楚当前沟通课程的发展水平以及未来发展的可能性。

医学沟通学领域

很明显，医学沟通技能的提高，不仅仅只涉及一对一的医患沟通，还包括：

- 与家属或其他重要人员的第三方咨询？
- 医生之间或医生与其他卫生职业人员之间的沟通？
- 团队内部以及团队与其他医疗保健行业之间护理工作的协调？
- 专业医疗保健团队需要尝试与患者（也经常与患者家属）协调互动？
- 通过电话、网络及其他技术进行远程医疗沟通？
- 办公计算机如何影响我们与患者的交流？
- 在医疗保健行业中发展患者沟通技能？

如果我们把这些全都纳入未来通盘考虑，哪些方面我们需要进一步思考？医疗保健行业中哪些领域有利于有效沟通的建立？

有趣的是，北美的 Kurtz（1996）和英国的 Weatherall（1996）在出席不同会议时，都回答了这些问题，几乎列出了一模一样的领域。我们结合他们的研究成果，列出那些领域并尽可能详尽地给出事例。这份清单是当下及未来计划的模板：

1. 医患互动

- 精确度、效率、支持力
- 信息收集
- 解释与计划、决策制定、协商谈判
- 关系建设、联系能力
- 心理咨询治疗
- 第三方沟通（患者家属、社会第三方 / 有关系者）
- 增强患者与医疗保健专业人员以及医疗体系的交流能力

2. 沟通话题

- 文化
- 道德标准
- 性别
- 有特殊需求的患者（年长者、年幼者、残疾人士、低文化水平者）
- 改革阻力、改革动力
- 处理感情
- 正视、对抗
- 突发性坏消息、伤亡
- 上瘾、沉迷
- 玩忽职守、治疗不当

3. 自我沟通

- 思维过程
- 临床推理与问题解决
- 态度
- 情感
- 自我反省/自我评价
- 应对压力和紧张，个人灵活度
- 处理错误
- 处理失败
- 偏差、偏见

4. 与其他专业领域沟通——团队内部或是团队间合作协调

- 医疗同行
- 护士同行或相关卫生专业
- 医疗保健团队（正式和非正式；团队内部讨论，以及与患者谈话）
- 补充医学和转化医学中医疗保健提供者
- 政府管理人员
- 研究者（直接沟通或通过文献查阅）
- 做展示或者讲座，讨论领导关系

5. 远程交流

- 电话
- 医疗记录（纸质病例、电子病例）、传真、信件
- 计算机辅助会诊和咨询
- 电子医疗（包括传输图像、生命体征等）
- 数据库、网站、电子网络（从图书馆到对话组）
- 报纸、热点杂志、学术期刊

6. 通过大众媒体、公众交流来促进健康

- 小册子、宣传手册、海报
- 广播和电视活动
- 广告
- 寓教于乐的出版物（健康相关音频/录像带、光盘和电子游戏）
- 公开演讲
- 与媒体对话

7. 与“体系（政府、社区、医院等）”沟通

- 影响健康的政策

- 与政府代表、社区代表和机构代表对话
- 影响变化、应对变化

我们身处何方？又将何去何从？

据我们所知，没有任何项目能够完全涵盖所有领域，如果妄图用一个项目一次性聚焦所有领域，那么可以肯定的是，结果只会适得其反。

我们选择把主要目光锁定在最初的领域——医患沟通技能上。也会重点关注对医患沟通技能产生最直接影响的另外两个领域，即沟通问题和自我沟通。我们开始开辟与其他专业人士和协同护理的交流渠道，既可以面对面沟通，也可以通过计算机和其他远程医疗技术进行线上交流，但是这些领域的很多研究与教学仍处于探索阶段。

沟通课程发展第一层

当前，我们对三大主要领域的重点关注仍具有现实意义，原因如下：

- 医患双方都表示希望改善医患沟通——当前这个领域是得到广泛关注和支持的
- 过去的 30 年里开展了大量以医患沟通为中心的研究。目前，我们知道的改进措施远远多于所取得的实践成果。
- 医患沟通技能的提高，为整体上改进医患关系打下良好基础。由于构成有效医患沟通的技能，同时也是用来改善所有其他领域交流情况的核心技能，所以，首先关注医患沟通技能这一领域具有实际意义。

关于首个领域的某一方面，在许多课程中的关注度都很少，包括我们自己都极易忽视，那就是第三方沟通——例如：

- 孩子的父母
- 家庭中的老人或协助护理的其他重要人员
- 参与护理慢性病患者的个人
- 视力或听力受损的人的陪护者
- 跨文化或克服语言障碍的交流，以及在口译人员的协助下，个人与语言不通的医生之间的交流

下一步自然是改进我们在这些方面的课程设置。

医患沟通发展势头迅猛，其第二个待发展方向就是，提高患者自身对医疗保健体系中医患互动的理解，并发展患者自身在咨询中的沟通技能。研究人员已经证明，当患者参加了关于如何与医生交流的培训，并在咨询中保持更加主动的态度后，患者的治疗效果也有所提高（见我们姊妹篇的第六章）。在这个过程中，不管是直接促成这种好结果，还是通过支持在这里工作的其他人，医生也能起到积极作用。医疗保健组织和专业化团队都正推动其发展（例如加拿大乳腺癌控制中心专业教育计划和国际交流协会健康交流计划）。英国的 King 等（1985）和美国的 Pantell 等（1986），Bernzweig 等（1997）和 Korsch 以及 Harding（1997），他们的工作就包含为患者写有价值的材料，从这方面来说，医生如果读到这些宝贵的材料也将受益匪浅。医患沟通课程是一个需要长期关注其现在和将来的领域。

确保共享决策技能的发展，应该成为沟通技能课程一个强制要求的部分，尤其是在更

高水平的学习中。除了共同分担的技能，沟通课程还需更多且更有意识地去关注医疗保健者和患者之间共享决策的合作关系作用。

过去几年，取得的大部分进展在第一层就已经被关注。与六年前我们第一次出版这本书和它的姊妹篇时的情形相比，现在的课程更多，尤其是在本科阶段，完全可以说这第一层课程发展完善，教学方式成熟。继续教育课程的发展势头也很足。当然，更多工作还有待完成，尤其是要在住院医师甚至更高水平上，对所有这些技能加以解释、规划和扩展。尽管如此，最近，相关沟通研究、医疗保健的发展和当前沟通课程的进展，意味着现在也是好好关注第二层的好时机。

沟通课程发展第二层

第四、五领域有可能自然而然成为发展成果的第二层部分——不出意外，涉及医患沟通的技能，也同样应用到专业同行之间的交流中。和其他专业人士不仅有面对面交流，还有远程交流（通过手写文件、电话、邮件等），这是一位医生每天的日常工作。这种沟通在医疗保健行业中正愈加重要，近几年这一趋势将会日益显著。最近，远程医疗技术上的进展，使电子连接、远程医疗成为可能，这些方式在几年前我们甚至还不敢想象。那么如何利用这些新技术进行有效沟通，我们还需要继续关注。

不管是远距离还是面对面，作为个人与其他同行进行良好交流的能力，是四、五领域的重要方面。然而，这里的交流能力在一对一交流之上。当代的医疗保健事业需要多个医疗保健提供者、患者及其相关人员之间的合作。这些发展迫切需要关系能力和护理配合。在线信息交换和所谓的临床路径可以在此过程发挥作用，但不能代替面对面交流关系。在我们看来，提高我们校内交流、关系能力和关系协调的总体能力和技能，是医疗保健沟通中的下一个“大浪”。所有这些领域都为研究做好了准备。

沟通课程发展第三层

最后，第六、七领域，可能成为优秀医师选择参与的重要第三层部分。虽然不可能每位医生都需要习得这些技能，但大众传媒正成为与医学专家们日益相关的领域。很明显，一些医生需要和各大小团体说明健康问题和健康促进。随着医疗保健事业的变化，更多的医生可能需要习得专家技能，在他们自己的机构和社区，以及在省级 / 州级和国家级的机构里，通过与团体和个人、与私人和公共机构进行沟通，从而影响卫生政策。很清楚，每个人都将从发展技能且及时处理变化中受益。

（曹 茹 译，王锦帆 审校）

附　　录

附录 1

沟通课程范例

附录 1 中呈现的是一个螺旋渐进式的医学沟通课程，旨在将本书及其姊妹篇中的材料付诸实践。以下是该本科生课程的几大目标：

- 促进医患之间的协同合作，确保在有利环境中进行准确有效的信息沟通
- 为培养沟通技巧奠定基础，使沟通能力达到专业水准
- 在实践中改善医患沟通

本科生医学沟通课程概览：卡尔加里大学医学院（加拿大阿尔伯塔省）

课程负责人：SM Kurtz 博士和医学博士 L. Zanussi[2]

本书及其姊妹篇基于卡尔加里大学为医学生开设的医学沟通课教材编写而成，涵盖了课程的结构、原则、相关理论及研究成果等。经过 25 年多的发展，卡尔加里大学的医学沟通课程目前包含以下内容：

- 一门分三阶段的独立课程
- 一门两部分的整合课程
- 两次医学技能评价
- 家庭医生实习及评估

身体检查、伦理学、文化、卫生与健康、医生健康等多门医学课程以及实习轮转均涉及医学沟通这一重点内容。

资料来源

本部分资料同样也经过多年搜集积累。医学沟通最初是一门独立课程，后来被安排在“临床技能”（包含医学沟通、身体检查以及行为发展）以及“医学课程规范”中，目前是《医学技能课程》的一部分。《医学技能课程》整合医学沟通、身体检查、伦理学、文化与性别、卫生与健康、医学信息技术、男性与女性健康、医生健康以及一些综合课程，形成了完整的课程与评价体系。课程主持人以及各分课程的负责人定期交流工作进展，并以临床技能和个人技能为着眼点，规划和讨论各分课程间的协调合作。该课程同样与第三学年的实习相配合，有助于指导医学生积累各科室的临床经验。整个课程跨度两年，在一、二年级完成教学任务。

新版《卡尔加里 - 剑桥指南》以及自 1977 年课程开设以来的所有版本均具有以下特点：

---

[2] 在此向前课程主任医学博士 CJ Heaton 以及医学博士 M Simon 致谢，感谢他们多年来为该课程作出的贡献。

a）包含沟通技巧及课程目标列表；b）明确教学重点，保持内容连贯。为完成螺旋式的课程目标，我们采用了双指南的形式（见附录2），以便在课程的不同阶段分层次引入各种技巧，而不是一次性解决问题。正如前文中所提到的那样，《指南一》的侧重点是在问诊中获取信息，而《指南二》的侧重点则是解释与制定方案。我们还制订了《卡尔加里 - 剑桥内容指南》，帮助学习者构建互动模式并记录细节内容。（见第二章）

指南为医学生及医生提供第一手资料，供他们反复揣摩学习，侧重对个人经验和文献资料的实践、观察、反馈和讨论，以形成整体概念。指南中还增加了几个评价项目，如“满意”“满意但操作起来相当困难”“不满意”等，用以确认评估结果（见附录5）。

其他现有资源包括“标准化患者”（与“医学沟通课程”同时起步，现在除了为医学课程，还为住院医生以及继续医学教育等阶段服务）、“志愿患者”（用于医学沟通和身体检查的教学）、“医学技能中心”（培训并安排患者，管理各课程项目，提供课程场地）、课程协调员（协助管理整个医学技能项目）。为适应小班化教学和评估，医学技能中心由两间隔着单向玻璃的教室（一间为考查室，另外一间安置小班桌椅以及音频或视频监控设备）、录像设备和电脑构成。医学沟通课程的相关印刷资料和视频资料储存在 Bacs 医学学习资源中心里。该自主学习中心为医学技能训练及实习服务，提供文字、视频以及电脑资料、模型标本，还设有一个放射医学博物馆。本书及其姊妹篇作为重要资料，取代了 1998 年的版本以及 Riccardi 和 Kurtz 合著的教材（1983），是本课程的主要教材。

和学生互动的患者有以下几类：

- “志愿患者”中的真实患者，偶尔有沟通课程教师自己的患者，或是医学院附近医院的患者（患者自愿参加并愿意描述病情）。
- 来自社区由专业演员扮演的“标准化患者”。
- 由学生或课程负责人扮演的患者（更换细节信息以保护隐私）。

所有模拟病例均来源于真实病例，由教师和社区医生收集整理而成。这些病例各不相同，有的只有一两页篇幅，仅包含病史及对性格、情感以及沟通问题的评论（适用于第一、二阶段），有的更为复杂，包含体检结果、检验及调查报告、X 光及 MRI 报告、病情发展以及多次就诊记录等（适用于整合课程及课程评价）。

课程的领导者是一名医学沟通专家及一名曾做过家庭医生的在职精神病医生，他们共同承担医学沟通课程三个阶段的教学，负责以下事项：组织课程、整理教学材料、招募培训教师、协助培训模拟患者以及真实患者、评估并矫正教学。课程负责人同样也参与课程其他部分的启动和实践，如整合课程、医学技能评价、医学技能课程（模拟患者与志愿患者项目、医学技能中心）、家庭医生实习等。标准化患者项目目前由医学技能中心承担，负责人是一名职业演员、导演兼制片人。

分组指导教师（在卡尔加里大学称为“导师”）同样也是领导者。他们由 25 名参与医学沟通课程教学的社区以及医学院医生组成（大多是家庭医学专业出身，还有几名精神科、癌症放射科以及其他专科的医生。多数成员已有超过 15 年医学沟通课程的经验，同时也有一到两名表现优异的住院医生参与）。另外 20 名导师参与各门整合课程的分组教学，他们多数来自各个专科，还有几名家庭医生。此外还有一些医生会担任实习阶段的导师以及医学技能考试的考官。我们通过社区以及医学院医生的广泛参与来促进沟通教学。新聘任的导师多为毕业于卡尔加里医学院的医生，他们上学时都曾学习过医学沟通课程。

其他参与本课程的人员，还有医学技能项目的负责人、涉及沟通的其他课程以及实习项目的负责人，以及在这些课程中与学生合作的医生。

医学沟通课程的板块

表一展示的是医学沟通课程的各个板块，按时间顺序排列，包含时间、形式、方法这三方面。表中简要描述了每个板块的重点及螺旋上升提高沟通技能的方法，以改善沟通技能，使之与其他临床技能融合，促进本课程不断发展。本课程的所有板块均为必修内容，卡尔加里大学要求所有真实或模拟患者参与的环节，即分组课程，学生必须参加。

表一课程设置

板块	时间	形式	方法
第一阶段	第 1 学年，2003 年 9 月 3 日—11 月 6 日 11 周 ×2 小时 =22 小时	2 次大班授课 / 讨论 10 次分组课程 由家庭医学、精神病学以及外科学教师负责	**卡尔加里 - 剑桥指南及内容指南** 真实患者 标准化患者：13 例 学生角色扮演 学生与患者对话视频
第二阶段	第 1 学年，2003 年 3 月 31 日—4 月 9 日 5 周 ×2 小时 =10 小时	5 次分组课程 由家庭医学、精神病学以及外科学教师负责	**卡尔加里 - 剑桥指南及内容指南** 标准化患者：10 例 学生与患者对话视频
医学技能一考核	第 1 学年，2004 年 5 月 6 日—7 日 考试时间：45 分钟 辅导课：1.5～2 小时	考试内容：学生对标准化患者进行问诊 辅导课：两名学生与考官	**卡尔加里 - 剑桥指南及内容指南** OSCE 考试站 标准化患者 纸和笔 视频回看 / 辅导
整合课程一	第 1 学年，2004 年 5 月 21 日—6 月 8 日 2．3 周～全时	分组课程（# 由小组决定次数） 由家庭医学以及各专科教师负责	**卡尔加里 - 剑桥指南及内容指南** 标准化患者：11 例 学生与患者对话视频
第三阶段	第 2 学年，2004 年 11 月 12 日—7 日 12 小时	2 次大班授课 / 演示 / 讨论 8 小时练习 2 次小组课程（4 小时）	**卡尔加里 - 剑桥指南一、二及内容指南** 讲座 / 讨论 / 练习 演示视频 标准化患者 学生问诊视频
医学技能二考核	第 2 学年，2004 年 1 月 29 日—30 日 考试时间：45 分钟 辅导课：1.5～2 小时	考试内容：学生对标准化患者进行问诊 辅导课：两名学生与考官	**卡尔加里 - 剑桥指南一、指南二中的部分内容** OSCE 考试站 标准化患者 纸和笔 视频回看 / 辅导
整合课程二	第 2 学年，2004 年 2 月 23 日—3 月 9 日 2．3 周～全时	分组课程 由家庭医学以及各专科教师负责	**卡尔加里 - 剑桥指南一、二及内容指南** 标准化患者：17 例 学生问诊视频

以下内容与沟通技能相关，应相互配合：

- 其他医学技能项目课程：文化、健康与保健、伦理学、家庭矛盾、身体检查。

- 各种实习考核。

沟通课程第一阶段

本阶段在完整记录病史的情况下(《内容指南》),重点发展启动对话、搜集信息、和患者建立联系的技能(《卡尔加里 - 剑桥指南一》技能;见附录 2)。互评和自评技能以及合作技能在所有阶段,均被视为次重点。第一阶段开始有一次课程简介,简要介绍沟通课程以及相关的研究和理论。随后除了一次大课之外,所有的课程都以分组形式开展。我们把每班 115 名学生随机分为 5 人小组,安排执业医生作为导师;小组成员在第一和第二阶段保持不变。学生们轮流与问诊患者面谈,真实患者会描述自己现在的病情,谈到他们所需的医学帮助,而模拟患者的病情则会与学生当时正在学习的医学课程相关(如发热、喉痛、定期体检、血液或肌肉骨骼和皮肤问题、医患相关的医学或伦理道德问题等);同时,其他学生边观察边做笔记。有时需要学生或负责人自愿扮演患者(为保护患者隐私,会替换掉病史细节)。慢性病和急性病均会有所涉及。在这一阶段和第二阶段中,所有的问诊都会录像,供学生在分组学习和自学时回顾。

每次对话后,各小组向访谈人反馈(ALOBA),并邀请患者提供反馈信息,讨论问诊过程中出现的问题(可重播录像中的相关部分),尝试其他沟通方法,交流探讨相关经验、理论或研究结论。最初阶段的对话可能无法涉及所有病史,各小组应从启动对话入手,逐步在前六至前八周的对话中加入当前病史、既往病史、用药和过敏史以及其他内容。《指南一》中的技能同样也可以采取逐步引入的方法。适时引导学生阅读本书姊妹篇中与技能相关的章节(即课程总论、启动对话、收集信息、建立联系、结束对话)。为提高学生的参与度和小组合作技能,我们鼓励学生阅读本书的第三、四、五、七章。第一阶段开始几周后,组织一次大班课,由课程负责人和一名小组导师给学生演示向模拟患者询问病史的过程。接着参与沟通教学的专科医生以《指南一》和《内容指南》为依据,组织学生反馈,重点讨论演示过程及反馈技巧。在医学院现行的临床课程安排中,身体检查以及系统课程与沟通课程同步进行教学。

沟通课程第二阶段

这一阶段主要任务是回顾和改善第一阶段的沟通技能,学习处理更为复杂的医患情况。这一阶段的全部采用模拟患者。本阶段有九个病例,我们通过模拟患者向学生呈现与各系统相关的医学问题以及特定的沟通问题(如来自另一文化背景的患者或患者意外怀孕),此外还有沟通难题(如患者疼痛、愤怒或正在急救)。在本阶段的开始,我们教学生如何向患者传达基本信息,如何将沟通、临床推断和解决问题联系起来。采用和第一阶段相同的模式教学:练习、观察、反馈(有时可重播对话视频)、讨论和尝试其他沟通方法。学生在课外回看完整的对话视频。我们引导学生回顾第一阶段所学技能,让他们阅读本书姊妹篇的第 8 章,还有本书的第 5 章和第 7 章,注意把理论知识运用到与患者的合作和交流中。此外学习中心还有大量的参考文献可供使用。

医学技能考核

此次考核的重点是第一和第二阶段中学习的沟通技能,并借此把这些技能与体检、系统课程、临床问题、有限数据分析以及问题解决方法、伦理道德与文化问题(编入标准化患者案例）整合在一起。临床技能考核的三个目的分别为：考核、整合以及教学（包括复习与强化）。沟通技能的考核主要在 1-A 和 1-B 这两站完成，内容为单一病例（其他各站考核其他医学技能项目）。在 1-A 站学生要在 25 分钟内了解陌生标准化患者的完整病史。整个过程有视频录像。接着学生有几分钟时间整理笔记，理顺思路，然后进入 1-B 站（不超过 45 分钟）。在这一站里，学生向考官陈述患者病史，列出问题，提出可能的解决方法，并描述检查过程。接着考官让学生演示检查的具体步骤。然后，考官把正确的检查结果给学生，让学生分析结果，更新问题列表，对鉴别诊断进行讨论。在考试过程中，标准化患者和考官用打分表给三站（1-B，2，3）分别打分。考核后，通过回看录像和辅导课给 1-A 站的表现打分。学生两人一组，与沟通课导师 / 考官（非自己的小组导师）一起观察、讨论、评价各自在问诊录像中的沟通能力。为了更加深入地讨论沟通技能对学生在信息收集、临床推断、体检解读方面的影响，我们向导师提供了 1-B 考官的考核记录文件（如与患者病史、检查结果，数据分析、问题解决方法相关的考核和反馈记录），还有标准化患者的书面评语。

在辅导课上，两名学生和导师共同观看录像，找出沟通中的优点和缺点，分析问题以提高沟通技巧，并尝试别的沟通方法，填写考核表（包括自评），最后以“满意”或“不满意”总结本站表现，并提出对以后的建议。由考核委员会复查考核结果。考核是必需的，但并不能证明合格。在卡尔加里医学硕士课程中，学生的对考核结果如果是“不满意”，需要额外再补课，临界水平的学生也可以额外补课。我们特意把两次医学技能考核放在沟通课程进行数周之后，以便学生及时回顾所学知识，强化沟通技能。我们把医学技能考核和家庭医学实习考核结合起来，以促进对学生医学技能的渐进式评估，以及二者与理论知识和其他临床技能的融合。

整合课程 A

本课程的重点为整合沟通中所需的临床技能、身体检查以及用已学得医学知识解决问题的能力，加深对知识的理解，强化各方面的技能以及职业行为。本课程有助学生回顾并强化《指南一》中的面对模拟患者时的沟通技能和其他临床技能，改善医学技能考核中总结出的缺点，把沟通、身体检查和解决问题这三方面结合起来。

如本书第九章所述，学生需要面对 11 个模拟患者，这些患者描述各自的疾病和社会心理问题，涉及各种沟通问题和困难（如文化、性别、多人面谈、衰老、死亡或濒死、丧亲等）。模拟患者的病例中慢性病和急性病都有，有的患者有不止一次交流沟通机会。每组五至六名学生在导师（均为医生）的指导下与患者交流，各自完成不同的任务。例如：当一名学生与患者交流病史，检查患者时，其他学生进行观察；第二名学生提供初诊（解释初步检查结果、检验报告和诊断流程）；由第三名学生来确诊（解释、方案、决策）；第四名学生则进行随访。每次与患者互动后，在患者的参与下，小组成员反馈沟通技巧，讨论临床判断，探讨遇到的问题和困难，提出并尝试其他解决方案，为下一步做准备，辨别并修正信息差，明确需要进一步学习的地方，并与社区相关人员合作。每个病例的学习需要 2～5 天。

沟通课程第三阶段

本阶段复习第一和第二阶段所学技能，把《卡尔加里 - 剑桥指南一》和《内容指南》里提到的技能运用到重点病史采集中，并引入沟通相关的技能、原则以及与信息交流、解释、制定方案和决策相关的研究(《卡尔加里-剑桥指南二》)。本阶段的学习重点是传达不好消息和处理不良医患关系的技能。第三阶段开始是两次分组学习(分组情况和导师与第一、第二阶段一致)。学生在每次分组学习时要采集四位模拟患者的重点病史并给予反馈。在大班授课或演示课时,增加知识点输入,让学生开展讨论。一月份的课程引入解释和计划的内容,让学生参与讨论,让学生观看向几名患者传达癌症消息的录像,演示传达不好消息的技巧(Brod *et al.*, 1986)。由专业的临终关怀医生给学生示范分三步把不好的消息传达给患者:先和患者建立联系,然后告诉患者情况不佳并建议活检,最后向患者传达患上肝癌,预后不良的消息。接着依据《卡尔加里-剑桥指南》组织学习反馈活动,让学生把分解不好消息当做特殊案例来处理,从而加深理解。最后让两个学生分别扮演患者、医生,进行两次简单的场景表演,另外一个学生负责观察(以书面形式对角色作简要说明)。我们还引导学生阅读本书姊妹篇中与解释、制定方案和建立联系相关的章节,回顾本书第7章中提到的其他技能。第三阶段还可能包含"拜耳医患难题工作坊",以讲座或讨论的形式探讨对患者从网络获取的信息或其他书面记录该如何回应等。

医学技能二考核

本次考核的目标与形式与医学技能一相同,以复习之前所学的技能。本次考核要求在20分钟内完成病史收集、初步解释和计划。与身体检查、伦理道德、文化问题等相关的技能在其他站点考核。此次考核(包括录像回顾和辅导课)的目的是进一步开发学生解释与计划的技能,这也是今后的整合课程的主要目标,借此考核为学生打下基础。由于技能要求不断提高,很多学生感到无法集中精力,练习不够,开始止步不前,所以本次考核中的回顾部分显得尤为重要。

整合课程B

本课程与整合课程A模式相同,教学重点是《指南二》中患者管理和解释与制定方案的技能。有些病例比整合课程A中的更加复杂,问题涉及多个人体系统,要求更高。本课程安排在实习开始之后,此时学生应该已经完成所有人体系统以及相关临床课程的学习。

家庭医学实习

在实习中,学生有机会观察社区里以及医生执业过程中遇到的真实患者,在医生的指导下进行练习。实习考核形式为七站式的OSCE,以评估《指南一》和《指南二》中的各种沟通技能,考核重点是综合技能、解释与制定方案的技能、还有在调查和处理问题中所需要的谈判技巧。考核由三个专项站点和一个包含其他四站内容的病历组成,即采集重点病史并建立联系,进行相关身体检查,和患者讨论下一步方案,书写病例或向导师做病例报告,两周后和患者再次交流,确定治疗方案,讨论检查结果,做下一步决策。考核中所有问诊均有视频录像。每一站考核过程、每次小组成员间、以及学生和教师、轮转科室负责人以及标准化患者对临床问题和实习表现的讨论,都有书面反馈。学生会回看每一站的医患互动录像,主要目的是(用正式的评分表)进行自评,也可用于导师评价和学生间互评。

卡尔加里医学沟通课程还包括沟通课程与其他医学技能项目、其他医学课程或实习项目的整合与协调。

附录 2

卡尔加里 - 剑桥指南的双导模式

（张之薇 译，王锦帆 审校）

（参见第十章讨论部分，在实际使用中，我们按标准纸张大小设计了正反双面使用的表格）

学生姓名______________________________ 日期____________

卡尔加里-剑桥指南一——与患者对话

启动对话	评语
建立融洽关系 1 问候患者，了解患者姓名 2 自我介绍，向患者介绍对话的作用和性质，如有必要，需征求患者同意 3 尊重并关心患者，考虑患者的身体感受 了解患者咨询的原因 4 用恰当的方式提问，了解患者想要解决的问题（如“你为什么到医院来呢？”或“今天想谈些什么呢？”或“今天你想解决什么问题呢？”） 5 专心倾听患者的叙述，不打断，不引导患者做出回应 6 确认患者的问题并对问题进一步筛选（如“所以你感到头痛和疲劳，还有别的问题吗？”） 7 考虑医患双方的需要，协商日程安排	
收集信息	
探究问题 8 鼓励患者诉说病情，描述从发病到现在的状况（找出就诊原因） 9 根据不同情况，使用开放式或封闭式问题提问 10 专注倾听，不打断患者叙述，让患者思考后再回答，继续提问前稍作停顿 11 鼓励患者做出言语和非言语回应（如鼓励、沉默、重复、解释等） 12 理解患者的言语和非言语社交暗示（如身体语言、话语、面部表情），在恰当的时候予以确认并认可 13 理清患者叙述中含糊不清的部分（如“你刚才说头晕，能再具体解释一下吗？”） 14 分段总结患者的叙述，让患者修正其中不确切的部分或提供进一步的信息。 15 使用简短易懂方式提问和评论，不使用专业术语，或对术语进行解释说明 16 理清各事件的时间顺序 理解患者观点的辅助技能 17 积极决策，合理探究 ● 患者的想法（即发病原因） ● 患者所忧虑的问题 ● 患者的期望（即治疗目标、帮助患者对问题做出预期） ● 疾病对患者生活的影响 18 鼓励患者表达感受	

提供咨询步骤	
理清结构 19 在每个对话节点总结，以确认理解无误，数据无遗漏，如有误，请患者修正 20 在过渡到另一个部分时，使用指示语和过渡性词语，并解释为何要过渡到下一部分 注意流程 21 按逻辑顺序对话 22 控制时间，基于任务开展对话	
构建关系 - 鼓励患者参与	
使用恰当的非言语行为 23 使用恰当的非言语行为 ● 眼神交流，面部表情 ● 姿势、手势和动作 ● 声音暗示（语速、音量、语调、音高） 24 在不影响对话的情况下阅读、书写笔记，或使用电脑 25 表现出自信 发展和谐关系 26 接受患者的合理观点和情感，不主观判断 27 同情患者，理解患者的情感和处境，认可患者的观点和感受 28 支持并关心患者，表达理解，提供帮助，采取针对性措施，鼓励患者自我护理，和患者共同面对病情 29 小心处理会令患者尴尬、困扰患者或涉及患者病痛或身体检查的话题 患者参与 30 告诉患者自己的想法，鼓励患者参与讨论（如“我现在的想法是……”） 31 向患者解释看似不合理的提问或身体检查 32 给患者做身体检查时，解释并征得患者同意	
结束交流（初步解释及制定方案）	
33 适时给出解释（不要提前给出建议、信息或观点） 34 清楚有条理地向患者传达初步信息，信息不要过量，尽量避免使用专业术语 35 告诉患者接下来医患双方要做的事情 36 确认患者是否理解和接受自己的解释，解决令患者忧虑的问题 37 简单总结交流过程 38 鼓励患者讨论对话中未涉及的问题（如“你还有什么问题要问？还有什么事情想讨论？”）	
附加评语	

学生姓名____ 日期______________

卡尔加里-剑桥指南二——解释与制定方案

解释与制定方案	评语
提供正确信息 1 启动：小结、效果预期、日程制定 2 语言与检查：用易懂的语言传达信息，检查患者是否理解，根据患者反应决定下一步进程 3 了解患者已有的认知：询问患者见面之前已经知道的信息，了解患者想知道哪些信息 4 询问患者想知道哪些有用信息（如病因、预后等） 5 适时作出解释：避免过早给出建议、信息或保证 协助患者准确回忆和理解 6 整理解释：划分具体类别，按逻辑顺序整理 7 明确划分类别或使用指示语：（如："我主要讨论三个要点。第一，……现在我们过渡到……"） 8 用重复或小结的方式来强调重点 9 使用简短易懂的语句，专业术语要加以解释，或避免使用专业术语 10 使用视觉方法传达信息：如图表、模型、书面信息和指示 11 检查患者对信息或方案的理解程度，如让患者用自己的话复述问题，必要时加以解释。 从患者的角度出发——达成共识 12 根据患者的病情，对患者的想法、担忧以及期望做出解释 13 鼓励患者提出疑问，表达怀疑，寻求解答，并以适当的方式回应患者 14 理解患者的言语或非言语暗示（如：患者是否需要了解信息或提问，信息是否过多，是否忧虑等） 15 了解患者对于已知信息、决策和所用术语的想法、反应和感受；在必要的时候予以明确，做出回应 方案：共同决策 16 交流想法：交流观点，思考过程以及遇到的困境 17 患者参与 ● 提出建议或选择，而不是给出指令 ● 鼓励患者提出自己的想法和方法 18 探索不同的处理方法 19 确定患者是否想参与最终决策 20 商讨医患双方均可接受的方案 ● 在各选择中寻找折中点或自己偏向的选择 ● 明确患者的选择 21 明确 ● 患者是否接受方案 ● 患者担忧的问题是否已解决	

解释与方案中的选择	
探讨意见和问题重要性时 22 对正在讨论的事情给出意见，尽可能用特定的名称称呼 23 提出意见并给出理由 24 解释原因、重要性、预期结果、短期和长期结果 25 确认患者是否理解之前讨论的内容 26 了解患者的想法、反应和担忧的问题，如：该意见是否符合患者的想法、接受度和感受 在商讨解决方案时 27 讨论该如何选择，如：是否要采取措施，深入调查，药物或手术治疗，采用非药物治疗（物理治疗、助行器、补充液体、咨询），采取预防措施等 28 告知患者所采取措施或治疗方案的相关信息 • 名称 • 步骤，原理 • 效果和优点 • 可能产生的副作用 29 了解患者对治疗方案的理解、反应、担忧以及接受度 30 了解患者是否需要了解治疗的方法、优点、缺点、动机等；接受并鼓励患者有不同的看法 31 考虑到患者在生活方式、信仰、文化背景以及能力等方面的需要 32 鼓励患者独立自信地参与实施治疗方案 33 询问患者是否有人协助护理，讨论协助人选 讨论深入调查病情以及治疗步骤 34 向患者明确治疗步骤，包括患者可能会遇到的情况以及以何种方式告知患者治疗结果 35 结合治疗方案谈治疗步骤的作用和目的 36 鼓励患者就忧虑的问题或不良治疗结果提出疑问，表达想法	
结束交流	
预先计划 37 和患者商定医患双方接下来的要做的事情 38 安全问题，解释可能会产生的意外结果，如果治疗无效，何时并如何求助 以恰当方式结束交流 39 简单小结，明确护理方案 40 最后确认患者是否同意并接受方案，询问患者对方案是否有疑问，是否有更改或需要讨论的地方	
附加评语	

（张之薇 译，王锦帆 审校）

附录3

模拟患者案例的书写规范

以下规范整合了我们在卡尔加里和剑桥所使用的方法，并尽量做到全面——因为不是所有的病例都能包含以下所有细节。我们要求作者根据病例的性质以及病例的使用方法，将相关部分补充在该规范中。

封面页

病例作者：
病例创建日期：
最新修改日期：
患者姓名：
该病例用于考试还是教学？
学生的专业水平：
病例种类(沟通、身体检查、病史结合身体检查、伦理道德等)：
预期时长(分钟)：(如5分钟站点考核vs 30分钟病史采集)
患者病情：
病例目标：
主要困难：
角色特殊要求：
鉴别诊断：
诊室布置：
数据及备注：(如模拟患者反馈信息，考官做出的标记，录像，身体检查站点)

患者扮演者指令

现有病情：
沟通难题：
姓名：
年龄：
场景：
病史

1. 生化情况

- 问题清单
- 事件顺序
- 详细症状或问题
- 相关症状或问题

2. 患者情况

- 观点和想法

“你觉得造成你病情的原因是什么？”

“到目前为止，医生告诉你哪些信息？”

- 忧虑

“你为哪些事感到担心？”

“你有没有感觉害怕的事情？”

“有没有什么实际困难？”

- 期望

“你的期望是什么？”

- 感觉

“你的感觉如何？”

既往病史

“以前有没有手术或住院经历？”

“以前得过什么病，有没有其他健康问题？”

用药记录（包括非处方药、草药和口服避孕药等）：

药名	药量	服药频率	用药时长	治疗疾病

家族病史

“有没有家族病史？”

吸烟：

饮酒：

个人信息：

- 婚姻状况
- 性取向
- 子女
- 职业
- 配偶职业
- 居住地
- 房屋类型
- 社会背景
- 支持系统

信息采集站点要求

如何表达症状或问题

如何开始对话

- 使用患者对医生第一个开放性问题的回答（如“你今天为什么要来看门诊？”）
- 提过滤性问题（如“除了腹部疼痛并且发烧，还有其他症状吗？”）

如何对具体问题做出回应：哪些该立即告诉患者，哪些不该告诉

- 接着患者对后续开放性问题的回答继续提问（如“从病情开始到现在的这段时间里情况是怎样的？”“还有哪些和疼痛有关的情况？”）
- 只用封闭性问题提问
- 就情绪问题做出回应
- 就患者对病情的想法、忧虑以及期望做出回应

解释和方案或其他站点要求

- 详细说明，患者该如何对考生的各种评论给予回应
- 关于问题和忧虑
  - 哪些是患者该主动提出
  - 哪些是患者被询问之后应该提出的
  - 哪些是在考生暗示或发出非言语暗示后，患者才提出的
  - 哪些只有在考生直接询问后，患者才提出的

对患者扮演者的要求（请列出细节）

- 着装、情绪、举止、情感、态度、性格、行为
- 如何回应与情绪有关的问题
- 如果回应与病情相关的恐惧、担忧和信任等问题
- 需要表现出来的身体症状（如咳嗽、手部颤抖）

身体状况（如膝盖只能弯曲45°、手臂无法举过肩部、脚趾无法感知音叉震动）

化验结果

患者角色扮演示例

以下患者角色扮演示例出自剑桥临床医学院本科生医学沟通课程初阶。

直肠出血—医院门诊部—模拟患者

姓名：Paula Meeking

年龄：35岁

场景

在 Addenbrooke 医院门诊部候诊室中，你已等待 15 分钟。这是你第一次与该专科医生约诊。三周前，帮你转诊到这所医院。你一直耐心等候。诊所的护士此前问你在看专科医生之前，是否愿意见一名医学生，你已同意。

患者病史

1. 生化情况

虽然有些压力，但身体一向还算健康。因为吸烟较多，冬天会出现胸部感染，总是轻微咳嗽。有多年肠道易激综合征的病史，以前曾做过钡灌肠检查，肠道气体多，不时有腹痛和腹胀。你已经学会适应这种病症，生活依然受到些许妨碍——不能吃某些食物，不能喝咖啡。医生也没有很好的解决办法。

1 个月之前，便后发现厕纸上有鲜血——血在水里晕开，马桶里也有不少血。自此，排便后马桶的水里都会有血，大便状况也与之前不同。以前的大便呈颗粒状，像兔子粪，而现在稀软不成形，有时有透明啫喱状物质。以往一天排便数次，现在次数略多于以前。左下腹部开始出现间歇性绞痛，痛感并不严重，多在排便时发生。有时腹痛出现在刚刚排便后，让你觉得需要再去厕所。肛门周围也有痛感。

最近几个月，感到越来越累，和十几岁的孩子相处得也不好。精疲力竭，胃口不好，体重轻了几磅，但并没有生病的感觉。

三周前，看了医生，做了直肠检查。医生告知病情有变化，建议进一步检查，但并没有告知诊断结果。

2. 患者情况

- 观点和想法

*“你觉得你生病的原因是什么？”*你想知道是否得了痔疮，但又担心可能是听说过的克罗恩病。当然，你也怀疑是癌症，但以你的年龄，患癌的可能性较小。

*“到目前为止，医生告诉你哪些信息？”*关于病情，全科医生什么都没说，只是说*“保险起见，最好做进一步检查”*。

- 忧虑

*“你为哪些事感到担心？”*如果生病了，谁来照顾孩子们？你母亲身体不好，你也不想向前夫求助。

*“你有没有感觉害怕的事情？”*在你父亲重病之后，你就特别担心自己会得癌症。

*“有没有什么实际困难？”*困难太多了！

- 期望

*“你的期望是什么？”*你希望能做钡灌肠，想今天就知道结果。如果今天没有结论会感到失望。

- 感觉

*“你的感觉如何？”*为未来感到焦虑。

既往病史

*“以前有没有手术或住院经历？”*二十几岁时在阴道附近做过几处脓肿引流；17 岁时得过阑尾炎

*“以前得过什么病，有没有其他健康问题？”*如上。

用药记录

“这次生病有没有服用药物?”没有。

“现在有没有在服用处方药,例如口服避孕药?”因为肠道问题每天服用两包 Fybogel 冲剂,必要时会大量服用扑热息痛。

家族病史

“有无以下家族病史?”

- 心脏病:你觉得母亲有高血压
- 胸部疾病:无。
- 癌症:父亲两年前因肝癌在 Arthur Rank 临终关怀中心病逝,去世前非常痛苦。
- 重大疾病:母亲晚年患上糖尿病,一个兄弟脑瘫。

吸烟:每天 20 支。

饮酒:不多,负担不起。

个人信息

婚姻状况:已婚,丈夫 3 年前分居

子女:3 个孩子,分别为 15、12 和 10 岁

职业:为村里几户人家做保洁

配偶职业:近期失业,无法提供经济援助,手头很紧

居住地:剑桥,Arbury 附近

房屋类型:廉租房,潮湿。

社会阶层:劳动阶层

性格:黏液质,但由于患病和家庭情况日渐疲惫——经济情况恶化,压力越来越大。没有抑郁,但精疲力竭。

如何表达症状或问题

如何开始扮演患者

- 患者对医生第一个开放性问题的回答

当学生问“你为什么来医院?”时,回答“我发现大便后马桶里有血,去看全科医生,他让我来这里做进一步检查。”

- 如果医生接着问一些筛查性问题(“其他还有什么问题?”)

按顺序做出以下回答:

1. 排便习惯改变
2. 腹痛
3. 疲劳

如何对具体问题做出回应:哪些该立刻告诉患者,哪些不该告诉

- 在向患者提后续开放性问题时或要求患者叙述病情时,患者的回答

按时间顺序陈述病情,以及你担忧的事情。医生会问你几个开放性问题,来获取所有相关信息。这时要给予合理回答。如果用封闭性问题向你提问,简短回答“是”或“不是”即可,不需要提供太多其他信息。

- 只用封闭性问题提问

在回答中提供以下信息

- 食欲减退
- 体重减轻
- 啫喱或黏液状大便

● 如何对关于病情的想法、忧虑以及期望做出回应

在开始时告诉对方“我觉得这可能只是痔疮……”，然后停顿一下并表现出不确定和一丝担忧。

（张之薇 译，王锦帆 审校）

附录4

OSCE评分样表

在以下四张评分表中，考官需要给沟通的过程和内容分别打分。这样，便于考官对所考核技能有更清晰的认识，也体现了内容与过程在不同站点的不同权重（见第十一章）。

每张评分表的打分项目均选自卡尔加里——剑桥过程指南，针对评估沟通过程中的各种难题，并结合案例中的具体情境内容设计而成。

剑桥大学临床医学院

OSCE 站点——信息采集：成年期糖尿病

过程	很好(2)	一般(1)	不好(0)
1 问候患者，询问姓名			
2 介绍自己的身份以及问诊目的，征得患者同意			
3 关心尊重患者，考虑到患者的身体舒适度			
4 用恰当的开放性问题提问（如“你今天为什么到医院来？”）			
5 仔细聆听，不打断患者的叙述，在患者回答前，给患者思考时间，或稍作停顿后继续提问			
6 筛选过滤患者的问题（如“除了头疼和疲劳，还有别的问题吗？”）			
7 在患者自己诉说问题的时候，鼓励他们讲出所有相关信息			
8 根据不同情况，合理使用开放性或封闭性问题提问			
9 用言语或非言语方式鼓励患者做出回应（如鼓励、沉默、重复、重述、解释）			
10 理解患者的言语和非言语暗示（身体语言、话语、表情、感情）；适时予以确认或肯定			
11 明确患者叙述中含糊不清或太过笼统的部分（如“你刚刚说的头晕具体指的是什么？”）			
12 每隔一会总结患者的诉说，验证理解是否有误；请患者纠正有误部分或提供更多信息			
13 语言清楚易懂；不使用专业术语			
14 积极了解患者想法（观点、担忧、预期、感情、对生活的影响）			
15 适时恰当地回应患者，深入了解患者的想法			
16 使用适当的非言语行为（如眼神交流、姿势、动作、表情、嗓音）			
17 接受患者的观点和感受，不做主观判断			
18 表达同情，对患者的感受和处境表示理解			
19 向患者提供支持：表达关心、理解并乐意帮忙			
20 在各部分之间使用指示语；介绍下一部分要点			
21 问诊过程符合逻辑顺序；注意把握时间；按任务组织对话内容			

备注：

整体印象：注意：与学生能否及格无关				
优秀	良好	及格	及格边缘	不及格
【 】	【 】	【 】	【 】	【 】

内容	有(1)	无(0)
症状		
1 疲劳，持续数月		
2 感染化脓		
3 皮疹		
4 口渴		
5 多尿		
6 体重下降		
其他症状		
7 关节痛		
8 视力模糊		
相关生理功能		
9 无食欲缺乏		
观点和想法		
10 糖尿病		
11 丙肝		
担忧		
12 截肢或失明		
预期		
13 检查		
感觉		
14 认真对待		
既往病史		
15 偏头痛		
16 肝炎		
17 哮喘		
18 白癜风		
用药史		
19 阿替洛尔		
20 两支吸入喷雾		
21 间断使用类固醇		

剑桥大学临床医学院

OSCE 站点：与忧虑的患者或亲属对话

过程	很好（2）	一般（1）	不好（0）
1 问候患者，询问姓名			
2 介绍自己的身份			
3 关心尊重患者，考虑到患者的身体舒适度			
4 仔细聆听，不打断患者的叙述，在患者回答前，给患者思考时间，或稍作停顿后继续提问			
5 用言语或非言语方式鼓励患者做出回应（如鼓励、沉默、重复、重述、解释）			
6 理解患者的言语和非言语暗示（身体语言、话语、表情、感情）；适时予以确认或肯定			
7 积极了解患者的感受（如能立即对患者的诉说作出有效回应，给2分）			
8 积极了解患者的忧虑（如能立即对患者的诉说作出有效回应，给2分）			
9 使用适当的非言语行为（如眼神交流、姿势、动作、表情、嗓音）			
10 接受患者的观点和感受，不做主观判断			
11 表达同情，并对患者的感受和处境表示理解			
12 不说老生常谈的话，不作虚假承诺			
13 提供支持：表达关心、理解并乐意帮忙			

备注：

内容	有（1）	无（0）
1 担心孩子		
2 父亲严重心梗，刚出院回家		
3 希望丈夫留在家里		
4 丈夫输精管结扎		

整体印象：注意：与学生能否及格无关				
优秀	良好	及格	及格边缘	不及格
【 】	【 】	【 】	【 】	【 】

剑桥大学临床医学院

OSCE 站点：胸痛的解释与解决方案

过程	很好(2)	一般(1)	不好(0)
建立联系			
1 关心并尊重患者			
2 使用适当的非言语行为			
3 表达同情，并对患者的感受和处境表示理解			
向患者提供正确且足量的信息			
4 理解并确认患者的理解度，根据患者的反应计划接下来的谈话			
5 了解患者已有的认知(如果解释的时候字斟句酌，给2分)			
6 发掘其他对患者有益的信息；了解并满足患者的信息需求			
帮助患者准确回忆和理解			
7 有条理地进行解释(如果有过渡和总结，给2分)			
8 检查患者是否理解(如果请患者复述已知信息，给2分)			
9 语言清晰易懂，不说专业术语和不易理解的话			
达成共识——考虑到患者的想法			
10 结合患者的病情给出解释			
11 鼓励患者作出反应，表达感受和想法(如果反应良好，给2分)			
12 理解并回应患者的非言语暗示或非直接的言语暗示			
方案——共同决策			
13 和患者探讨可能的解决方案(如果指出是折中方案或自己偏向的方案，给2分)			
14 让患者参与决策(如果能达到患者满意的参与度，给2分)			
15 协商双方都能接受的方案			

备注：

内容	有(1)	无(0)
1 解释重点得当		
2 讨论驾车		
3 讨论吸烟		

整体印象：注意：与学生能否及格无关				
优秀	良好	及格	及格边缘	不及格
【 】	【 】	【 】	【 】	【 】

剑桥大学临床医学院

OSCE 站点：传达不好的消息

过程	很好(2)	一般(1)	不好(0)
1 问候患者，询问姓名			
2 介绍自己的身份			
3 解释对话目的(为什么来和患者谈话)			
4 了解患者已有的认知：患者已经知道并了解的信息，以及患者现在的感受			
5 在讲到重要信息之前，使用清楚的指示语			
6 理解并确认患者的理解度，根据患者的反应计划接下来的谈话			
7 发掘其他对患者有益的信息；了解并满足患者的信息需求(如果学生表现出此意图，则给2分，不一定要做出回答)			
8 有条理地做出解释(如果有过渡和总结，给2分)			
9 语言清晰易懂，不说专业术语和不易理解的话			
10 理解并回应患者的非言语暗示			
11 给患者一定时间做出回应(暂停对话)			
12 鼓励患者做出回应，表达担忧和感受(如能立即对患者的诉说做出有效回应，给2分)			
13 认可患者的担忧和感受；衡量其合理性并接受其合理的部分			
14 表达同情，并对患者的感受和处境表示理解(如使用言语或非言语方式表达同情，给2分)			
15 使用适当的非言语行为(如眼神交流、姿势、动作、表情、嗓音——包括说话的节奏和语调)			
16 提供支持(表达关心、理解并乐意帮忙)			
17 合理安排后续事宜			

备注：

内容	有(1)	无(0)
1 解释重点得当：不作不当承诺		
2 明确说明截肢的程度		
3 回答患者有关吸烟的提问时，考虑患者的感受，不做主观判断		
4 了解到患者是大巴司机		

整体印象：注意：与学生能否及格无关				
优秀	良好	及格	及格边缘	不及格
【 】	【 】	【 】	【 】	【 】

(张之薇 译，王锦帆 审校)

附录 5

医学技能评价：沟通过程技能

以下测评表选自卡尔加里 - 剑桥过程指南，用于评价采集病史的谈话。该表包含了卡尔加里病史采集评价中提到的所有过程技能。该表格涉及的数据见本书第 11 章。针对使用标准化患者的 OSCE 站点，我们列出了清单。这是与病例相关的第二个清单，包含了所有单项内容，根据卡尔加里 - 剑桥内容指南病史采集部分按顺序排列。此外，该清单还包含一个问题列表，一个假设或鉴别诊断列表。每项内容用“是”或“否”打分。

站点名	学号	医学技能评价 沟通过程技能 站点11 2004年1月29-30日		
评语	启动交流	无(0)	中(1)	好(2)
	1 问候患者			
	2 介绍自己身份			
	3 尊重患者			
	4 确认问题清单			
	5 商讨安排			
	信息采集 探究问题			
	6 鼓励患者诉说病情			
	7 合理使用开放性和封闭性问题			
	8 专心聆听			
	9 用言语和非言语方式鼓励患者做出回应			
	10 提问和评论简单易懂			
	11 患者的叙述作出解释			
	12 约定日期			
	了解患者的观点			
	13 了解患者对病因的看法			
	14 探寻患者对病情的担忧			
	15 鼓励患者表达情绪			
	16 理解并回应患者的言语和非言语暗示			
	谈话有条理			
	17 每结束一个问题，做出总结			
	18 进入下一个问题时使用指示语			
	19 谈话有逻辑			
	20 注意用时			
	建立联系			
	21 使用得当的非言语行为			
	22 阅读和书写材料时，不干扰对话			
	23 不做主观判断			
	24 同情并支持患者			
	25 自信			
	结束对话			
	26 鼓励患者讨论			
	27 结束对话前简短总结			
	28 和患者约定后续事宜			
总体评价： 不满意 较满意 满意 （本栏仅反映考官的总体印象——不作为考试最终成绩）				

（张之薇 译，王锦帆 审校）

附录6

卡尔加里-剑桥指南使用注意事项*

在诊所、医院和课堂等不同环境中使用卡尔加里-剑桥指南后，很多医生、住院医师、学生、医学教育者提供了宝贵建议，在此列出作为参考，以改善沟通课程设计和教学策略。

1. 除自己使用外，教师也可鼓励学习者（住院医师、实习生、团队成员等）在诊所或医院病房中，随身携带口袋版指南，便于复习记忆和查找参考。自主学习或教学均适用。

2. 在观察与真实患者、模拟患者的交流，或是观摩对话录像后，使用该指南来组织并细化反馈信息，给学习者提供沟通技能的指导。

3. 要点：不要指望一次问诊能练习到所有技能。可以选择一组技能作为练习重点，或选择一些最重要的技能在问诊中进行训练（如在一天或一周内，选择指南中的某一部分或某一章节重点练习。）

4. 请住院医师或实习生观察你在各种情景中和患者的交流情况，然后根据指南提出反馈意见。如有多名观察者，请他们分别关注不同方面。如：一人重点观察细节内容，一人关注信息采集，另外一个关注解释和方案方面的技能。

5. 如果医患之间无法达成一致意见，关系紧张，沟通不顺或沟通无效，在指南中搜寻其他可能被忽视或遗忘的沟通方法或建议。

6. 在常会出现沟通问题的情境中，不断复习特定的技能并付诸实践，对经验丰富的全科医生来说，也是大有好处的。例如：

- 在遇到新内容或新情况时
- 从医学或社会心理角度来看，较为困难或复杂的情况下
- 在曾经造成沟通困难的场景中或心理负担很重的情况下
- 医生与患者关系不佳时
- 教师或学习者自信不足时

7. 把该指南作为所学内容的总结，帮助记忆所有的沟通技巧。

8. 以该指南为依据对沟通技巧进行总结性或形成性评价

9. 使用该指南备考课程考试或全国统考中的沟通技能口试部分

10. 除少数几项，指南中的绝大部分技能也适用于其他专业性交流。例如：把“患者”替换为“学习者”、“同事”或“组员”，即可用于提高这些职业场景中的沟通技能。因此，本指南也可为 CanMEDS（加拿大医师能力框架）中的几个板块、美国 ACGME（医学研究生教育

---

* 该讲义原本用于卡尔加里大学医学研究生院，以辅助带教老师规划沟通课程，开展针对住院医师和实习医生的沟通技能教学。

认证委员会）或ABMS（医学专业委员会）所要求的人际以及沟通技能以及其他相关课程提供依据。

11．以指南为依据开发沟通课程，与临床技能教学整合，用于本科生实习阶段、住院医师阶段以及继续医学教育阶段。

12．把指南作为研究工具使用。

（张之薇 译，王锦帆 审校）

参考文献

Adamson T, Bunch W, Baldwin D and Oppenberg A (2000) The virtuous orthopaedist has fewer malpractice suits. *Clin Orthop Relat Res.* **1**: 104–9.

Ahrens T, Yancey V and Kollef M (2003) Improving family communications at the end of life: implications for length of stay in the intensive-care unit and resource use. *Am J Crit Care* **12**: 317–23.

American Board of Pediatrics (1987) Teaching and evaluation of interpersonal skills and ethical decision making in pediatrics. *Pediatrics.* **79**: 829–33.

Anderson MB, Stillman PL and Wang Y (1994) Growing use of standardised patients in teaching and evaluation in clinical medicine. *Teach Learn Med.* **6**: 15–22.

Arborelius E and Bromberg S (1992) What can doctors do to achieve a successful consultation? Videotaped interviews analysed by the 'consultation map' method. *Fam Pract.* **9**: 61–6.

Aspergren K (1999) Teaching and learning communication skills in medicine: a review with quality grading of articles. *Med Teacher.* **21**: 563–70.

Association of Americal Medical Colleges (1984) *Physicians for the Twenty-First Century: the GPEP Report.* Association of American Medical Colleges, Washington, DC.

Association of American Medical Colleges (1998) *Learning Objectives for Medical Student Education. Guidelines for medical schools.* Association of American Medical Colleges, Washington, DC.

Association of American Medical Colleges (1999) *Report 3. Contemporary Issues in Medicine: communication in medicine.* Association of American Medical Colleges, Washington, DC.

Avery JK (1986) Lawyers tell what turns some patients litiginous. *Med Malpract Rev.* **2**: 35–7.

Bain J and Mackay NSD (1993) Videotaping general practice consultations. Letter. *BMJ.* **307**: 504–5.

Baker L and Keller V (2002) Connected: communicating and computing in the examination room. *J Clin Outcomes Manag.* **9**: 621–4.

Baker SJ (1955) The theory of silences. *J Gen Psychol.* **53**: 145.

Balint EMC Elder A, Hull S and Julian P (1993) *The Doctor, the Patient and the Group: Balint revisited.* Routledge, London.

Bandura A (1982) Self-efficacy mechanism in human agency. *Am J Psychol.* **37**: 112–47.

Bandura A (1988) *Principles of Behavior Modification.* Holt, Rinehart and Winston, New York.

Barbour A (2000) *Making contact or making sense: functional and dysfunctional ways of relating.* Humanities Institute Lecture 1999–2000 Series, University of Denver, Denver, CO.

Barkun H (1995) Personal communication. Former Executive Director of the Association of Canadian Medical Colleges.

Barrows HS (1987) *Simulated (Standardised) Patients and Other Human Simulations.* Health Sciences Consortium, Chapel Hill, NC.

Barrows HS and Abrahamson S (1964) The programmed patient: a technique for appraising clinical performance in clinical neurology. *J Med Educ.* **39**: 802–5.

Barrows HS and Tamblyn RM (1980) *Problem-Based Learning: an approach to medical education.* Springer, New York.

Barry CA, Bradley CP, Britten N, Stevenson FA and Barber N (2000) Patients' unvoiced agendas in general practice consultations: qualitative study. *BMJ.* **320**: 1246–50.

Bass LW and Cohen RL (1982) Ostensible versus actual reasons for seeking pediatric attention: another look at the parental ticket of admission. *Pediatrics.* **70**: 870–4.

Batalden P, Leach D, Swing S, Dreyfus H and Dreyfus S (2002) General competencies and accreditation in graduate medical education. *Health Affairs.* **21**: 103–11.

Beaver K, Luker KA, Owens RG, Leinster SJ, Degner LF and Sloan JA (1996) Treatment decision making in women newly diagnosed with breast cancer. *Cancer Nurs.* **19**(1): 8–19.

Beckman HB and Frankel RM (1984) The effect of physician behaviour on the collection of data. *Ann Intern Med.* **101**: 692–6.

Beckman HB and Frankel RM (1994) The use of videotape in internal medicine training. *J Gen Intern Med.* **9**: 517–21.

Beckman HB and Frankel RM (2003) Training practitioners to communicate effectively in cancer care: it is the relationship that counts. *Patient Educ Couns.* **50**: 85–9.

Beckman HB, Markakis KM, Suchman AL and Frankel RM (1994) The doctor–patient relationship and malpractice. *Arch Intern Med.* **154**: 1365–70.

Beisecker A and Beisecker T (1990) Patient information-seeking behaviours when communicating with doctors. *Med Care.* **28**: 19–28.

Bell RA, Kravitz RL, Thom D, Krupat E and Azari R (2002) Unmet expectations for care and the patient–physician relationship. *J Gen Intern Med.* **17**: 817–24.

Berg JS, Dischler J, Wagner DJ, Raia JJ and Palmer-Shevlin N (1993) Medication compliance: a health care problem. *Ann Pharmacother.* **27**: 3–22.

Bernzweig J, Takayama JI, Phibbs C, Lewis C and Pantell R (1997) Gender differences in physician–patient communication: evidence in pediatric visits. *Arch Pediatr Adolesc Med.* **151**: 586–91.

Bertakis KD (1977) The communication of information from physician to patient: a method for increasing patient retention and satisfaction. *J Fam Pract.* **5**: 217–22.

Bingham E, Burrows PJ, Caird GR, Holsgrove G, Jackson N and Southgate L (1994) Simulated surgery: a framework for the assessment of clinical competence. *Educ Gen Pract.* **5**: 143–50.

Bingham L, Burrows P, Caird R, Holsgrove G and Jackson N (1996) Simulated surgery – using standardized patients to assess clinical competence of GP registrars – a potential clinical component of the MRCGP examination. *Educ Gen Pract.* **7**: 102–11.

Bird J and Cohen-Cole SA (1983) Teaching psychiatry to non-psychiatrists. 1. The application of educational methodology. *Gen Hosp Psychiatry.* **5**: 247–53.

Bloom B (1965) *Taxonomy of Educational Objectives*. Longman, London.

Boon H and Stewart M (1998) Patient–physician communication assessment instruments: 1986 to 1996 in review. *Patient Educ Couns.* **35**: 161–76.

Bowman FM, Goldberg D, Millar T, Gask L and McGrath D (1992) Improving the skills of established general practitioners: the long-term benefits of group teaching. *Med Educ.* **26**: 63–8.

Briggs GW and Banahan BF (1979) *A Training Workshop in Psychological Medicine for Teachers of Family Medicine. Handouts 1–3: therapeutic communication*. Society of Teachers of Family Medicine, Denver, CO.

British Medical Association (1998) *Communication Skills and Continuing Professional Development*. British Medical Association, London.

British Medical Association (2003) *Communication Skills Education for Doctors: a discussion document*. British Medical Associataion, London.

Brod TM, Cohen MM and Weinstock E (1986) *Cancer Disclosure: communicating the diagnosis to patients – a videotape*. Medcom Inc, Garden Grove, CA.

Burack JH, Irby DM, Carline JD, Root RK and Larson EB (1999) Teaching compassion and respect: attending physicians' responses to problematic behaviors. *J Gen Intern Med.* **14**: 49–55.

Burri A, McCaughan K and Barrows HS (1976) *The feasibility of the use of simulated patients as a means to evaluate clinical competence of practicing physicians in a community*. Proceedings of the Fifteenth Annual Conference on Research in Medical Education, San Francisco, CA, 13–14 November, pp. 295 to 299.

Butler C, Rollnick S and Stott N (1996) The practitioner, the patient and resistance to change: recent ideas on compliance. *Can Med Assoc J.* **154**: 1357–62.

Buyck D and Lang F (2002) Teaching medical communication skills: a call for greater uniformity. *Fam Med.* **34**: 337–43.
Byrne PS and Long BEL (1976) *Doctors Talking to Patients.* HMSO, London.
Callaway S, Bosshart DA and O'Donnell AA (1977) Patient simulators in teaching patient education skills to family practice residents. *J Fam Pract.* **4**: 709–12.
Campbell LM and Murray TS (1996) Summative assessment of vocational trainees: results of a three-year study. *Br J Gen Pract.* **46**: 411–4.
Campbell LM, Howie JGR and Murray TS (1995a) Use of videotaped consultations in summative assessment of trainees in general practice. *Br J Gen Pract.* **45**: 137–41.
Campbell LM, Sullivan F and Murray TS (1995b) Videotaping of general practice consultations: effect on patient satisfaction. *BMJ.* **311**: 236.
Campion P, Foulkes J, Neighbour R and Tate P (2002) Patient-centredness in the MRCGP video examination: analysis of a large cohort. *BMJ.* **325**: 691–2.
Carroll JG (1996) *Medical discourse: 'difficult' patients and frustrated doctors.* Paper presented at the Oxford Conference on Teaching about Communication in Medicine, Oxford. Bayer Institute for Health Care Communication Inc., West Haven, CT.
Carroll JG and Monroe J (1979) Teaching medical interviewing: a critique of educational research and practice. *J Med Educ.* **54**: 498–500.
Carroll JG, Schwartz MW and Ludwig S (1981) An evaluation of simulated patients as instructors: implications for teaching medical interviewing skills. *J Med Educ.* **56**: 522–4.
Case S and Bowmer I (1994) Licensure and specialty board certification in North America: background information and issues. In: D Newble, B Jolly and R Wakeford (eds) *The Certification and Recertification of Doctors.* Cambridge University Press, Cambridge.
Cassata DM (1978) Health communication theory and research: an overview of the communication specialist interface. In: BD Ruben (ed.) *Communication Yearbook.* Transaction Books, New Brunswick, NJ.
Cegala DJ and Lenzmeier Broz S (2002) Physician communication skills training: a review of theoretical backgrounds, objectives and skills. *Med Educ.* **36**: 1004–16.
Charles C, Gafni A and Whelan T (1999) Decision-making in the physician–patient encounter: revisiting the shared treatment decision-making model. *Soc Sci Med.* **49**(5): 651–61.
Chugh U, Dillman E, Kurtz SM, Lockyer J and Parboosingh J (1993) Multicultural issues in the medical curriculum: implications for Canadian physicians. *Med Teacher.* **15**: 83–91.
Coambs RB, Jensen P, Hoa Her M, Ferguson BS, Jarry JL, Wong JS and Abrahamsohn RV (1995) *Review of the Scientific Literature on the Prevalence, Consequences, and Health Costs of Noncompliance and Inappropriate Use of Prescription Medication in Canada.* Pharmaceutical Manufacturers Association of Canada (in association with University of Toronto Press), Ottawa.
Cohen-Cole SA (1991) *The Medical Interview: a three-function approach.* Mosby-Year Book, St Louis, MO.
Cohen-Cole SA, Bird J and Mance R (1995). Teaching with role play – a structured approach. In: M Lipkin Jr, SM Putnam and A Lazare (eds) *The Medical Interview.* Springer-Verlag, New York.
Communicating with Patients: a clinician's guide (2001) Special publication of the *Journal of Clinical Outcomes Management.*
Conference of Postgraduate Advisers in General Practice Universities of the United Kingdom (1995) *Summative Assessment.*
Cooke L (2004) *Teaching communication skills to residents: preliminary findings following implementation of a communication skills training program in a neurology residency.* Presentation to the Medical Education Research Group, Faculty of Medicine, University of Calgary, Calgary.
Coonar AS, Dooley M, Daniels M and Taylor RW (1991) The use of role play in teaching medical students obstetrics and gynaecology. *Med Teacher.* **13**: 49–53.

Cooperrider DL and Whitney D (eds) (1999) *'Appreciative Inquiry' in Collaborating for Change*. Berrett-Koehler Communications, San Francisco, CA.

Cote L and Leclere H (2000) How clinical teachers perceive the doctor–patient relationship and themselves as role models. *Acad Med.* **75**: 1117–24.

Coulter A (2002) After Bristol: putting patients at the centre. *BMJ.* **324**: 648–50.

Cowan DH and Laidlaw JC (1997) Personal communication. Ontario Cancer Treatment and Research Foundation, Toronto, Ontario, Canada.

Cowan DH and Laidlaw JC (1993) Improvement of teaching and assessment of doctor–patient communication in Canadian medical schools. *J Cancer Educ.* **8**: 109–17.

Cowan DH, Laidlaw JC and Russell ML (1997) A strategy to improve communication between health care professionals and people living with cancer: II. Follow-up of a workshop on the teaching and assessment of communication skills in Canadian Medical Schools. *J Cancer Educ.* **12**(3): 161–5.

Cox A (1989) Eliciting patients' feelings. In: M Stewart and D Roter (eds) *Communicating with Medical Patients*. Sage Publications Inc, Newbury Park, CA.

Cox J and Mulholland H (1993) An instrument for assessment of video tapes of general practitioners' performance. *BMJ.* **306**: 1043–6.

Craig JL (1992) Retention of interviewing skills learned by first-year medical students: a longitudinal study. *Med Educ.* **26**: 276–81.

Cushing A (2002) Assessment of non-cognitive factors. In: GR Norman, CPM van der Vleuten and DJ Newble (eds) *International Handbook of Research in Medical Education*. Kluwer Academic Publishers, Dordrecht.

Dalhousie Medcom Collection (2004) http://medcomm.medicine.dal.ca/research/medcom.htm

Dance FEX (1967) Toward a theory of human communication. In: FEX Dance (ed.) *Human Communication Theory: original essays*. Holt, Rinehart and Winston, New York.

Dance FEX and Larson CE (1972) *Speech Communication: concepts and behaviour*. Holt, Rinehart and Winston, New York.

Dauphene D (1999) Revalidation of doctors in Canada. *BMJ.* **319**: 1188–90.

Davidoff F (1993) Medical interviewing: the crucial skill that gets short shrift. *ACP Observer* **June**: 15.

Davis H and Nicholaou T (1992) A comparison of the interviewing skills of first- and final-year medical students. *Med Educ.* **26**: 441–7.

Davis MA, Hoffman JR and Hsu J (1999) Impact of patient acuity on preference for information and autonomy in decision making. *Acad Emerg Med.* **6**: 781–5.

Degner LF, Kristjanson LJ, Bowman D, Sloan JA, Carriere KC, O'Neil J, Bilodeau B, Watson P and Mueller B (1997) Information needs and decisional preferences in women with breast cancer. *JAMA.* **277**: 1485–92.

Degner LF and Sloan JA (1992) Decision making during serious illness: what role do patients really want to play? *J Clin Epidemiol.* **45**(9): 941–50.

Department of Health (2003) *Statement of Guiding Principles Relating to the Commissioning and Provision of Communication Skills Training in Pre-Registration and Undergraduate Education for Healthcare Professionals*. Department of Health, London.

Department of Health (2004) *Medical Schools: delivering the doctors of the future*. Department of Health, London.

Descouteaux JG (1996) *Perceived need for communication skills training: implications for instructional design*. Poster presented at the Annual Meeting of the Royal College of Physicians and Surgeons of Canada, Halifax, Nova Scotia.

DeVito JA (1988) *Human Communication: the basic course*. Harper and Row, New York.

DiMatteo MR, Hays RD and Prince LM (1986) Relationship of physicians' non-verbal communication skill to patient satisfaction, appointment non-compliance, and physician workload. *Health Psychol.* **5**: 581–94.

Dogra N (2001) The development and evaluation of a programme to teach cultural diversity to medical undergraduate students. *Med Educ.* **35**(3): 232–41.

Dosanjh S, Barnes J and Bhandari M (2001) Barriers to breaking bad news among medical and surgical residents. *Med Educ.* **35**: 197–205.

Dowell J, Jones A and Snadden D (2002) Exploring medication use to seek concordance with 'non-adherent' patients: a qualitative study. *Br J Gen Pract.* **52**: 24–32.

Draper J and Weaver S (1999) Exploring blocks to the medical interview. *Educ Gen Pract.* **10**: 14–20.

Draper J, Silverman J, Hibble A, Berrington RM and Kurtz SM (2002) The East Anglia Deanery Communication Skills Teaching Project – six years on. *Med Teacher.* **24**: 294–8.

Duffy FD (1998) Dialogue: the core clinical skill. *Ann Intern Med.* **128**: 139–41.

Dunn SM, Butow PN, Tattersall MH, Jones QJ, Sheldon JS, Taylor JJ and Sumich MD (1993) General information tapes inhibit recall of the cancer consultation. *J Clin Oncol.* **11**: 2279–85.

Edwards A and Elwyn G (2001) *Evidence-based Patient Choice: inevitable or impossible?* Oxford University Press, Oxford.

Egan G (1990) *The Skilled Helper: a systematic approach to effective helping.* Brooks/Cole, Pacific Grove, CA.

Eisenthal S and Lazare A (1976) Evaluation of the initial interview in a walk-in clinic. *J Nerv Ment Dis.* **162**: 169–76.

Eisenthal S, Koopman C and Stoeckle JD (1990) The nature of patients' requests for physicians' help. *Acad Med.* **65**: 401–5.

Eleftheriadou Z (1996) Communicating with patients from different cultural backgrounds. In: M Lloyd and R Bor (eds) *Communication Skills for Medicine.* Churchill Livingstone, London.

Elwyn G, Edwards A and Britten N (2003) 'Doing prescribing': how doctors can be more effective. *BMJ.* **327**: 864–7.

Elwyn G, Edwards A and Kinnersley P (1999) Shared decision making in primary care: the neglected second half of the consultation. *Br J Gen Pract.* **49**: 477–82.

Elwyn G, Joshi H, Dare D, Deighan M and Kameen F (2001) Unprepared and anxious about 'breaking bad news': a report of two communication skills workshops for GP registrars. *Educ Gen Prac.* **12**: 34–40.

Ende J, Kazis L, Ash AB and Moskovitz MA (1983) Measuring patients' desire for autonomy. *J Gen Intern Med.* **4**: 23–30.

Engler CM, Saltzman GA, Walker ML and Wolf FM (1981) Medical student acquisition and retention of communication and interviewing skills. *J Med Educ.* **56**: 572–9.

Epstein RM (1999) Mindful practice. *JAMA.* **282**: 833–9.

Evans A, Gask L, Singleton C and Bahrami J (2001) Teaching consultation skills: a survey of general practice trainers. *Med Educ.* **35**: 222–4.

Evans BJ, Stanley RO, Burrows GD and Sweet B (1989) Lecture and skills workshops as teaching formats in a history-taking skills course for medical students. *Med Educ.* **23**: 364–70.

Evans BJ, Stanley RO, Mestrovic R and Rose L (1991) Effects of communication skills training on students' diagnostic efficiency. *Med Educ.* **25**: 517–26.

Fallowfield LJ, Hall A, Maguire GP and Baum M (1990) Psychological outcomes of different treatment policies in women with early breast cancer outside a clinical trial. *BMJ.* **301**: 575–80.

Fallowfield LJ, Jenkins V, Farewell V, Saul J, Duffy A and Eves R (2002) Efficacy of a Cancer Research UK communication skills training model for oncologists: a randomised controlled trial. *Lancet.* **359**: 650–6.

Farnill D, Hayes SC and Todisco J (1997) Interviewing skills: self-evaluation by medical students. *Med Educ.* **31**: 122–7.

Ficklin FL (1988) Faculty and housestaff members as role models. *J Med Educ.* **63**: 392–6.

Fleetwood J, Vaught W, Feldman D, Gracely E, Kassutto Z and Novack D (2000) MedEthEx Online: a computer-based learning program in medical ethics and communication skills. *Teach Learn Med.* **12**: 96–104.

Foreman KJ, Kurtz SM, Spronk BJ, Chuchat A and Caunungan MP (1996) Conflict as a positive tension. In: *Paricipatory Education in Cross-Cultural Settings.* Canada–Asia Partnership, Division of International Development, International Centre, University of Calgary, Calgary.

Fraser RC, McKinley RK and Mulholland H (1994) Consultation competence in general practice: testing the reliability of the Leicester assessment package. *Br J Gen Pract.* **44**: 293–6.

Gadacz TR (2003) A changing culture in interpersonal and communication skills. *Am Surg.* **69**: 453–8.

Gask L, McGrath D, Goldberg D and Millar T (1987) Improving the psychiatric skills of established general practitioners: evaluation of group teaching. *Med Educ.* **21**: 362–8.

Gask L, Goldberg D, Lesser AL and Millar T (1988) Improving the psychiatric skills of the general practice trainee: an evaluation of a group training course. *Med Educ.* **22**: 132–8.

Gask L, Goldberg D and Boardman A (1991) Training general practitioners to teach psychiatric interviewing skills: an evaluation of group training. *Med Educ.* **25**: 444–51.

Gattellari M, Butow PN and Tattersall MH (2001) Sharing decisions in cancer care. *Soc Sci Med.* **52**: 1865–78.

General Medical Council (1978) *Report of a Working Party of the Education Committee on the Teaching of Behavioural Sciences, Community Medicine and General Practice in Basic Medical Education.* General Medical Council, London..

General Medical Council (1993) *Tomorrow's Doctors: recommendations on undergraduate medical education.* General Medical Council, London.

General Medical Council (1995) *News Review.* General Medical Council, London.

General Medical Council (2002) *Tomorrow's Doctors: recommendations on undergraduate medical education.* General Medical Council, London.

Gibb JR (1961) Defensive communication. *J Communication.* **3**: 142.

Goldberg D, Steele JJ, Smith C and Spivey L (1980) Training family practice doctors to recognise psychiatric illness with increased accuracy. *Lancet.* **2**: 521–3.

Goldberg D, Steele JJ, Smith C and Spivey L (1983) *Training Family Practice Residents to Recognise Psychiatric Disturbances.* National Institute of Mental Health, Rockville, MD.

Gorden T and Burch N (1974) *TET: teacher effectiveness training.* David McKay, New York.

Gordon GH and Rost K (1995) Evaluating a faculty development course on medical interviewing. In: M Lipkin Jr, SM Putnam and A Lazare (eds) *The Medical Interview.* Springer-Verlag, New York.

Grand 'Maison P, Lescop J and Rainsberry P (1992) Large-scale use of an objective structured clinical examination for licensing family physicians. *Can Med Assoc J.* **146**: 1735–40.

Greco M, Brownlea A and McGovern J (2001) Impact of patient feedback on the interpersonal skills of general practice registrars: results of a longitudinal study. *Med Educ.* **35**: 748–56.

Greco M, Spike N, Powell R and Brownlea A (2002) Assessing communication skills of GP registrars: a comparison of patient and GP examiner ratings. *Med Educ.* **36**: 366–76.

Griffith CH III, Wilson JF, Langer S and Haist SA (2003) House staff non-verbal communication skills and standardized patient satisfaction. *J Gen Intern Med.* **18**: 170–4.

Hadlow J and Pitts M (1991) The understanding of common terms by doctors, nurses and patients. *Soc Sci Med.* **32**: 193–6.

Hajek P, Najberg E and Cushing A (2000) Medical students' concerns about communicating with patients. *Med Educ.* **34**: 656–8.

Hall JA, Roter DL and Katz NR (1988) Meta-analysis of correlates of provider behaviour in medical encounters. *Med Care.* **26**: 657–75.

Hampton JR, Harrison MJG, Mitchell JRA, Prichard JS and Seymour C (1975) Relative contributions of history taking, physical examination and laboratory investigation to diagnosis and management of medical outpatients. *BMJ.* **2**: 486–9.

Harden RM and Gleeson F (1979) Assessment of clinical competence using an objective structured clinical examination. *Med Educ.* **13**: 41.

Hargie O and Morrow NC (1986) Using videotape in communication skills training: a critical review of the process of self-viewing. *Med Teacher.* **8**: 359–65.

Hargie O, Dickson D, Boohan M and Hughes K (1998) A survey of communication skills training in UK schools of medicine: present practices and prospective proposals. *Med Educ.* **32**: 25–34.

Hays RB (1990) Content validity of a general practice rating scale. *Med Educ.* **24**: 110–16.

Headache Study Group of the University of Western Ontario (1986) Predictors of outcome in headache patients presenting to family physicians – a one-year prospective study. *Headache J.* **26**: 285–94.

Heaton CJ and Kurtz SM (1992a) *The role of evaluation in the development of clinical competence: no one ever fattened a pig just by weighing it.* Proceedings of the International Conference on Current Development in Assessing Clinical Competence. Heal Publications, Montreal.

Heaton CJ and Kurtz SM (1992b) *Videotape recall: learning and assessment in certifying exams.* International Conference Proceedings: Developments in Assessing Clinical Competence. Heal Publications, Montreal.

Helfer RE (1970) An objective comparison of the pediatric interviewing skills of freshman and senior medical students. *Pediatrics.* **45**: 623–7.

Helfer RE and Levin S (1967) The use of videotape in teaching clinical pediatrics. *J Med Educ.* **42**: 867.

Helfer RE, Black M and Helfer M (1975a) Pediatric interviewing skills taught by non-physicians. *Am J Dis Child.* **129**: 1053–7.

Helfer RE, Black M and Teitelbaum H (1975b) A comparison of pediatric interviewing skills using real and simulated mothers. *Pediatrics.* **55**: 397–400.

Herxheimer A, McPherson A, Miller R, Shepperd S, Yaphe J and Ziebland S (2000) Database of patients' experiences (DIPEx): a multi-media approach to sharing experiences and information. *Lancet.* **355**: 1540–3.

Hickson GB, Clayton EW, Entman SS, Miller CS, Githens PB, Whetten-Goldstein K and Sloan FA (1994) Obstetricians' prior malpractice experience and patients' satisfaction with care. *JAMA.* **272**: 1583–7.

Hobgood CD, Riviello RJ, Jouriles N and Hamilton G (2002) Assessment of communication and interpersonal skills competencies. *Acad Emerg Med.* **9**: 1257–69.

Hodges B, Turnbull J, Cohen R, Bienenstock A and Norman G (1996) Evaluating communication skills in the OSCE format: reliability and generalizability. *Med Educ.* **30**: 38–43.

Hodges B, Regehr G, McNaughton N, Tiberius R and Hanson M (1999) OSCE checklists do not capture increasing levels of expertise. *Acad Med.* **74**: 1129–34.

Hoffer Gittel J (2003) How relational co-ordination works in other industries – the case of health care. In*: The Southwest Airlines Way: using the power of relationships to achieve high performance.* McGraw-Hill, New York.

Hoffer Gittel J, Fairfield K, Beirbaum B, Head W, Jackson R, Kelly M, Laskin R, Lipson S, Siliski J, Thornhill T and Zuckerman J (2000) Impact of relational co-ordination on quality of care, post-operative pain and functioning, and the length of stay: a nine-hospital study of surgical patients. *Med Care.* **38**: 807–19.

Holsgrove G (1997) Principles of assessment. In: C Whitehouse, M Roland and P Campion (eds) *Teaching Medicine in the Community.* Oxford University Press, Oxford.

Hoppe RB (1995) Standardised (simulated) patients and the medical interview. In: M Lipkin Jr, SM Putnam and A Lazare (eds) *The Medical Interview.* Springer-Verlag, New York.

Hoppe RB, Farquhar LJ, Henry R and Stoffelmayr B (1990) Residents' attitudes towards and skills in counselling using undetected standardised patients. *J Gen Intern Med.* **5**: 415–20.

Horowitz S (2000) Evaluation of clinical competencies: basic certification, subspecialty certification, and recertification. *Am J Phys Med Rehabil.* **79**: 478–80.

Humphris GM and Kaney S (2000) The Objective Structured Video Exam for assessment of communication skills. *Med Educ.* **34**: 939–45.

Humphris GM and Kaney S (2001a) The Liverpool brief assessment system for communication skills in the making of doctors. *Adv Health Sci Educ Theory Pract.* **6**: 69–80.

Humphris GM and Kaney S (2001b) Assessing the development of communication skills in undergraduate medical students. *Med Educ.* **35**: 225–31.

Humphris GM and Kaney S (2001c) Examiner fatigue in communication skills objective structured clinical examinations. *Med Educ.* **35** : 444–9.

Institute for International Medical Education (2002) Global minimum essential requirements in medical education. *Med Teacher.* **24**: 130–5.

Inui TS, Yourtee EL and Williamson JW (1976) Improved outcomes in hypertension after physician tutorials. *Ann Intern Med.* **84**: 646–51.

Irwin WG and Bamber JH (1984) An evaluation of medical students' behaviour in communication. *Med Educ.* (18): 90–5.

Jason H and Westberg J (1982) *Teachers and Teaching in US Medical Schools.* Appleton Century-Crofts, Norwalk, CN.

Jason H, Kagan N, Werner A, Elstein A and Thomas JB (1971) New approaches to teaching basic interview skills to medical students. *Am J Psychiatry.* **127**: 1404–7.

Jenkins V and Fallowfield L (2002) Can communication skills training alter physicians' beliefs and behavior in clinics? *J Clin Oncol.* **20**: 765–9.

Jenkins V, Fallowfield L and Saul J (2001) Information needs of patients with cancer: results from a large study in UK cancer centres. *Br J Cancer.* **84**: 48–51.

Johnson DW (1972) *Reaching Out: interpersonal effectiveness and self-actualisation.* Prentice Hall, Englewood Cliffs, NJ.

Jolly B, Cushing A and Dacre J (1994) *Reliability and validity of a patient-based workbook for assessment of clinical and communication skills.* Proceedings of the Sixth Ottawa Conference on Medical Education, University of Toronto. Bookstore Custom Publishing, Toronto.

Joos SK, Hickam DH, Gordon GH and Baker LH (1996) Effects of a physician communication intervention on patient care outcomes. *J Gen Intern Med.* **11**: 147–55.

Kahn GS, Cohen B and Jason HJ (1979) The teaching of interpersonal skills in US medical schools. *J Med Educ.* **54**: 29–35.

Kai J (ed.) (1999) *Valuing Diversity.* RCGP, London. Second edition forthcoming.

Kalet A, Pugnaire MP, Cole-Kelly K, Janicik R, Ferrara E, Lipkin M and Lazare A (2004) Teaching communication in Clinical Clerkships: models from the Macy Initiative in Health Communication. *Acad Med.* **76**(6): 511–20.

Kaplan SH, Greenfield S and Ware JE (1989) Assessing the effects of physician–patient interactions on the outcomes of chronic disease. *Med Care.* **27**: S110–27.

Kaufman DM, Laidlaw TA and MacLeod H (2000) Communication skills in medical school: exposure, confidence and performance. *Acad Med.* **75(Suppl)**: S90–2.

Kauss DR, Robbins AS, Abrass I, Bakaitis RF and Anderson LA (1980) The long term effectiveness of interpersonal skills training in medical schools. *J Med Educ.* **55**: 595–601.

Keen AJ, Klein S and Alexander DA (2003) Assessing the communication skills of doctors in training: reliability and sources of error. *Adv Health Sci Educ Theory Pract.* **8**: 5–16.

Keller V and Carroll JG (1994) A new model for physician–patient communications. *Patient Educ Couns.* **23**: 131–40.

Keller V and Kemp-White M (1997) *Choices and Changes: clinician influence and patient action workshop workbook.* Bayer Institute for Health Care Communication, West Haven, CT.

Keller VF, Goldstein MG and Runkle C (2002) Strangers in crisis: communication skills for the emergency department clinician and hospitalist. *J Clin Outcomes Manag.* **9**: 439–44.

Kemp-White M, Keller V and Horrigan LA (2003) Beyond informed consent: the shared decision-making process. *J Clin Outcomes Manag.* **10**: 323–8.

Kent CC, Clarke P and Dalrymple-Smith D (1981) The patient is the expert: a technique for teaching interviewing skills. *Med Educ.* **15**: 38–42.

Kindelan K and Kent G (1987) Concordance between patients' information preferences and general practitioners' perceptions. *Psychol Health.* **1**: 399–409.

King AM, Prkowski-Rogers LC and Pohl HS (1994) Planning standardised patient programmes: case development, patient training and costs. *Teach Learn Med.* **6**: 6–14.

King J, Pendleton D and Tate P (1985) *Making the Most of Your Doctor: a family guide to dealing with your GP*. Thames Television International, London.

Kinnersley P, Stott N, Peters TJ and Harvey I (1999) The patient-centredness of consultations and outcome in primary care. *Br J Gen Pract.* **49**: 711–16.

Klass DJ (1994) High-stakes testing of medical students using standardised patients. *Teach Learn Med.* **6**: 28–32.

Kneebone R, Kidd J, Nestel D, Asvall S, Paraskeva P and Darzi A (2002) An innovative model for teaching and learning clinical procedures. *Med Educ.* **36**: 628–34.

Knowles MS (1984) *The Adult Learner: a neglected species*. Gulf, Houston, TX.

Koch R (1971) The teacher and nonverbal communication. *Theory Pract.* 10(231).

Koh KT, Goh LG and Tan T (1991) Using role play to teach consultation skills – the Singapore experience. *Med Teacher.* **13**: 55–61.

Kolb D (1974) *Experiential Learning*. Prentice Hall, London.

Korsch BM and Harding C (1997) *The Intelligent Patient's Guide to the Doctor–Patient Relationship*. Oxford University Press, New York.

Korsch BM, Gozzi EK and Francis V (1968) Gaps in doctor–patient communication. *Pediatrics.* **42**: 855–71.

Kraan HF, Crijnen AA, de Vries MW, Zuidweg J, Imbos T and van der Vleuten CP (1990) To what extent are medical interviewing skills teachable? *Med Teacher.* **12**: 315–28.

Kuhl D (2002) *What Dying People Want: practical wisdom for the end of life*. Doubleday, Toronto.

Kurtz SM (1975) *Physician Non-verbal Behavior and Patient Satisfaction in Physician–Patient Interviews*. University of Denver, CO.

Kurtz SM (1985) *On-the-job strategies for preceptor training*. Paper presented at the International Communication Association Conference, Honolulu, May.

Kurtz SM (1989) Curriculum structuring to enhance communication skills development. In: M Stewart and D Roter (eds) *Communicating with Medical Patients*. Sage Publications Inc., Newbury Park, CA.

Kurtz SM (1990) *Attending rounds: a format and techniques for improving teaching and learning*. Proceedings for the Third International Conference on Teaching and Assessing Clinical Competence, Groningen, The Netherlands, pp. 61–5.

Kurtz SM (1996) *Collaboration in physician–patient communication: the Calgary–Cambridge approach*. Paper presented to Communication in Breast Cancer – a Forum to Develop Strategies to Enhance Physician–Patient Communication, 11–13 February, Calgary, Alberta. Sponsored by Health Canada's Canadian Breast Cancer Initiative: Professional Development Strategy.

Kurtz SM (2002) Doctor–patient communication: principles and practices. *Can J Neuro Sci.* **29** (Suppl. 2): S23–S29.

Kurtz SM and Heaton CJ (1987) Co-ordinated clinical skills evaluation in the preclinical years: helical progression makes sense. In: IR Hart and RM Hardin (eds) *Further Developments in Assessing Clinical Competence*. Heal Publications, Montreal.

Kurtz SM and Heaton CJ (1995) *Teaching and assessing information-giving skills in the communication curriculum*. Proceedings of the Sixth Ottawa Conference on Medical Education, University of Toronto. Bookstore Custom Publishing, Toronto.

Kurtz SM and Silverman JD (1996) The Calgary–Cambridge Referenced Observation Guides: an aid to defining the curriculum and organizing the teaching in communication training programmes. *Med Educ.* **30**: 83–9.

Kurtz SM, Silverman J and Draper J (1998) *Teaching and Learning Communication Skills in Medicine* (1e). Radcliffe Medical Press, Oxford.

Kurtz SM, Laidlaw T, Makoul G and Schnabl G (1999) Medical education initiatives in communication skills. *Cancer Prev Control.* **3**: 37–45.

Kurtz SM, Heaton CJ and Harasym PH (2000) *Development of the Calgary–Cambridge observation guide as an evaluation instrument.* A presentation at the Ninth Ottawa Conference on Clinical Skills Teaching and Assessment, Cape Town, South Africa, 1–3 March.

Kurtz S, Silverman J, Benson J and Draper J (2003) Marrying content and process in clinical method teaching: enhancing the Calgary–Cambridge Guides. *Acad Med.* **78**: 802–9.

Laidlaw T, Kaufman DM, Macleod H, Sargeant J and Langille D (2001) Patient satisfaction with their family physician's communication skills: a Nova Scotia survey. *Acad Med.* **76**: S77–9.

Laidlaw T, MacLeod H, Kaufman DM, Langille D and Sargeant J (2002) Implementing a communication skills programme in medical school: needs assessment and programme change. *Med Educ.* **36**: 115–24.

Laidlaw T, Kaufman DM, MacLeod H, Wrixon W, van Zanten S and Simpson D (2004) *Relationship of communication skills assessment by experts, standardized patients and self-raters.* A presentation at the Association of Canadian Medical Colleges Annual Meeting, Halifax, Nova Scotia, 24–27 April.

Laing R (1961) *The Self and Others.* Pantheon Books, New York.

Lang F, Everett K, McGowen R and Bernard B (2000) Faculty development in communication skills instruction: insights from a longitudinal program with 'real-time feedback'. *Acad Med.* **75**: 1222–8.

Langewitz WA, Eich P, Kiss A and Wossmer B (1998) Improving communication skills – a randomized controlled behaviorally oriented intervention study for residents in internal medicine. *Psychosom Med.* **60**: 268–76.

Langewitz W, Denz M, Keller A, Kiss A, Ruttimann S and Wossmer B (2002) Spontaneous talking time at start of consultation in outpatient clinic: cohort study. *BMJ.* **325**: 682–3.

Langsley DG (1991) Medical competence and performance assessment: a new era. *JAMA.* **266**: 977–80.

Larsen KM and Smith CK (1981) Assessment of non-verbal communication in the patient–physician interview. *J Fam Pract.* **12**: 481–8.

Levenkron JC, Grenland P and Bowley M (1987) Using patient instructors to teach behavioral counselling skills. *J Med Educ.* **62**: 665–72.

Levinson W (1994) Physician–patient communication: a key to malpractice prevention. *JAMA.* **272**: 1619–20.

Levinson W and Roter D (1993) The effects of two continuing medical education programs on communication skills of practicing primary care physicians. *J Gen Intern Med.* **8**: 318–24.

Levinson W and Roter D (1995) Physicians' psychosocial beliefs correlate with their patient communication skills. *J Gen Intern Med.* **10**: 375–9.

Levinson W, Stiles WB, Inui TS and Engle R (1993) Physician frustration in communicating with patients. *Med Care.* **31**: 285–95.

Levinson W, Roter DL, Mullooly JP, Dull VT and Frankel RM (1997) The relationship with malpractice claims among primary care physicians and surgeons. *JAMA.* **277**: 553–9.

Levinson W, Gorawara-Bhat R and Lamb J (2000) A study of patient clues and physician responses in primary care and surgical settings. *JAMA*. **284**: 1021–7.

Ley P (1988) *Communication with Patients: improving satisfaction and compliance*. Croom Helm, London.

Lipkin MJ and Lazarre E (1999) *Introductory materials for the Macy Initiative on Health Communication*. Unpublished document.

Lipkin MJ, Kaplan C, Clark W and Novack DH (1995) Teaching medical interviewing: the Lipkin model. In: M Lipkin Jr, SM Putnam and A Lazare (eds) *The Medical Interview*. Springer-Verlag, New York.

Little P, Williamson I, Warner G, Gould C, Gantley M and Kinmonth AL (1997) Open randomised trial of prescribing strategies in managing sore throat. *BMJ*. **314**: 722–7.

Little P, Everitt H, Williamson I, Warner G, Moore M, Gould C, Ferrier K and Payne S (2001) Preferences of patients for patient-centred approach to consultation in primary care: observational study. *BMJ*. **322**: 468–72.

Love R, Newcomb P, Schiller J, Wilding G and Stone H (1993) A comparison of knowledge and communication skill evaluations by written essay and oral examinations in preclinical medical students. *J Cancer Educ*. **8**: 123–8.

McAvoy BR (1988) Teaching clinical skills to medical students: the use of simulated patients and videotaping in general practice. *Med Educ*. **22**: 193–9.

McConnell D, Butow PN and Tattersall MH (1999) Audiotapes and letters to patients: the practice and views of oncologists, surgeons and general practitioners. *Br J Cancer*. **79**: 1782–8.

McCroskey JC, Larson CE and Knapp ML (1971) *An Introduction to Interpersonal Communication*. Prentice Hall, Englewood Cliffs, NJ.

McIlroy JH, Hodges B, McNaughton N and Regehr G (2002) The effect of candidates' perceptions of the evaluation method on reliability of checklist and global rating scores in an objective structured clinical examination. *Acad Med*. **77**: 725–8.

McKegney CP (1989) Medical education: a neglectful and abusive family system. *Fam Med*. **21**: 452–7.

McLane CG, Zyznski SJ and Flocke SA (1995) Factors associated with medication non-compliance in rural elderly hypertensive patients. *Am J Hypertens*. **8**: 206–9.

MacLeod H (2004a) *Physician performance assessment and communication skills assessment*. Unpublished review of the literature from 1990 to 2003. Task Force on Physician Communication Skills Assessment and Enhancement in Canada, Medical Council of Canada, Ottawa, Ontario.

MacLeod H (2004b) *Report on Patient–Physician Communication Assessment Instruments. Updated survey and selected instruments* (for the Medical Council of Canada Task Force on Physician Communication Skills Assessment). Division of Medical Education. Dalhousie University, Halifax.

McWhinney I (1989) The need for a transformed clinical method. In: M Stewart and D Roter (eds) *Communicating with Medical Patients*. Sage Publications Inc., Newbury Park, CA.

Madan AK, Caruso BA, Lopes JE and Gracely EJ (1998) Comparison of simulated patient and didactic methods of teaching HIV risk assessment to medical residents. *Am J Prev Med*. **15**: 114–19.

Maguire P (1976) The use of patient simulation in training medical students in history-taking skills. *Med Biol Illus*. **26**: 91–5.

Maguire P and Rutter D (1976) History taking for medical students. 1. Deficiencies in performance. *Lancet*. **2**: 556–8.

Maguire P and Faulkner A (1988a) Communicate with cancer patients. 1. Handling bad news and difficult questions. *BMJ*. **297**: 907–9.

Maguire P and Faulkner A (1988b) Improve the counselling skills of doctors and nurses in cancer care. *BMJ*. **297**: 847–9.

Maguire P, Roe P, Goldberg D, Jones S, Hyde C and O'Dowd T (1978) The value of feedback in teaching interviewing skills to medical students. *Psychol Med.* **8**: 695–704.

Maguire P, Fairbairn S and Fletcher C (1986a) Consultation skills of young doctors. 1. Benefits of feedback training in interviewing as students persist. *BMJ.* **292**: 1573–76.

Maguire P, Fairbairn S and Fletcher C (1986b) Consultation skills of young doctors. 2. Most young doctors are bad at giving information. *BMJ.* **292**: 1576–8.

Maguire P, Faulkner A, Booth K, Elliott C and Hillier V (1996) Helping cancer patients disclose their concerns. *Eur J Cancer.* **32A**: 78–81.

Maiman LA, Becker MH, Liptak GS, Nazarian LF and Rounds KA (1988) Improving pediatricians' compliance-enhancing practices: a randomized trial. *Am J Dis Child.* **142**: 773–9.

Makoul G (2003) The interplay between education and research about patient-provider communication. *Patient Educ Couns.* **50**: 79–84.

Makoul G and Schofield T (1999) Communication teaching and assessment in medical education: an international consensus statement (Netherlands Institute of Primary Health Care). *Patient Educ Couns.* **37**: 191–5.

Makoul G, Arnston P and Schofield T (1995) Health promotion in primary care: physician–patient communication and decision about prescription medications. *Soc Sci Med.* **41**: 1241–54.

Males T (1999) Improving confidence in out-of-hours telephone consultations: an afternoon workshop for GPs. *Educ Gen Pract.* **10**: 189–97.

Mandin H, Jones A, Woloshuk W and Harasym P (1997) Helping students learn to think like experts when solving clinical problems. *Acad Med.* **72**: 173–9.

Mansfield F (1991) Supervised role play in the teaching of the process of consultation. *Med Educ.* **25**: 485–90.

Marinker M and Shaw J (2003) Not to be taken as directed. *BMJ.* **326**: 348–9.

Markakis KM, Beckman HB, Suchman AL and Frankel RM (2000) The path to professionalism: cultivating humanistic values and attitudes in residency training. *Acad Med.* **75**: 141–50.

Martin E and Martin PML (1984) The reactions of patients to a video camera in the consulting room. *J R Coll Gen Pract.* **34**: 607–10.

Martin J, Lloyd M and Singh S (2002) Professional attitudes: can they be taught and assessed in medical education? *Clin Med.* **2**: 217–23.

Marton F and Saligo R (1976) On qualitative differences in learning. 2. Outcome as a function of the learner's concept of deep and surface learning. *Br J Educ Psychol.* **46**: 115–27.

Marvel MK, Epstein RM, Flowers K and Beckman HB (1999) Soliciting the patient's agenda: have we improved? *JAMA.* **281**: 283–7.

Mehrabian A and Ksionsky S (1974) *A Theory of Affiliation.* Lexington Books, DC Health and Co., Lexington, MA.

Meichenbaum D and Turk DC (1987) *Facilitating Treatment Adherence: a practitioner's guidebook.* Plenum Press, New York.

Meryn S (1998) Improving doctor–patient communication: not an option, but a necessity. *BMJ.* **316**: 1922.

Metz JCM, Stoelinga GBA, Pels Rijcken-Van Erp Taalman Kip EH, Van den Brand-Valkenburg BWM (1994) *Blueprint 1994: training of doctors in the Netherlands.* University of Nijmegen, Nijmegen.

Miller GE (1990) *Commentary on clinical skills assessment: a specific review.* National Board of Medical Examiners 75th Anniversary, Philadelphia, PA.

Miller GR and Steinberg M (1975) *Between People: a new analysis of interpersonal communication.* Science Research Associates Inc, Chicago, IL.

Monahan DJ, Grover PL and Kalley R (1988) Evaluation of communication skills course for second-year medical students. *J Med Educ.* **63**: 327–8.

Morrison LJ and Barrows HS (1994) Developing consortia for clinical practice examinations: the Macy project. *Teach Learn Med.* **6**: 23–7.

Mumford E, Schlesinger HJ and Glass GV (1982) The effects of psychological intervention on recovery from surgery and heart attacks: an analysis of the literature. *Am J Public Health.* **72**: 141–51.

Myers KW (1983) Filming the consultation – an educational experience. *Update.* **26**: 1731–9.

Nestel D, Muir E, Plant M, Kidd J and Thurlow S (2002) Modelling the lay expert for first-year medical students: the actor–patient as teacher. *Med Teacher.* **24**: 562–4.

Nestel D, Kidd J and Kneebone R (2003) Communicating during procedures: development of a rating scale. *Med Educ.* **37**: 480–1.

Newble D and Jaeger K (1983) The effect of assessments and examinations on the learning of medical students. *Med Educ.* **17**: 165–71.

Newble D and Wakeford R (1994) Primary certification in the UK and Australasia. In: D Newble, B Jolly and R Wakeford (eds) *The Certification and Recertification of Doctors.* Cambridge University Press, Cambridge.

Newble D, Dauphinee D, Macdonald D, Mulholland H, Dawson B, Page G, Swanson D and Thomson A (1994) Guidelines for assessing clinical competence. *Teach Learn Med.* **6**: 213–20.

Norman GR (1985) Objective measurement of clinical performance. *Med Educ.* **19**: 43–7.

Norman GR, Neufield VR and Walsh A (1985) Measuring physicians' performances by using simulated patients. *J Med Educ.* **60**: 925–34.

Norman GR, van der Vleuten CP and de Graaff E (1991) Pitfalls in the pursuit of objectivity: issues of validity, efficiency and acceptability. *Med Educ.* **25**: 119–26.

Novack DH, Dube C and Goldstein MG (1992) Teaching medical interviewing: a basic course on interviewing and the physician patient relationship. *Arch Intern Med.* **152**: 1814–20.

Novack DH, Volk G, Drossman DA and Lipkin M (1993) Medical interviewing and interpersonal skills teaching in US medical schools: practice, problems and promise. *JAMA.* **269**: 2101–5.

Novack DH, Suchman AL, Clark W, Epstein RM, Najberg E and Kaplan C (1997) Calibrating the physician. Personal awareness and effective patient care. Working Group on Promoting Physician Personal Awareness, American Academy on Physician and Patient. *JAMA.* **278**: 502–9.

Novack DH, Cohen D, Peitzman SJ, Beadenkopf S, Gracely E and Morris J (2002) A pilot test of WebOSCE: a system for assessing trainees' clinical skills via teleconference. *Med Teacher.* **24**: 483–7.

Oh J, Segal R, Gordon J, Boal J and Jotkowitz A (2001) Retention and use of patient-centered interviewing skills after intensive training. *Acad Med.* **76**: 647–50.

Orth JE, Stiles WB, Scherwitz L, Hennrikus D and Vallbona C (1987) Patient exposition and provider explanation in routine interviews and hypertensive patients' blood pressure control. *Health Psychol.* **6**: 29–42.

Pacoe LV, Naar R, Guyett PR and Wells R (1976) Training medical students in interpersonal relationship skills. *J Med Educ.* **51**: 743.

Pantell R, Lewis C, Bergman D and Wolf M (1986) *Improving medical visit process and outcome: results of a randomized control communication intervention.* Paper and resources presented at International Conference on Doctor–Patient Communication, Centre for Studies in Family Medicine, University of Western Ontario, London, Ontario.

Participants in the Bayer-Fetzer Conference on Physician–Patient Communication in Medical Education (2001) Essential elements of communication in medical encounters: the Kalamazoo consensus statement. *Acad Med.* **76**: 390–3.

Pendleton D, Schofield T, Tate P and Havelock P (1984) *The Consultation: an approach to learning and teaching.* Oxford University Press, Oxford.

Pendleton D, Schofield T, Tate P and Havelock P (2003) *The New Consultation*. Oxford University Press, Oxford.

Pereira Gray D, Murray TS, Hasler J, Percy D, Allen J, Freeth M and Hayden J (1997) The summative assessment package: an alternative view. *Educ Gen Pract.* **8**: 8–15.

Peterson MC, Holbrook J, VonHales D, Smith NL and Staker LV (1992) Contributions of the history, physical examination and laboratory investigation in making medical diagnoses. *West J Med.* **156**: 163–5.

Pinder R (1990) *The Management of Chronic Disease: patient and doctor perspectives on Parkinson's disease*. Macmillan Press, London.

Platt FW and McMath JC (1979) Clinical hypocompetence: the interview. *Ann Intern Med.* **91**: 898–902.

Pololi LH (1995) Standardised patients: as we evaluate so shall we reap. *Lancet.* **345**: 966–8.

Premi J (1991) An assessment of 15 years' experience in using videotape review in a family practice residency. *Acad Med.* **66**: 56–7.

Preston-White M and McKinley RK (1993) Teaching communication skills: funding required for teaching programmes. *BMJ.* **307**: 130.

Pringle M and Stewart-Evans C (1990) Does awareness of being video-recorded affect doctors' consultation behaviour? *Br J Gen Pract.* **40**: 455–8.

Prochaska JO and DiClemente CC (1986) Towards a comprehensive model of change. In: R Miller and N Heather (eds) *Treating Addictive Behaviors*. Plenum Press, New York.

Putnam SM, Stiles WB, Jacob MC and James SA (1988) Teaching the medical interview: an intervention study. *J Gen Intern Med.* **3**: 38–47.

Rashid A, Allen J, Thaw R and Aram G (1994) Performance-based assessment using simulated patients. *Educ Gen Pract.* **5**: 151–6.

Razavi D, Merckaert I, Marchal S, Libert Y, Conradt S, Boniver J, Etienne AM, Fontaine O, Janne P, Klastersky J, Reynaert C, Scalliet P, Slachmuylder JL and Delvaux N (2003) How to optimize physicians' communication skills in cancer care: results of a randomized study assessing the usefulness of post-training consolidation workshops. *J Clin Oncol.* **21**: 3141–9.

Regehr G, MacRae H, Reznick RK and Szalay D (1998) Comparing the psychometric properties of checklists and global rating scales for assessing performance on an OSCE-format examination. *Acad Med.* **73**: 993–7.

Regehr G, Freeman R, Hodges B and Russell L (1999a) Assessing the generalizability of OSCE measures across content domains. *Acad Med.* **74**: 1320–2.

Regehr G, Freeman R, Robb A, Missiha N and Heisey R (1999b) OSCE performance evaluations made by standardized patients: comparing checklist and global rating scores. *Acad Med.* **74(Suppl. 10)**: S135–7.

Rethans JJ, Sturmans F, Drop R, van der Vleuten C and Hobus P (1991) Does competence of general practitioners predict their performance? Comparison between examination setting and actual practice. *BMJ.* **303**: 1377–80.

Reznick RK, Regehr G, Yee G, Rothman A, Blackmore D and Dauphinee D (1998) Process-rating forms versus task-specific checklists in an OSCE for medical licensure. *Acad Med.* **73(Suppl. 10)**: S97–9.

Rhodes M and Wolf A (1997) The summative assessment package: a closer look. *Educ Gen Pract.* **8**: 1–7.

Riccardi VM and Kurtz SM (1983) *Communication and Counselling in Health Care*. Charles C Thomas, Springfield, IL.

Richard R and Lussier MT (2004) *Dialogic Index: a description of physician and patient participation in discussions of medications*. Paper presented at Annual Conference of the National Association of Primary Care Research Group, Banff, Alberta.

Ridsdale L, Morgan M and Morris R (1992) Doctors' interviewing technique and its response to different booking time. *Fam Pract.* **9**: 57–60.

Robinson JD (1998) Getting down to business: talk, gaze and body organisation during openings of doctor–patient consultations. *Health Commun.* **25**: 97–123.

Roe P (1980) *Training medical students in interviewing skills.* MSc thesis, University of Manchester, Manchester.

Rogers CR (1980) *A Way of Being.* Houghton-Mifflin, Boston, MA.

Rogers MS and Todd CJ (2000) The 'right kind' of pain: talking about symptoms in outpatient oncology consultations. *Palliat Med.* **14**: 299–307.

Rolfe I and McPherson J (1995) Formative assessment: how am I doing? *Lancet.* **345**: 837–9.

Rollnick S, Kinnersley P and Butler C (2002) Context-bound communication skills training: development of a new method. *Med Educ.* **36**: 377–83.

Rose M and Wilkerson L (2001) Widening the lens on standardized patient assessment: what the encounter can reveal about the development of clinical competence. *Acad Med.* **76**: 856–9.

Rost KM, Flavin KS, Cole K and McGill JB (1991) Change in metabolic control and functional status after hospitalisation. *Diabetes Care* **14**: 881–9.

Roter DL (1997) *Influencing health care outcomes through enhanced communications.* A presentation at Building Synergies in Communication: Linking Research and Practice. Conference of the Canadian Breast Cancer Initiative, Health Canada, Toronto, 23–25 February, 1997.

Roter D (2000) The enduring and evolving nature of the patient–physician relationship. *Patient Educ Couns.* **39**: 5–15.

Roter DL and Hall JA (1987) Physicians' interviewing styles and medical information obtained from patients. *J Gen Intern Med.* **2**: 325–9.

Roter DL and Hall JA (1992) *Doctors Talking with Patients, Patients Talking with Doctors.* Auburn House, Westport, CT.

Roter D and Larson S (2002) The Roter interaction analysis system (RIAS): utility and flexibility for analysis of medical interactions. *Patient Educ Couns.* **46**: 243–51.

Roter DL, Hall JA and Katz NR (1987) Relations between physicians' behaviour and analogue: patients' satisfaction, recall and impressions. *Med Care.* **25**: 437–51.

Roter DL, Hall JA, Kern DE, Barker R, Cole KA and Roca RP (1995) Improving physicians' interviewing skills and reducing patients' emotional distress. *Arch Intern Med.* **155**: 1877–84.

Roter D, Rosenbaum J, de Negri B, Renaud D, DiPrete-Brown L and Hernandez O (1998) The effects of a continuing medical education programme in interpersonal communication skills on doctor practice and patient satisfaction in Trinidad and Tobago. *Med Educ.* **32**: 181–9.

Roter D, Larson S, Shinitzky H, Chernoff R, Serwint J, Adamo G and Wissow L (2004) Use of an innovative video feedback technique to enhance communication skills training. *Med Educ.* **38**(2): 145–57.

Royal College of General Practitioners Membership Examination (1996) *Assessment of Consulting Skills Workbook.* Royal College of General Practitioners, London.

Royal College of Physicians and Surgeons of Canada (1996) *Canadian Medical Education Directions for Specialists 2000 Project. Skills for the new millennium: report of the Societal Needs Working Group.* Royal College of Physicians and Surgeons of Canada, Ottawa, Ontario.

Rucker L and Morrison E (2001) A longitudinal communication skills initiative for an academic health system. *Med Educ.* **35**: 1087–8.

Rutter D and Maguire P (1976) History taking for medical students. 2. Valuation of a training programme. *Lancet.* **2**: 558–60.

Saebo L, Rethans JJ, Johannessen T and Westin S (1995) Standardized patients in general practice – a new method for quality assurance in Norway. *Tidsskr Den Nor Laegeforen.* **115**: 3117–9.

Sanson-Fisher RW and Poole AD (1978) Training medical students to empathize: an experimental study. *Med J Austr.* **1**: 473–6.

Sanson-Fisher RW and Poole AD (1980) Simulated patients and the assessment of students' interpersonal skills. *Med Educ.* **14**: 249–53.

Sanson-Fisher RW, Redman S, Walsh R, Mitchell K, Reid ALA and Perkins JJ (1991) Training medical practitioners in information transfer skills: the new challenge. *Med Educ.* **25**: 322–33.

Schön D (1983) *The Reflective Practitioner: how professionals think in action*. Basic Books, New York.

Schulman BA (1979) Active patient orientation and outcomes in hypertensive treatment. *Med Care.* **17**: 267–81.

Schutz WC (1967) *Joy: expanding human awareness*. Holt, Rinehart and Winston, New York.

Scott JT, Entwistle VA, Sowden AJ and Watt I (2001) Giving tape recordings or written summaries of consultations to people with cancer: a systematic review. *Health Expect.* **4**: 162–9.

Seely JF, Jensen N, Kurtz SM and Turnbull J (1995) Teaching and assessing communication skills. *Ann R Coll Phys Surg Canada.* **28**: 33–6.

Servant JB and Matheson JAB (1986) Video recording in general practice: the patients do mind. *Br J Gen Pract.* **36**: 555–6.

Sharp PC, Pearce KA, Konen JC and Knudson MP (1996) Using standardized patient instructors to teach health promotion interviewing skills. *Fam Med.* **28**: 103–6.

Shilling V, Jenkins V and Fallowfield L (2003) Factors affecting patient and clinician satisfaction with the clinical consultation: can communication skills training for clinicians improve satisfaction? *Psychooncology* **12**: 599–611.

Siegler M, Reaven N, Lipinski R and Stocking C (1987) Effect of role-model clinicians on students' attitudes in a second-year course on introduction to the patient. *J Med Educ.* **62**: 935–7.

Silverman JD, Kurtz SM and Draper J (1996) The Calgary–Cambridge approach to communication skills teaching. 1. Agenda led outcome-based analysis of the consultation. *Educ Gen Pract.* **7**: 288–99.

Silverman JD, Draper J and Kurtz SM (1997) The Calgary–Cambridge approach to communication skills teaching. 2. The Set-Go method of descriptive feedback. *Educ Gen Pract.* **8**: 16–23.

Silverman J, Kurtz SM and Draper J (1998) *Skills for Communicating with Patients* (1e). Radcliffe Medical Press, Oxford.

Simpson M, Buckman R, Stewart M, Maguire P, Lipkin M, Novack D and Till J (1991) Doctor–patient communication: the Toronto consensus statement. *BMJ.* **303**: 1385–7.

Simpson MA (1985) How to use role play in medical teaching. *Med Teacher.* **7**: 75–82.

Sleight P (1995) Teaching communication skills: part of medical education? *J Hum Hypertens.* **9**: 67–9.

Smith RC, Lyles JS, Mettler J, Stoffelmayr BE, Van Egeren LF, Marshall AA, Gardiner JC, Maduschke KM, Stanley JM, Osborn GG, Shebroe V and Greenbaum RB (1998) The effectiveness of intensive training for residents in interviewing. A randomized, controlled study. *Ann Intern Med.* **128**: 118–26.

Smith RC, Marshall-Dorsey AA, Osborn GG, Shebroe V, Lyles JS, Stoffelmayr BE, Van Egeren LF, Mettler J, Maduschke K, Stanley JM and Gardiner JC (2000) Evidence-based guidelines for teaching patient-centred interviewing. *Patient Educ Couns.* **39**: 27–36.

Southgate L (1993) *Statement on the Use of Video-Recording of General Practice Consultations for Teaching, Learning and Assessment: the importance of ethical considerations*. Royal College of General Practitioners, London.

Southgate L (1997) Assessing communication skills. In: C Whitehouse, M Roland and P Campion (eds) *Teaching Medicine in the Community*. Oxford University Press, Oxford.

Sowden AJ, Forbes C, Entwistle V and Watt I (2001) Informing, communicating and sharing decisions with people who have cancer. *Qual Health Care.* **10**: 193–6.

Spencer J and Silverman J (2001) Education for communication: much already known, so much more to understand. *Med Educ.* **35**: 188–90.

Starfield B, Wray C, Hess K, Gross R, Birk PS and D'Lugoff BC (1981) The influence of patient–practitioner agreement on outcome of care. *Am J Public Health.* **71**: 127–31.

Stewart J and D'Angelo G (1975) *Together: communicating interpersonally.* Addison-Wesley, Reading, MA.

Stewart M and Roter D (eds) (1989) *Communicating with Medical Patients.* Sage Publications Inc., Newbury Park, CA.

Stewart M, Brown JB, Boon H, Galajda J, Meredith L and Sangster M (1999) Evidence on patient-doctor communication. *Cancer Prev Control.* **3**: 25–30.

Stewart M, Brown JB, Donner A, McWhinney IR, Oates J, Weston WW and Jordan J (2000) The impact of patient-centered care on outcomes. *J Fam Pract.* **49**: 796–804.

Stewart M, Brown J, Weston W, McWhinney I, McWilliam C and Freeman T (2003) *Patient-Centred Medicine: transforming the clinical method* (2e). Radcliffe Medical Press, Oxford.

Stewart MA (1984) What is a successful doctor–patient interview? A study of interactions and outcomes. *Soc Sci Med.* **19**: 167–75.

Stewart MA (1997) *Self-Assessment and Feedback on Communication with Patients.* Maintenance of Competence Program of the Royal College of Physicians and Surgeons of Canada and Disease Prevention Division of Health Canada, Ottawa, Ontario.

Stewart MA, McWhinney IR and Buck CW (1979) The doctor–patient relationship and its effect upon outcome. *J R Coll Gen Pract.* **29**: 77–82.

Stewart MA, Belle Brown J, Wayne Weston W, McWhinney I, McWilliam C and Freeman T (1995) *Patient-centred Medicine: transforming the clinical method.* Sage, Thousand Oaks, CA.

Stillman PL and Swanson DB (1987) Ensuring the clinical competence of medical school graduates through standardised patients. *Arch Intern Med.* **147**: 1049–52.

Stillman PL, Sabars DL and Redfield DL (1976) Use of paraprofessionals to teach interviewing skills. *Pediatrics.* **57**: 769–74.

Stillman PL, Sabars DL and Redfield DL (1977) Use of trained mothers to teach interviewing skills to first-year medical students: a follow-up study. *Pediatrics.* **60**: 165–9.

Stillman PL, Burpeau-DiGregorio MY, Nicholson GI, Sabers DL and Stillman AE (1983) Six years of experience teaching patient instructors to teach interviewing skills. *J Med Educ.* **58**: 941–6.

Stillman PL, Swanson DB, Smee S, Stillman AE, Ebert TH, Emmel VS, Caslowitz J, Greene HL, Hamolsky M and Hatem C (1986) Assessing clinical skills of residents with standardised patients. *Ann Intern Med.* **105**: 762–71.

Stillman P, Regan MB and Swanson DA (1987) Diagnostic fourth-year performance assessment. *Arch Intern Med.* **19**: 1981–5.

Stillman PL, Regan MB, Philbin M and Haley HL (1990a) Results of a survey on the use of standardised patients to teach and evaluate clinical skills. *Acad Med.* **65**: 288–92.

Stillman PL, Regan MB and Swanson DB (1990b) An assessment of the clinical skills of fourth-year students at four New England medical schools. *Acad Med.* **65**: 320–6.

Streiner DL and Norman GR (1995) *Health Measurement Scales: a practical guide to their development and use.* Oxford University Press, Oxford.

Suchman AL (2001) The effect of healthcare organizations on well-being. *West J Med.* **174**: 43–7.

Suchman AL (2003) Research on patient–clinician relationships: celebrating success and identifying the next scope of work. *J Gen Intern Med.* **18**: 677–8.

Svarstad BL (1974) *The doctor–patient encounter: an observational study of communication and outcome.* Doctoral dissertation, University of Wisconsin, Madison, WI.

Tann M, Amiel GE, Bitterman A, Ber R and Cohen R (1997) Analysis of the use of global ratings by standardized patients and physicians. In: AJJA Scherpbier, CPM van der Vleuten, JJ Rethans, AFW van der Steeg (eds) *Advances in Medical Education: Proceedings of the Seventh Ottawa International Conference in Medical Education and Assessment.*

Tattersall MH, Butow PN and Ellis PM (1997) Meeting patients' information needs beyond the year 2000. *Support Care Cancer.* **5**: 85–9.

Thew R and Worrall P (1998) The selection and training of patient-simulators for the assessment of consultation performance in simulated surgeries. *Educ Gen Pract.* **9** (2): 211–15.

Thistlethwaite JE (2002) Making and sharing decisions about management with patients: the views and experiences of pre-registration house officers in general practice and hospital. *Med Educ.* **36**: 49–55.

Thistlethwaite JE and Ewart BR (2003) Valuing diversity: helping medical students explore their attitudes and beliefs. *Med Teacher.* **25**: 277–81.

Thistlethwaite JE and Jordan JJ (1999) Patient-centred consultations: a comparison of student experience and understanding in two clinical environments. *Med Educ.* **33**: 678–85.

Toon PD (2002) Using telephones in primary care. *BMJ.* **324**: 1230–1.

Towle A and Godolphin W (1999) Framework for teaching and learning informed shared decision making. *BMJ.* **319**: 766–71.

Tresolini CP and the Pew-Fetzer Task Force (1994) *Health Professions Education and Relationship-Centred Care.* The Pew-Fetzer Task Force on Advancing Psychosocial Health Education, Pew Health Professions Commission and the Fetzer Institute, San Francisco, CA.

Tuckett D, Boulton M, Olson C and Williams A (1985) *Meetings Between Experts: an approach to sharing ideas in medical consultations.* Tavistock, London.

van Dalen J, Zuidweg J and Collet J (1989) The curriculum of communication skills teaching at Maastricht Medical School. *Med Educ.* **23**: 55–61.

van Dalen J, Bartholomeus P, Kerkhofs E, Lulofs R, van Thiel J, Rethans JJ, Scherpbier AJ and van der Vleuten CP (2001) Teaching and assessing communication skills in Maastricht: the first twenty years. *Med Teach.* **23**: 245–51.

van Dalen J, Kerkhofs E, van Knippenberg-van den Berg BW, van den Hout HA, Scherpbier AJ and van der Vleuten CP (2002a) Longitudinal and concentrated communication skills programmes: two Dutch medical schools compared. *Adv Health Sci Educ Theory Pract.* **7**: 29–40.

van Dalen J, Kerkhofs E, Verwijnen GM, van Knippenberg-van den Berg BW, van den Hout HA, Scherpbier AJ and van der Vleuten CP (2002b) Predicting communication skills with a paper-and-pencil test. *Med Educ.* **36**: 148–53.

van der Vleuten C (1996) The assessment of professional competence: developments, research and practical implications. *Adv Health Sci Educ.* **1**: 41–67.

van der Vleuten C (2000a) Validity of final examinations in undergraduate medical training. *BMJ.* **321**: 1217–9.

van der Vleuten C (2000b) *Assessment's next challenge.* A plenary presentation at the Ninth Ottawa Conference on Teaching and Assessing Clinical Skills, Cape Town, South Africa, 1–3 March.

van der Vleuten C and Swanson D (1990) Assessment of clinical skills with standardised patients: state of the art. *Teach Learn Med.* **2**: 58–76.

van der Vleuten C, Norman GR and de Graaff E (1991) Pitfalls in the pursuit of objectivity: issues of reliability. *Med Educ.* **25**: 110–18.

van Thiel J and van Dalen J (1995) *MAAS-Globaal criterialijst, versie voor de vaardigheidstoets Medisch Basiscurriculum.* Universiteit Maastricht, Maastricht.

van Thiel J, Kraan HF and van der Vleuten CP (1991) Reliability and feasibility of measuring medical interviewing skills: the revised Maastricht History-Taking and Advice Checklist. *Med Educ.* **25**: 224–9.

Verderber RF and Verderber KS (1980) *Inter-act: using interpersonal communication skills* (2e). Wadsworth, Belmont, CA.

Vu NV and Barrows H (1994) Use of standardised patients in clinical assessments: recent developments and measurement findings. *Educ Res.* **23**: 23–30.

Vu NV, Barrows H, Marcy M, Verhulst SJ, Colliver JA and Travis T (1992) Six years of comprehensive clinical performance-based assessment using standardised patients at the Southern Illinois University School of Medicine. *Acad Med.* **67**: 42–50.

Wackman DB, Miller S and Nunnally EW (1976) *Student Workbook: increasing awareness and communication skills.* Interpersonal Communication Programmes, Minneapolis, MN.

Waitzkin H (1984) Doctor–patient communication: clinical implications of social scientific research. *JAMA.* **252**: 2441–6.

Waitzkin H (1985) Information giving in medical care. *J Health Soc Behav.* **26**: 81–101.

Weatherall D (1996) *Keynote address.* Presented to International Conference on Teaching about Communication in Medicine, St Catherine's College, Oxford, 25 July.

Weinberger M, Greene JY and Mamlin JJ (1981) The impact of clinical encounter events on patient and physician satisfaction. *Soc Sci Med.* **15**: 239–44.

Weinman J (1984) A modified essay question evaluation of pre-clinical teaching of communication skills. *Med Educ.* **18**: 164–7.

Werner A and Schneider JM (1974) Teaching medical students interactional skills: a research based course in the doctor–patient relationship. *NEJM.* **290**: 1232–7.

Westberg J and Jason H (1993) *Collaborative Clinical Education: the foundation of effective health care.* Springer, New York.

Westberg J and Jason H (1994) *Teaching Creatively with Video: fostering reflection, communication and other clinical skills.* Springer, New York.

White JC, Rosson C, Christensen J, Hart R and Levinson W (1997) Wrapping things up: a qualitative analysis of the closing moments of the medical visit. *Patient Educ Couns.* **30**: 155–65.

Whitehouse C, Morris P and Marks B (1984) The role of actors in teaching communication. *Med Educ.* **18**: 262–8.

Whitehouse CR (1991) The teaching of communication skills in United Kingdom medical schools. *Med Educ.* **25**: 311–18.

Wilkinson TJ, Frampton CM, Thompson-Fawcett M and Egan T (2003) Objectivity in objective structured clinical examinations: checklists are no substitute for examiner commitment. *Acad Med.* **78**: 219–23.

Williams S, Weinman J and Dale J (1998) Doctor–patient communication and patient satisfaction: a review. *Fam Pract.* **15**: 480–92.

Williamson PR, Suchman AL, Cronin JCJ and Robbins DB (2001) Relationship-centred consulting. *Reflections.* **3**(2): 20–7.

Willis SC, Jones A and O'Neill PA (2003) Can undergraduate education have an effect on the ways in which pre-registration house officers conceptualise communication? *Med Educ.* **37**: 603–8.

Wissow LS, Roter DL and Wilson MEH (1994) Pediatrician interview style and mothers' disclosure of psychosocial issues. *Pediatrics.* **93**: 289–95.

Workshop Planning Committee (1992) Consensus statement from the workshop on teaching and assessment of communication in Canadian medical schools. *Can Med Assoc J.* **147**: 1149–50.

World Federation for Medical Education (1994) Proceedings of the world summit on medical education. *Med Educ.* **28 (Suppl. 1)**.

Yedidia MJ, Gillespie CC, Kachur E, Schwartz MD, Ockene J, Chepaitis AE, Snyder CW, Lazare A and Lipkin M Jr (2003) Effect of communications training on medical student performance. *JAMA.* **290**: 1157–65.

Zeeman EC (1976) Catastrophe theory. *Sci Am.* **April**: 65.

Zoppi K and Epstein RM (2002) Is communication a skill? Communication behaviors and being in relation. *Fam Med.* **34**: 319–24.